实用临床肿瘤护理

李 辉 胡秀芬 贺晓丹 主编

U0216837

中国纺织出版社有限公司

图书在版编目（CIP）数据

实用临床肿瘤护理 / 李辉，胡秀芬，贺晓丹主编
. --北京：中国纺织出版社有限公司，2024.3
　ISBN 978-7-5229-1566-1

Ⅰ. ①实… Ⅱ. ①李… ②胡… ③贺… Ⅲ. ①肿瘤—护理 Ⅳ. ①R473.73

中国国家版本馆CIP数据核字（2024）第061406号

责任编辑：傅保娣　　责任校对：王蕙莹　　责任印制：王艳丽

中国纺织出版社有限公司出版发行
地址：北京市朝阳区百子湾东里 A407 号楼　邮政编码：100124
销售电话：010—67004422　传真：010—87155801
http://www.c-textilep.com
中国纺织出版社天猫旗舰店
官方微博 http://weibo.com/2119887771
三河市宏盛印务有限公司印刷　各地新华书店经销
2024 年 3 月第 1 版第 1 次印刷
开本：787×1092　1/16　印张：16.75
字数：386 千字　定价：98.00 元

编委会

前　言

　　随着社会经济的发展，人民生活方式的改变，恶性肿瘤的发病率逐年升高，在一些大城市，已跃居致死病因的首位，成为威胁人类健康的常见病。肿瘤外科处于人类挑战疾病的前沿，是当今发展较快、较活跃的医学领域。

　　《实用临床肿瘤护理》共9章，全面、系统地介绍了有关肿瘤的基础知识和相关护理。具体包括肿瘤放射治疗患者的护理、肿瘤化疗常见并发症的护理、肿瘤分子靶向治疗患者的护理、乳腺肿瘤患者的护理、女性恶性肿瘤患者的护理、普外科肿瘤患者的护理、泌尿系统肿瘤患者的护理、骨肿瘤患者的护理、胸部肿瘤患者的护理。本书体现了当今肿瘤治疗护理的先进理念和先进方法，对推动肿瘤的发展和肿瘤外科医生的工作实践具有很强的指导和借鉴价值，可供从事肿瘤诊治工作的外科、妇产科、内科、儿科医生阅读。

　　由于本书参与编写人员较多，写作风格各异，书中难免存在不足之处，敬请读者们在阅读和使用过程中提出宝贵意见。

编　者

2023年10月

目　录

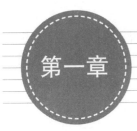

第一章

肿瘤放射治疗患者的护理

第一节　肿瘤放射治疗概述

一、肿瘤放射治疗的适应证

随着科学技术的进步，现代放射治疗（简称放疗）设备的发展，放疗已经进入精确定位、精确实施的新时代，以适形和调强为主要特点的精确放疗，明显提高了恶性肿瘤的治疗效果，对正常组织的损伤等并发症也在很大程度上减少，挽救了无数癌症患者的生命，使其生活质量得到提高。放疗作为治疗恶性肿瘤的主要手段之一，很多癌症患者需要接受放疗的干预。据统计，70%以上的癌症患者需要接受放疗，多种癌症患者在接受放疗后获益。

（一）适合放疗的肿瘤

1.对放射线敏感的肿瘤

恶性淋巴瘤、睾丸精原细胞瘤、肾母细胞瘤、小脑髓母细胞瘤、神经母细胞瘤、视网膜母细胞瘤等。

2.对放射线中度敏感的表浅肿瘤和位于生理管道的肿瘤

鼻咽癌、口腔癌（包括舌癌、唇癌、牙龈癌、硬腭癌、扁桃体癌等）、皮肤癌（面部癌和手部癌）、上颌窦癌、外耳癌、喉内型喉癌、子宫颈癌、膀胱癌、肛管癌等，这些肿瘤中有些虽也适合手术治疗，但放疗对机体损害更小。

3.因肿瘤位置特殊采用手术难以根治的恶性肿瘤

颈段食管癌、中耳癌等。

（二）放疗与手术综合治疗的肿瘤

主要有乳腺癌、淋巴结转移癌、食管癌、支气管肺癌、卵巢癌、恶性腮腺混合瘤、脑肿瘤（包括垂体肿瘤）、子宫颈癌、外阴癌、阴茎癌、肢体及躯干部皮肤癌等，此类肿瘤常行术前或术后放疗以减少局部的术后复发率。另外，术中放疗也被应用于临床，即术中肿瘤切除后在肿瘤瘤床和周围淋巴结引流区做一次大剂量的放疗。术中放疗的优点是可以避免对放射线敏感的脏器受到不必要的照射，如可以避开空腔器官和胆管并加以防护。

（三）通过放疗能缓解症状的肿瘤

肺癌引起的上腔静脉综合征、骨转移疼痛等。

（四）对放射线不敏感的肿瘤

成骨肉瘤、纤维肉瘤、横纹肌肉瘤、脂肪肉瘤、恶性黑色素瘤、胃肠道高分化癌、胆囊癌、肾上腺癌、肝转移癌等，随着放疗技术的发展，提高局部照射剂量可以达到治疗目的。此外，还有一些良性肿瘤如血管瘤等需要放疗。

放疗的禁忌证是相对的，它随时间、经验、设备等的不断变化而有所改变。放疗的绝对禁忌证很少，尤其是姑息性放疗，如对局部转移灶的镇痛治疗。一般来讲，晚期肿瘤患者处于恶病质的情况下，可作为放疗的绝对禁忌证，食管癌穿孔也应列为绝对禁忌证。除各种肿瘤的特殊禁忌证外，下列情况可作为放疗禁忌证：①患者一般情况差，呈恶病质；②血常规检查，白细胞$<1.0 \times 10^9$/L、血小板$<20 \times 10^9$/L、血红蛋白<60g/L；③合并各种传染病，如活动性肝炎、活动性肺结核等；④重要器官（如心、肺、肝、肾等）存在严重功能不全；⑤已有严重放射损伤部位的复发。

二、肿瘤放射治疗的疗效和不良反应

放疗对恶性肿瘤的疗效与多种因素有关，而且不同患者存在个体差异性。随着放疗精确技术的日益发展，恶性肿瘤的放疗疗效也不断提高。此外，综合治疗的不断发展，如放、化疗的联合，放疗和免疫治疗、靶向治疗的联合，也在很大程度上提高了放疗的疗效。

临床上放射治疗鼻咽癌已有80多年历史，随着现代影像技术磁共振成像（MRI）、PET/CT的应用，精确调强技术的使用，使鼻咽癌的5年生存率从50%以下提高到75%以上，体现了放疗水平的提高。另外，由于放疗技术的发展，对于一些传统手术治疗的恶性肿瘤，放疗已成为可代替手术的一种方式，如早期非小细胞肺癌，利用立体定向放疗技术，5年生存率已经达到了与根治手术同样的疗效。在晚期子宫颈癌局部治疗方面，以放疗为主的综合治疗也取得了很好疗效，5年生存率同样达到85%以上。

由于肿瘤放疗的部位、范围、剂量及分割方式的不同，出现的放疗反应也不同。一般情况下，不良反应分为全身反应和局部反应。全身反应有疲乏、食欲缺乏等。局部反应根据照射部位不同而出现不同的临床表现，头颈部肿瘤放疗后出现口腔溃疡、口干、味觉丧失、张口困难、放射性中耳炎，以及放射野皮肤红斑、溃疡及纤维化等；颅脑肿瘤放疗后出现脑水肿、脱发、记忆力下降等；胸部肿瘤放疗后出现吞咽疼痛、吞咽困难、放射性肺炎、放射性食管炎、放射性心包炎等；盆腔肿瘤放疗后出现排便次数增多、放射性直肠炎、放射性膀胱炎、骨髓功能下降、下肢水肿等。

（刘　畅　张凤伟）

第二节　放射治疗前准备

一、患者心理准备

随着科学技术的发展，医学模式已经由单一的生物医学模式转变为生物—心理—社会医学模式。研究表明，心理因素与肿瘤存在着密切的关系。因此，在注重精确放疗的同时，加强患者健康教育尤为重要。

在现阶段，多数肿瘤患者及其家人对外科手术治疗肿瘤相对接受程度较高，而对放疗、化疗比较抗拒。患者由于对放疗认识不足，缺乏信心，因而出现消极、抑郁、焦虑、恐惧等情绪，甚至不能很好地配合治疗，不利于健康。因此，有必要运用心理护理和知识宣教对患者进行正面教育，提高他们对疾病的认识，消除其负面情绪，缓解其心理压力，使其适应角色转变，树立与疾病做斗争的决心和信心。

心理治疗可以运用暗示疗法、自我放松法、音乐配合疗法缓解患者负性情绪。支持性心理治疗、以问题为中心的心理干预则能够显著降低癌症患者的抑郁情绪。出现严重的心理障碍时还可以采用心理治疗及氟西汀等辅助药物来帮助患者走出心理障碍，更加积极地接受治疗。

二、健康教育

根据患者的接受程度，用通俗易懂的语言介绍与疾病相关的知识，如病因、临床表现、疾病的进展和转归特点等；更为重要的是要详细讲解放疗的一般流程及注意事项、自我护理方法、并发症的防护等。如患者需要穿着宽松、柔软的棉制内衣，上衣最好是低领、开襟的，保持良好的卫生习惯，注意保持照射野皮肤的清洁干燥，照射野内禁贴胶布、禁涂药膏。不用刺激性的洗涤剂以保护照射野皮肤，进行适度功能锻炼等，并针对患者饮食及生活中需要注意的事项进行说明及监督。对于特定部位的肿瘤，如：鼻咽癌患者注意加强张口锻炼、坚持鼻咽部冲洗、保持口腔清洁；食管癌患者在治疗过程中进食流质、半流质饮食，防止食物堵塞食道；盆腔肿瘤放疗阶段进食易消化的食物，以减少肠道负担、保持大便通畅等。根据各人情况制作宣教手册及随访手册，并不断强化，直到患者完全理解和掌握。责任护士在放疗期间不定期检查患者掌握情况，及时纠正不足之处，防止因知识缺乏而造成并发症的加重。

三、知情同意

向患者及其家人宣讲放疗的基本知识，使其明白放疗的目的、可能出现的并发症以及这些并发症的处理和防范措施，以解除其顾虑，让患者以积极的心态对待放疗，积极配合完成放疗。放疗所导致的不良反应发生的概率和严重程度会因为放疗方案不同、综合治疗强度以及患者本身合并的其他疾患而大不相同。

四、患者身体条件的准备

患者是否能耐受一个疗程的放疗，在很大程度上取决于放疗前的全身状况。部分患者由于长期疾患或进食困难，营养状态较差，需要积极补充营养，包括从静脉滴入高能量营养液，采取胃管置入并经胃肠道给予营养，以改善其一般状况，帮助其完成治疗。

化疗后的患者常合并骨髓抑制，对于贫血、血小板和白细胞减少者予以输注红细胞悬液、血小板、皮下注射集落刺激因子等，尽快改善骨髓抑制状态，之后才能开始放疗；中枢神经系统肿瘤患者常有头痛、呕吐、视乳头水肿等颅内压增高症状和其他神经系统定位症状及体征，要予以甘露醇、利尿剂和（或）激素脱水降低颅内压，以减轻颅内高压症状，防止脑疝的发生；另外合并急性心力衰竭、心包积液、炎症、活动性结核、活动性肝炎、较明显的甲状腺功能亢进、糖尿病等时，要将病情先控制在一定程度才能进行放疗。

五、建立良好的护患关系

入院时要消除患者的陌生感，介绍病区环境、主管的医护人员、同病室患者。建立联系卡，记录患者的家庭地址、家庭和个人电话，告知患者主管医护人员的联系电话及方式，有需求时及时联系。

总之，心理辅导以及医护人员的健康教育有助于帮助患者顺利地完成整个治疗过程，而有效的心理指导、健康教育与完备的检查及精确的放疗定位构成了放疗前准备工作的3个重要因素。实施全面的放疗前准备工作是进行精准放疗的必要工作，也为整个治疗计划的实施奠定了基础。

（刘　畅　张凤伟）

第三节　护理评估在肿瘤放射治疗患者营养治疗中的应用

2020年中国新发癌症病例457万例，癌症死亡病例300万例。据文献报道，癌症患者在确诊时有31%～87%的患者有体重减轻，而其中有15%的患者在近6个月有10%以上的体重减轻。在患癌历程中，有50%的患者经历过10%以上的体重减轻。放疗作为目前肿瘤治疗的手段之一，会导致患者的代谢加快，能量、蛋白质代谢增加，水代谢增加；另外，放疗所致的黏膜炎、恶心、呕吐等不良反应，可影响患者的营养摄入。患者营养状况的好坏直接关系到放疗是否能顺利进行，关系到治疗效果的好坏及治疗后的康复和生活质量。研究证实，营养支持不但可以改善营养不良、提高患者对治疗的耐受性及敏感性、减少并发症、提高生存质量，而且可望调节肿瘤异常代谢、抑制肿瘤生长、延长生存时间。因此，临床医务人员有必要重视肿瘤患者放疗期间的营养管理，采用科学合理的营养支持，改善患者的营养状况和预后，避免造成巨大的社会经济损失和医疗资源浪费。有研究者认为，护士在患者的营养管理中承担着重要责任，早期筛选出营养状况恶化的肿瘤患者及监测营养支持的效果，已成为肿瘤专科护士的护理目标之一。在肿瘤放疗患者的整个营养管理过程中，护理评估有着不可替代的作用并贯穿营养管理始末。

一、护理评估的意义

对放疗患者营养治疗护理评估的意义包括：①判断患者有无营养不良；②判断患者营养不良的严重程度；③判断患者能否从营养干预中获益；④作为营养干预途径选择的依据；⑤作为营养干预的效果判定；⑥定期的营养评估可作为患者营养管理调整的依据。

二、营养评估的方法

营养评估的方法有主观营养评估法和客观营养评估法。

（一）主观营养评估法

主观营养评估法是评估者将患者自诉的疾病史、进食情况等主观感受或自觉症状作为参考，从而判定患者是否存在营养不良的评估方法。主观全面评定（subjective global assessment，SGA）是常用的主观营养评估法之一。

（二）客观营养评估法

1977年，Blackburn提出客观营养评估法，包括3个指标，分别是静态的营养指标、动态的营养指标和综合的营养指标。

1.静态的营养指标

静态的营养指标是能反映当前营养状况的指标，缺点是不能评估短期内营养状态的变化。常见的静态营养指标如下。

（1）身体测量指标。①身高、体重：体重减少率、身高体重比、体重指数（body mass index, BMI）等；②脂肪厚度：三头肌皮褶厚度（triceps skinfold thickness, TSF）；③臂围：上臂肌围（arm muscle circumference, AMC）、上臂肌区（arm musck area, AMA）。

（2）血液和生化学的指标。包括血清总蛋白、血液中的维生素和微量元素、末梢血中的淋巴细胞数量等。

（3）延迟性皮肤过敏反应。

2.动态的营养指标

与静态的营养指标不同的是，动态的营养指标可以实现短期内营养状况的评估。常见的动态营养指标包括以下几种。

（1）血液及生化学指标。包括快速反转蛋白（rapid turnover protein，RTP）、氨基酸代谢状态等。

（2）间接热量测量。包括静息能量消耗（resting energy expenditure, REE）、呼吸商、糖利用率等。

3.综合的营养指标

1980年，Buzby把预后营养指数（prognostic nutritional index，PNI）作为综合的营养指标。该指标最初由日本小野寺建立，近年来国外学者把预后营养指数引入肿瘤领域，发现其不仅与术后并发症的发生有关，还与肿瘤（如肝癌、肺小细胞癌等）的预后密切相关。

三、营养评估的时机和要点

对于放疗患者的营养评估，应贯穿从放疗前到出院的整个治疗周期，并延续到患者的居家生活中。

（一）放疗前的护理营养评估

1.患者营养状况的基线评估

在患者入院之初，主管护士联合主管医师采用患者主观全面评定量表（patientgenerated subjective global assessment，PGSGA）对患者进行营养评估。对PGA评分为0~1分的营养良好患者，每周进行评估；对评分为2~3分的可疑营养不良患者，采用增加食欲或胃动力的药物干预；对评分多于4分的营养不良患者，则立即进行营养干预。目前营养评估的时机因医院不同而存在差异，有的医院是在入院2h内完成，有的则在入院4h内完成，但是大家普遍认同的观点是在患者入院24h内完成患者的营养评估，以了解患者的营养状态。

2.健康史

放疗前采集患者的基本信息，了解患者的年龄、既往史，以及近期有无较大的手术创伤史、严重感染和消耗性疾病等现存或潜在的影响患者营养状态的因素。

3.饮食结构及饮食偏好

了解患者日常（确诊为癌症前）的饮食情况，包括饮食结构、食物偏好等信息。

4.心理和社会支持状况

通过与患者及其家属的交谈，主管护士需了解患者对待疾病的态度和心理状态，是否存在心情低落、食欲缺乏等可能潜在影响营养状态的因素。另外，主管护士还需要了解患者的教育背景、家庭结构及社会关系；了解患者的依从性，以及患者和家属对营养支持重要性和必要性的认知程度，接受营养支持的经济能力，患者家属对患者的照护能力等。这些因素可能影响患者在治疗期间及居家期间的营养状态。

（二）放疗过程中的营养动态评估

在患者放疗过程中，护理人员需要对患者的营养状况进行动态评估，根据评估结果给予患者针对性的营养指导，并动态地调整营养干预方案及途径。对PGSGA评分为2~3分的可疑营养不良患者，采用增加食欲或胃动力的药物干预；对PGSGA评分≥4分的营养不良患者，则立即进行营养干预。

1.评估患者所需能量

针对PGSGA评分≥4分的患者，主管护士需计算患者每日所需摄入能量。依据《恶性肿瘤患者的营养治疗专家共识》，以25~30kcal/（kg·d）来估算放疗患者的每日所需量。

2.评估患者胃肠道功能及进食情况

评估患者是否存在消化道梗阻、吞咽困难、吞咽疼痛、出血、严重腹泻或因腹部手术等不能经胃肠道进食的疾病或因素；评估患者每日进食的种类、量，了解患者进食情况与能量目标值之间是否存在差异及存在差异的原因；评估患者是否存在因负性心理状态而出现拒绝进食、进食较少等情况；评估患者家属是否具备为患者提供足够营养的照护能力。各班护士针对患者营养摄入情况进行交接，针对进食情况差、进食依从性差的患者进行重点交接。

3.评估患者的营养支持途径

一是评估患者营养支持途径是否合理，能否为患者提供足够的营养需求，从而为患者选择最佳的营养途径。能口服者，尽量鼓励其口服进食；不能经口进食且胃肠道功能正常者，施行肠内营养；存在肠内营养禁忌或肠内营养不能满足患者营养需求时，则给予肠外营养进行能量补充。二是评估患者营养支持途径的有效性和安全性，若进行肠内营养（非经口进食）和肠外营养，应评估患者营养治疗途径是否通畅及固定是否妥当，评估患者进行营养干预后是否存在腹泻、腹痛等不良反应。

4.评估患者全身情况

评估患者的生命体征是否平稳、有无恶病质、有无脱水或休克等表现。

5.评估患者辅助检查结果

根据患者的血生化、电解质、细胞免疫功能、氮平衡程度及心、肺、肝、肾功能等检查结果，评估患者的营养状况及各脏器对营养支持的耐受程度。

6.评估的频次

患者开始放疗后，医务人员应根据患者的营养目标每日进行评估，了解患者的进食情况及是否达到每日营养需求量，针对未达目标的患者进行系统干预。在每日评估的基础上，每周进行一次阶段式评估，包括监测患者周体重、辅助检查结果，根据评估情况决定是否对营养干预方案进行调整。

（三）放疗后的营养评估

患者放疗结束后，护理人员应继续进行营养健康教育及干预；当患者出院时，医护人员需再次采用PGSGA评估患者的营养状况，并根据评估得分和辅助检查结果制订出个体化的患者出院饮食计划，并在患者出院后1～3个月进行电话随访，以了解患者居家进食情况及营养状态。

四、护理人员在营养评估中出现的常见问题及解决策略

（一）缺乏评估的金标准

目前测量营养状态的工具较多，而每个工具都存在各自的优缺点。尽管多项研究将PGSGA、NRS2002.SGA等作为近似金标准的评价工具，但适用于肿瘤患者的营养评价工具尚缺乏统一的金标准，加上临床上对营养筛查和营养评估两个环节存在混用营养评价工具的情况，如SGA、MNA既用于营养评估，也用于营养风险筛查。因此，护理人员在进行营养评估时常因为如何选择合适的评价工具而感到困惑。另外，常用的营养评价工具均来自西方国家，缺乏本土化的测量工具。因此，有必要加快营养评估相关的研究，比较不同营养评价工具的优劣并开发能全面评估患者营养状态、适合我国国情的新工具，从而确立营养评估的金标准，一方面可保障护理人员有序地开展评估工作，另一方面可保障各类研究的同质性，了解放疗患者不同治疗时段的营养状况。是否有必要将营养筛查和评价工具严格界定并分开使用，还需要在今后的临床实践和科研工作中进一步探讨。

（二）医务人员和营养师在营养评估中的角色职责不清

在临床实践过程中，一个完整的营养评估和干预离不开营养师的参与。虽然很多医院设置了营养师岗位，但是在临床营养干预中如何充分发挥营养师的功能及医务人员如何与营养师配合开展工作还处于摸索阶段。另外，在放疗患者的营养评估中，营养师与医务人员的职责分工尚不明确，限制了临床营养工作的开展。因此，有必要梳理在评估过程中各学科人员的工作流程，明确各自角色及职责范畴，避免工作交叉和工作推诿，加强各方合作，整体推进营养评估工作，切实提高患者的营养水平。

（三）护理人员营养知识有限

对于护理专业而言，护理本科及研究生教育中并未将营养学设置为必修课程，因此，护理人员缺乏营养学的相关知识；而且当护理专业学生走上护理工作岗位后，从医院获得营养相关的继续教育机会又比较局限，导致护理人员对营养知识的掌握非常有限。很多护理人员在对患者进行营养评估时，虽然能够掌握营养评价工具的使用方法，

但是缺乏对患者进行全面营养评估的能力，不能对营养指标进行正确的解读及认识。因此，护理人员，特别是放疗科护士应该加强营养知识的学习，正确认识营养状况与肿瘤治疗之间密不可分的关系，为患者提供专业的营养健康教育指导，切实改善患者的治疗结局，提高患者的生活质量。

（刘　畅　张凤伟）

第四节　肿瘤放射治疗患者营养相关健康教育

放射线对肿瘤细胞和正常组织细胞均有毒性作用，因此放疗患者会有营养摄入、消化及吸收减少，免疫力降低，营养状况恶化，细胞和组织修复能力下降，机体耐受性降低等情况，最终导致治疗剂量降低，甚至治疗中止。因此，放疗患者的营养管理是医务人员非常关注的一个话题。患者营养管理的优劣与医务人员营养相关健康教育有着密不可分的关系。研究表明，对肿瘤患者进行营养教育是一项经济、实用而且有效的措施。

对放疗患者的营养教育不仅要传授饮食、营养知识，还要采用知信行模式，改变放疗患者的饮食行为，帮助患者养成良好的饮食、营养习惯，从而改善患者的营养状态，促进健康。

一、患者放疗前营养相关健康教育

（一）告知营养重要性

对于放疗患者，在患者入院之初就要让患者意识到机体出现营养不良的原因、不利影响，倡导营养管理的重要性，增强患者营养干预依从性，使其在整个治疗过程中积极配合医护人员进行营养管理，以提高治疗效果，减少治疗相关并发症，缩短住院时间，减少住院费用，提高放疗患者的生活质量。

（二）进行心理干预

患者除自身疾病、治疗不良反应导致营养摄入不足外，对治疗的恐惧、紧张和烦躁等负性心理也会引起进食减少，因此有必要多与患者沟通，帮助患者树立战胜疾病的信心。对于负性心理严重的患者，可邀请心理咨询师介入，为患者提供心理支持疗法、放松训练、森田疗法等心理干预措施。

二、患者放疗中营养相关健康教育

（一）讨论个体化营养干预方案

对放疗患者进行营养评估后，针对可疑营养不良患者可采用增加食欲或胃动力的药物干预，针对营养不良患者则立即进行营养干预。对于需要营养干预的患者，依据《恶性肿瘤患者的营养治疗专家共识》，以25～30kcal/（kg·d）来估算放疗患者的每日所需量，并且根据患者目前进食情况选择最佳的营养支持途径。目前肿瘤患者的营养治疗可分为肠内营养（enteral nutrition，EN）、肠外营养（parenteral nutrition，PN）及混合营养治疗等途径。为了降低感染风险，推荐首选肠内营养，梗阻性头颈部肿瘤或食管癌影响吞咽功能者，肠内营养应经管饲给予；其次，了解患者平日的饮食喜好，医护人员可与专业营养师一同为患者制订个体化的饮食方案，多食高纤维、高蛋白质、易吸收的食物，方案中详细列出患者每餐所需能量、推荐食物的种类及量；给患者发放《常见食物及水果能量换算表》，指导患者根据喜好选择同能量级的食物，在保证营养摄入的同时，合理搭配膳食结构，增加食物的多样性。

（二）营养及饮食指导

很多放疗患者对营养的摄入有误区，因此需要医务人员对患者进行正确的引导，给予专业的营养指导。2009年欧洲肠外肠内营养学会（The European Society of Parenteral and Enteral Nutrition，ESPEN）指南提出：肿瘤患者的氨基酸需要量推荐范围最少为1g/（kg·d）到目标需要量1.2～2g/（kg·d）。Bozzetti F.等认为，肿瘤恶病质患者蛋白质的总摄入量应该达到1.8g～2.8/（kg·d）。严重营养不良肿瘤患者的蛋白质供给量应该达到2g/（kg·d）。单纯素食无益于健康，应主张荤素搭配，动物性食物占20%～30%，植物性食物占70%～80%；主张粗细搭配，粗加工食品与精加工食品搭配，细粮（米、面）与杂粮（玉米、小米、红薯等）搭配。反对忌口，反对偏食，建议增加食物品种，每日进食20种以上的食物，每周进食30种以上，食物或营养素来源（包括产地）越杂越好。放疗患者宜食用清淡、易消化的饮食，注意营养搭配，禁忌食用辛辣、油腻、腌制及熏制的食物。可根据患者的饮食习惯，适当少食多餐，放疗前、后禁止进食。指导患者家属为患者创造一个良好的进餐环境，保持患者心情愉悦，并告知患者科学的口腔护理方法，指导其加强口腔清洁。值得一提的是，虽然肿瘤患者营养治疗指南中指出，无证据表明营养支持会促进肿瘤生长，但很多患者因为"饿死肿瘤"的观点而对营养支持有所怀疑。因此，在与患者及其家属沟通的过程中，鼓励患者说出内心的真实想法，消除患者及其家属对营养支持的疑问。

（三）告知营养干预中存在的问题及解决策略

放疗患者在营养干预过程中可能会遇到各种各样的问题，告知患者可能遇到的问题及其解决策略，可以让患者及其家属增加营养相关知识，能够从容有序地应对在营养干预中出现的问题，进而提高患者对营养干预的依从性。

1.发生不适或出现并发症

（1）误吸。当患者存在食管括约肌无力、体位不当、鼻胃管插入深度不够、胃内食物潴留等因素时，患者可能出现误吸的情况。因此，指导患者在进食时抬高床头30°～50°，并在结束后保持该姿势30min，以有效减少误吸的发生率。

（2）胃肠道并发症。患者在营养干预过程中常出现腹胀、腹痛、恶心、呕吐等胃肠道并发症，这可能与营养液过量、营养液温度较低、喂养体位不当、乳糖不耐受及肠道吸收功能障碍等有关。应指导患者及其家属选择新鲜食材或适宜患者肠道功能的营养液，避免患者食用隔夜、久放的食物，营养液应现配现用，在常温下放置建议不超过4h，使用时间不超过24h；喂养速度应循序渐进，依据喂养量从少到多、速度由慢到快、浓度由低到高的原则进行科学喂养；营养液的温度不能过高、过低，抽吸鼻饲液时应排尽注射器内的气体再注入胃内；每次管饲前回抽，检查胃残余量，当残余量超过200mL时应暂停管饲。

2.未能达到饮食目标

在营养干预中，患者常因治疗因素而发生恶心、呕吐等胃肠道反应，加之患者负性心理因素的影响，患者的实际营养摄入量可能未达到预期的营养目标。应指导患者及其家属在出现此类情况时，及时与医务人员进行沟通，有效处理胃肠道反应或进行心理干预，鼓励患者按需进食，医护人员加强交班，动态评估患者进食情况，保证营养摄入按原计划进行。

三、患者放疗后营养相关健康教育

针对出院的放疗患者，医务人员需再次对患者的营养状态进行评估，根据患者的实际营养状态制订患者出院饮食计划，并在出院后定期电话随访以了解其进食情况。传统的随访方法有医院就诊、家庭随访、信件随访、电话随访等，随着互联网技术的快速发展，目前临床上又增加了微信随访、QQ随访等便捷的随访方式。建议随访由具有丰富营养知识背景的专业人员负责开展实施，随访内容包括了解目前疾病情况、营养现况及饮食计划完成情况、影响营养管理的因素，调整营养干预方案，纠正进食误区并给予正确的饮食指导，指导和鼓励患者坚持营养治疗，并针对患者存在的营养相关疑问进行及时解释。

对于随访的时间，建议出院后1个月内每周随访1次，出院后2～3个月每2周随访1次，出院后4～6个月每月随访1次，出院6个月后每3个月随访1次。对于营养管理较差的患者，可根据具体情况增加随访的次数，并安排进行家庭访视。告知患者及其家属如对营养有任何的疑问，应及时联系医务人员或前往医院就诊。

四、健康教育的形式

对于放疗患者的营养健康教育，常用的宣教方式包括语言教育、书面教育、形象化教育、数字技术和网络化教育方式，以及其他新兴的教育方法等。

（一）语言教育

医务人员及营养师可采用专题讲座、健康咨询、口头讲解、小组座谈等方式为放疗患者提供营养相关知识。

（二）书面教育

医务人员可通过书籍、宣传栏、板报、画报、宣传册等方法为放疗患者提供营养相关的健康教育知识。这些方法可为患者提供丰富的营养知识，内容直观明了，图文并茂，具有视觉冲击力，易于记忆，使人印象深刻。

（三）形象化教育

形象化教育是指医务人员利用模型、示范、互动、演示等方式为放疗患者提供营养健康教育。特点是直观性、可接受度高和令人印象深刻。研究表明，被教育者对当面演示和互动的喜爱程度高，且记忆效果持久。

（四）数字技术和网络化教育方式

医护人员可采用短信、手机报等形式推送营养知识；利用微信群、QQ群等形式进行个体、团体的营养干预；采用微信等途径进行营养知识的宣教等；采用营养网站的方式让患者获取更多前沿的营养相关素材等。这些教育方式成本低，操作方便、快捷，信息量丰富。

（五）综合健康教育方式

医务人员可根据患者情况个体化地采用语言教育、书面教育、形象化教育、数字技术和网络化教育方式中的多种方式为放疗患者提供健康教育。选择合适的健康教育方式是影响健康教育效果的重要因素。医护人员可根据医院收治患者的特点及医务人员工作的模式，选择适宜的方式进行教育，从而提高放疗患者的营养相关知识，增加患者对营养管理的认识和重视程度。

五、健康教育的效果评价

在对放疗患者营养状况的健康教育中，健康教育的效果评价是非常重要的一个环节。健康教育的效果直接影响患者对营养干预的认识程度及依从性，因此，在对患者进行营养干预期间，医务人员需要关注患者的实际进食情况，了解影响营养管理的负面因素，动态评估和调整营养方案，对于执行力和依从性较差的患者，医护人员应做好沟通、交班，加强营养宣教，从而切实改变患者的营养状态和生存结局。

（刘　畅　张凤伟）

第五节　肿瘤放射治疗患者营养治疗途径及其并发症护理

放疗是一把"双刃剑"，在治疗肿瘤的同时，也对正常的机体组织、细胞有一定的杀伤作用。损伤消化道黏膜细胞，影响患者对食物的摄入、吸收功能，造成营养不良的发生，尤其是头颈部、胸部和胃肠道肿瘤放疗患者，原有营养不良的肿瘤患者在接受放疗和（或）化疗时，可能会进一步加剧营养不良。营养不良会增加摆位误差，影响放疗精准度，降低辐射敏感性，增加放疗不良反应，延长住院时间。因此，近年来肿瘤放疗患者的营养问题受到临床医护人员的高度重视。放疗患者营养支持的途径主要是肠内营养（EN），ASPEN和ESPEN均不推荐放疗患者常规进行肠外营养（PN），但当放疗患者出现放射性食管炎、放射性食管水肿、食管气管瘘、3～4级放射性肠道反应等影响进食、营养物质吸收和肠内营养实施时，应该调整为部分或全肠外营养。营养支持原则为肠功能良好并且可以安全使用时，首选肠内营养支持途径，即口服营养补充或全肠内营养（total enteral nutrition，TEN）；当肿瘤患者胃肠功能障碍，肠内营养不能提供足够营养支持或不能进行肠内营养时，可选择通过静脉途径进行肠外营养支持，包括部分肠外营养（partial parenteral nutrition，PPN）和全肠外营养（total parenteral nutrition，TPN）。由于营养支持途径不同，也会发生与途径相关的并发症。

一、肠内营养及其并发症护理

（一）肠内营养途径

1.经口途径

经口途径是指通过正常的经口吞咽途径摄取食物，适合意识清醒、吞咽功能正常的患者。头颈部肿瘤患者在放疗时可发生放射性口腔黏膜炎、口腔疼痛、吞咽困难、味觉损伤和唾液分泌减少等症状，上消化道肿瘤患者放疗时可发生放射性食管炎、吞咽困难和疼痛。口腔疼痛、吞咽困难、食管炎均是造成患者体重下降的重要因素。普通饮食不能满足放疗患者的营养需求时，如及时进行营养咨询及补充能量可有效降低营养不良的发生。ESPEN指南推荐口服营养补充（oral nutrition supplement, ONS）是肿瘤放、化疗患者的重要营养治疗途径，口服营养补充是指除了正常食物以外，经口摄入特殊医学用途（配方）食品以补充日常饮食的不足。ONS既可以作为三餐以外的营养补充，也可作为人体唯一的营养来源满足机体需要。ONS具有符合人体生理特点、方便、安全、经济、易于吸收且依从性较好等特点，接受放疗且有肠内营养适应证的患者，应尽可能通过经口摄食或采用ONS。

2.管饲途径

管饲途径是胃肠功能正常但存在无法经口摄食或摄食不足情形的患者接受肠内营养的首选途径。鼻饲优点：置管无创、方便、简单，对患者损伤较小；缺点：容易造成鼻咽部刺激、溃疡、出血、易脱落、堵塞，以及易发生误吸和吸入性肺炎。根据患者病情及需要可建立鼻胃管途径、鼻肠管途径或造口途径。

（1）鼻胃管途径。鼻胃管途径即经鼻置入鼻胃管，适用于短期管饲（时间少于4周）接受肠内营养的患者，有误吸和吸入性肺炎的风险，故管饲时可使患者头部抬高30°～45°。通过鼻胃管补充营养能减少肿瘤患者放疗中断的时间，有助于患者放疗期间维持体重、改善营养状况、提高治疗的完成率，但头颈部肿瘤患者放疗期间实施此途径可能会进一步加重已有的口腔和黏膜炎症。

（2）鼻肠管途径。鼻肠管途径即经鼻置入十二指肠管或空肠管，该途径引起误吸和吸入性肺炎的风险较鼻胃管低。对于多数肿瘤患者而言，鼻胃管与鼻肠管并没有显著的效果差异，但存在胃潴留和胃蠕动较差的患者推荐选择鼻肠管。

（3）造口途径。①经皮内镜下胃造口术（percutaneous endoscopic gastrostomy，PEG）：PEG适用于中枢神经系统疾病或口腔癌、咽喉部癌及食管癌导致的吞咽障碍；虽然有正常吞咽功能，但食物摄入明显不足或消耗过度，如烧伤、艾滋病、神经性厌食、骨髓移植后等情况。放疗可能导致头颈部肿瘤患者在治疗过程中发生严重的口腔和咽喉部放射反应，表现为口腔和咽喉部疼痛，导致吞咽障碍，故不经过口腔和咽喉的PEG可作为这类患者优先考虑的EN途径。欧洲肠外肠内营养学会将PEG作为放疗患者肠内营养治疗的首选途径，并在2006年的肿瘤EN指南中加以推荐。②经皮内镜下空肠造口术（percutaneous endoscopic jejunostomy，PEJ）：对于有胃潴留而肠功能相对正常，需要空肠内营养者，则可在PEG的基础上，经由胃造口置入营养管至空肠内。

（二）肠内营养并发症分类及预防

肠内营养具有安全、高效、经济、便捷、并发症少等优点，大部分患者通过实施肠内营养来改善营养不良状况，已成为当前营养支持的重要手段，但使用不当也会发生并发症，增加患者痛苦。放疗患者肠内营养途径包括经口服补充营养、经鼻胃管/鼻肠管途径、经皮内镜下胃/肠造口术。常见的并发症包括误吸、胃肠道并发症、代谢性并发症、机械性并发症。胃肠道并发症有腹泻、恶心、呕吐、腹胀等；代谢性并发症有糖代谢紊乱、电解质紊乱等；机械性并发症有鼻、咽、食管损伤及堵管等。

1.误吸

误吸是最严重的并发症。发生原因：①胃肠动力不足导致排空延迟；②贲门闭合不全或括约肌功能减弱；③鼻胃管插入深度不够；④喂养时体位不当；⑤未监测胃残余量。

预防：①老年人、意识不清、危重患者鼻饲前先翻身、吸净呼吸道分泌物，可减少误吸发生率；②喂养时及喂养后0.5h内保持床头抬高30°～45°；③增加鼻胃管的置入深度，达到幽门后可减少误吸发生；④速度适宜，推荐匀速、低流速喂养；⑤每4h监测胃残余量1次，超过200mL应暂停鼻饲。

2.胃肠道并发症

（1）腹泻。发生率为5%～30%。发生原因：①肠道菌群失调，常见于管饲期间同时使用抗生素的患者；②营养制剂的类型，如乳糖、脂肪、膳食纤维的种类和含量均可能影响肠道对营养液的耐受性；③营养液的渗透压过高；④营养液污染；⑤输注速度过快；⑥低蛋白血症（<30g/L）导致肠水肿。

预防：①选择或配制适宜的营养制剂；②营养液要新鲜配制，肠内营养液开瓶后在常温下放置建议不超过4h，使用时间不超过24h；③输注速度不能过快；④肠道菌群失调者补充益生菌；⑤积极纠正低蛋白血症。

（2）恶心、呕吐。发生率为10%～20%。发生原因：①与肠内营养液配方及选择有关，如口服营养制剂中氨基酸和短肽多有异味；营养液的输注速度过快；营养液的渗透压高导致胃潴留；乳糖含量高，脂肪比例高；②与患者相关，如胃肠动力不足，乳糖不耐受。

预防：①控制营养液的浓度，从低浓度开始；②控制输注量和速度，从小量开始，6～7d达到全量；③滴注时保持营养液的适宜温度为38～40℃；④避免营养液污染；⑤口服营养制剂时可搭配其他食物改善口感。

（3）腹胀。主要原因：①胃肠动力不足；②喂养方法不当，如营养液温度低、鼻饲前未检查胃肠道消化情况及胃残余量、鼻饲时将空气注入胃内。

预防：①注意鼻饲液温度；②每次鼻饲前回抽，检查胃残余量，如残余量超过200mL，应暂停鼻饲；③抽吸鼻饲液时应排尽注射器内的气体后再注入胃内；④鼻饲时及鼻饲后0.5h内保持床头抬高30°～40°。

3.代谢性并发症

（1）水和电解质紊乱。心、肾功能不全的患者如未考虑量入为出则易出现水潴留；液体补充不足或摄入高钠食物而肾功能不全时易发生高渗性脱水；肾功能不全者容易出现高钾血症；使用利尿药、胃肠液丢失过多或使用胰岛素而未及时补充钾则易发生低钾血症；营养液中钠含量低或患者大量出汗、腹泻可出现低钠血症。

预防：①根据病情选择营养液，保证浓度和总量适宜；②准确记录出入量；③定期监测电解质变化。

（2）糖代谢紊乱。表现为高血糖症或低血糖症。当肠内营养液糖含量过高或应激状态下糖耐量减低时可出现高血糖症，低血糖症多见于长期使用要素膳而突然停止的患者。在营养治疗时建议进行相对严格的血糖控制，目标范围为7.8～10mmol/L。

高血糖的预防：①选用低糖膳食；②应用喂养泵有助于稳定患者的血糖水平；③及时测血糖；④针对糖耐量减低的患者应用降血糖药。

低血糖的预防：①长期使用要素膳的患者不应突然完全停止；②应用喂养泵；③及时监测血糖；④有恶心、呕吐和腹泻症状的患者特别注意低血糖的发生。

4.机械性并发症

随着导管材料的发展，管饲导管质地越来越柔软，对组织的刺激也越来越小，机械性并发症相对减少，但鼻饲管压迫及胶布粘贴仍会造成局部皮肤反应，如皮肤红斑、水疱、糜烂等，随着材料及固定方法逐步改进，皮肤损伤也逐渐改善。管饲导管堵管常见的原因有外露部分扭曲打折、肠内部分反折、营养液过于黏稠、输注速度过慢、管饲导管管径过小、食物残渣或药物碎片黏附在管壁、未按时冲管、停止输注营养液而又未及时冲管、更换营养液不及时等。

预防：①推荐使用喂养泵，以保证营养液恒温、匀速输入；②在患者能耐受的情况下，逐渐增加输注速度，维持速度大于50mL/h；③尽可能准备液体状食物，自制营养液应充分过滤渣屑，药物要充分研磨；④连续输注时，至少每4小时冲管1次；管饲前、后应冲管，推荐使用脉冲式冲管。

（三）护理及质量控制

肠内营养治疗时，进行周密的质量监控十分重要，可及时发现或避免并发症，并能够观察营养治疗是否达到预期效果。

1.喂养管位置监控

置入喂养管后，由于患者活动、胃肠蠕动、长期喂养及喂养管固定不牢固等原因，喂养管位置可能有所改变或脱出，因此应注意监控。对长期置鼻胃管者，应经常观察鼻胃管在体外的标志，也可采用X线摄片进行观察，发现导管位置不当时，重新调整位置，然后进行肠内营养治疗。

2.胃肠耐受性监控

进行肠内营养时，如营养液的渗透压高，可能会出现胃肠道反应，在使用小分子要素膳时尤为明显。此外，由于营养液注入速度过快、营养液配方不当、患者较长时间禁食、营养液被细菌污染等原因，患者均可出现不耐受的表现。胃内喂养时主要表现为上腹胀痛、恶心，严重者可出现呕吐、腹泻，应注意观察有无这些症状出现。空肠喂养时主要表现为腹胀、腹痛、恶心、肠鸣音亢进，严重时可出现呕吐、腹泻。在开始阶段，应每4～6h观察1次，检查有无以上症状，以后可每日检查1次。

3.代谢监控

肠内营养对机体代谢干扰较小，代谢性并发症较少，但仍应密切监控。

（1）记录出入量。每日应记录患者的液体进出量。

（2）查尿糖和酮体。营养治疗开始阶段，每日检查尿糖及酮体，以后可以改为每周1次。

（3）血生化检查。定期测定血糖、尿素、肌酐、血清胆红素、谷丙转氨酶、钠、钾等指标，营养治疗开始阶段，每周检查2次，以后可以改为每周1次。

4.营养监控

目的是确定肠内营养治疗效果，及时调整营养素补充量。

（1）营养评价。在肠内营养治疗前，应对患者进行全面的营养状况评价，根据患者营养状况确定其营养素的补充量。

（2）定期体检。在开始营养治疗前、开始后每周1次，测量体重、三头肌皮褶厚度、上臂围、淋巴细胞总数等指标。

（3）定期测量蛋白质。测定内脏蛋白质，如白蛋白、运铁蛋白、前白蛋白等，可每1～2周测量1次。

（4）测定氮平衡。根据患者情况测定氮平衡，对危重患者应每日测定，病情稳定者可每周测1次。

肠内营养制剂按蛋白质来源分为两大类：一类是氨基酸型和短肽型（要素型）制剂，另一类是整蛋白型（非要素型）制剂。每一类制剂又可分为平衡型和疾病特异型。肠内营养制剂在国外还包括组件式肠内营养制剂。

注意：要素型肠内营养制剂渗透压高，口感差，价格比聚合膳贵3～4倍，最佳适应证为鼻空肠管和空肠造口管喂养、患者消化功能不全，如重症胰腺炎等疾病的肠内营养治疗。聚合膳渗透压不高，口感好，价格为要素膳的25%～33%，适应证为鼻胃管和胃造口管喂养、患者消化功能存在，也可以口服或以吸管经口吸入；不宜用于鼻空肠管和空肠造口管喂养的患者。根据患者病情，要素膳可以和非要素膳同时应用。

二、肠外营养及其并发症护理

肿瘤患者常因各种原因导致经口、肠内营养摄入不足或存在胃肠道功能障碍和吸收障碍，严重影响肿瘤患者的生活质量和预后，此时肠外营养便成为患者获取营养物质的主要途径。ASPEN和ESPEN均不推荐放疗患者常规进行肠外营养。在不存在营养不良的情况下，给予肠外营养是有害的，而对于存在营养不良或医源性严重胃肠道并发症的患者，给予肠外营养却是有益的。放疗患者如存在营养不良或长期存在摄入不足或吸收障碍，应给予营养治疗。对于存在Ⅲ级、Ⅳ级放射性口腔黏膜炎的患者，应积极给予营养治疗；发生亚急性或慢性放射性肠炎的患者可以长期使用肠外营养。肠外营养途径有经外周静脉穿刺的中心静脉导管（peripherally inserted central venous catheter, PICC）、完全植入式静脉输液港（totally implantable venous access port, TIVAP）、隧道式中心静脉导管（tunneled central venous catheter, TCVC），放疗患者肠外营养支持不是临时的，不推荐使用经外周静脉输注。肠外营养分为一般肠外营养和全肠外营养（TPN）两类，一般肠外营养是通过外周静脉输入营养液（以葡萄糖为主），全肠外营养是通过中心静脉输入营养液（包括氨基酸、必需脂肪酸、维生素、电解质和微量元素等）。PN输注途径的选择应综合考虑患者的病情、血管条件、肠外营养时间，以及操作者的资质与技术熟练程度。

（一）肠外营养治疗途径

1.中心静脉途径

当肠外营养治疗需14d以上的全肠外营养补充时，宜选用中心静脉。中心静脉途径包括中心静脉导管（central venous catheter, CVC）、PICC和TIVAP。选择中心静脉途径时应注意：①颈部淋巴结肿大、颈部放疗、气管切开的患者避免行颈内、外静脉置管，以防置管困难，加重局部皮肤损伤及增加感染机会；②颅内转移需行脱水治疗的患者宜选择CVC，避免行PICC，以防PICC输液速度慢，达不到治疗效果；③腹股沟淋巴结肿大及下肢水肿的患者避免行股静脉置管，防止导管置入困难及置入后穿刺点渗液；④乳腺癌术后避免行患肢PICC，防止加重患肢水肿；⑤上腔静脉综合征患者仅可选择下肢静脉，防止加重上腔静脉回流受阻症状。

2.外周静脉途径

肠外营养治疗在2周内或作为部分营养补充时可选用外周静脉输注。外周静脉途径操作简便、易行，短期肠外营养可作为首选。选择血管要求为上肢静脉，选择弹性好、管径较粗、易固定、血液回流比较顺畅且便于穿刺和易观察的血管；因下肢静脉血流速度较慢，易发生血栓性静脉炎，不适合进行肠外营养。输注的营养液要求为低浓度和低渗透压，以避免造成化学性静脉炎。

（二）肠外营养并发症

主要包括与静脉导管相关的并发症、代谢性并发症、器官功能损害、感染性并发症等。

1.与静脉导管相关的并发症

（1）与中心静脉导管的置入操作有关的并发症主要有气胸、血胸、臂丛神经损伤、局部血肿、空气栓塞等，以空气栓塞最为严重。预防：置管护士熟悉人体解剖结构，了解肿瘤所在部位，了解放疗放射野，力求导管避开放射野，应用血管可视化设备、在超声引导下行PICC或CVC定位穿刺，掌握适应证，正确、熟练地掌握穿刺技术，可大大减少操作相关的并发症。

（2）静脉导管相关性血流感染（catheter related blood stream infection，CRBSI）是指带有血管内导管或拔除血管内导管48h内的患者出现菌血症或真菌血症，并伴有发热（体温≥38℃）、寒战或低血压等感染表现，除静脉导管外没有其他明确的感染源。实验室微生物学检查显示：外周静脉血培养细菌或真菌阳性；或者从导管段和外周血培养出相同种类、相同药敏试验结果的致病菌。病原学诊断分为保留导管和不保留导管两种方案。保留导管法需要抽取两套血标本，一套来自外周静脉，另一套经静脉导管抽取，两套标本抽取时间间隔在5min以内，培养结果见表1-1。不保留导管法是从外周静脉抽取独立两套血标本，同时在无菌操作下将拔出的静脉导管近心端剪5cm送培养，结果见表1-2。发现血流感染时临床上往往会尽快按经验使用抗生素，然后根据病原学培养及药敏试验结果调整。是否拔除静脉导管需要根据患者的病情、感染程度，导管种类，导管对患者的意义，以及再次置管风险等综合评估，但若确诊CRBSI则应拔除导管。CRBSI预防关键是加强医护人员的培训和教育，积极纠正患者的营养不良，导管选择时尽量采用可满足治疗需求的管腔最少、最短、有抗菌作用的导管，并且对放疗患者的静脉导管提倡集束化管理，见表1-3。

表1-1 保留静脉导管方案的病原学培养结果

经静脉导管抽取血培养	外周静脉血培养	条件	结果判断
+	+	经静脉导管抽取血培养比外周静脉血培养出现阳性结果早2h，经导管抽取血培养菌落数比外周静脉血培养多3倍以上	确诊CRBSI
+	+	培养为金黄色葡萄球菌或念珠菌属，排除其他感染来源	可能CRBSI
−	+		可能CRBSI
+	−		导管定植菌或污染菌
−	−		非CRBSI

表1-2 不保留静脉导管方案的病原学培养结果

导管尖端	外周静脉1	外周静脉2	条件	结果判断
+	+	+/− +/−	培养为金黄色葡萄球菌或念珠菌属，排除其他感染来源	确诊CRBSI 可能CRBSI
+	−	−		导管定植菌或污染菌
−	−	−		非CRBSI

表1-3 预防CRBSI的集束化方案

方案	说明
手卫生	穿刺前严格的外科洗手
	维护前七步洗手法洗手
	执行无菌操作规程
最大化屏障保护	穿刺置管最佳选地：专门操作室
	最大化无菌治疗巾
皮肤消毒剂	穿刺、维护时建议选用2%氯己定消毒液
最佳穿刺静脉	PICC首选贵要静脉和肘正中静脉
	CVC首选锁骨下静脉，尽量避免使用股静脉
每日评价导管留置的必要性	治疗结束尽早拔除

（3）中心静脉导管堵塞。据某院放疗中心对PICC/CVC导管堵塞原因分析显示，其中37%为血栓栓塞，27%为非血栓性因素，16%为机械性因素导致的导管堵塞。

1）血栓性因素。封管时机、方法不正确，导致血液反流，在管腔内形成血凝块或血栓形成；PICC导入较长，长期漂浮在血液中，会对正常血液产生一定影响，从而形成微血栓；患者本身血液黏度增加或凝血功能紊乱也容易导致血栓形成，血管内血液不断冲击导管头部，形成的微血栓聚集在导管头部发生堵塞；多次穿刺损伤血管内皮或血液黏度异常者，易形成血栓；患者剧烈咳嗽导致静脉压增高，使血液反流入导管而凝固堵塞。

2）药物因素。导管管径选择不当，长期输入静脉高营养以及化疗药物等高渗性、高pH、高刺激性药物，可损伤硅胶导管，导致部分药物沉淀，在导管内壁出现结石性堵塞。

3）机械性因素。患者躁动，体外导管打折、扭曲及接头松动、脱落等导致堵管，患者卧位、坐姿不当也可导致导管打折或导管顶端贴到静脉壁而引起导管堵塞。

4）人为因素。封管液过少、推注速度过快或过慢、导管内未达到正压，可导致血液反流，致使凝血块堵塞导管，这些也是血栓形成的原因。另外，冲管不及时或不彻底也可使导管内形成血栓而造成堵管。

5）中心静脉导管堵塞的预防。正确选择血管和留置针或静脉导管型号；正确固定留置针或静脉导管；合理用药，减少药物联合输注；严密巡视病房，及时更换液体；采用规范的方法冲管和封管；必要时用药（肝素钠和尿激酶）；避免形成血栓。

6）导管堵塞的处理。导管未完全堵塞时临床表现为输液不畅。首先检查有无机械性因素，导管是否脱出、扭曲、打折等，如果只是出现输液不畅，则说明导管未完全堵塞，可先用10mL注射器轻轻回抽，尽可能将血凝块从管中抽出，及时用生理盐水脉冲式冲管，注意不可用暴力、导丝或冲管来清除血凝块，以免引起导管损伤、破裂或栓塞，若回抽不成功，可进行溶栓。导管完全堵塞时临床表现有输液不滴，回抽、推注均不能进行。处理方法：肝素溶栓。PICC连接口接三通管，一端接5～10mL注射器，内装稀释的肝素液（10～100U/mL，以生理盐水稀释）并且关闭，另一端接空的10mL注射器，回抽后关闭，放开直的三通，肝素稀释液因负压进入导管5mL后用空注射器回抽，重复以上方法，直至通畅。

（4）静脉导管相关性血栓。深静脉血栓形成（deep vein thrombosis，DVT）是血液在静脉内的不正常凝结引起的疾病，DVT是血管通路的严重并发症之一，发生率为2.47%～38%。血栓性静脉炎不仅给肿瘤患者带来痛苦，更加重其心理压力，血栓脱落可引起肺栓塞，严重时危及生命。机械性、化学性静脉炎可演变成血栓性静脉炎。

1）临床症状。沿静脉走向出现红、肿、热、痛，肩颈部不适，麻木、刺木感；穿刺侧肢体肿胀；上臂围＞2cm；侧肢循环形成；呼吸困难、胸闷、心悸等不适。

2）诊断。彩色多普勒超声检查、螺旋CT静脉造影。静脉造影是诊断DVT的金标准。

3）血栓性静脉炎的预防。合理使用导管，选择正确的穿刺路径；使用生理盐水脉冲式冲管，肝素液正压封管；患肢避免负重、剧烈活动，避免压迫置管的肢体，患肢给予气压治疗；适当饮水；应用弹性握力器进行功能锻炼；导管不需要时，及时拔除；具有高危因素的患者可采用预防抗凝或祛聚治疗。

4）血栓的治疗。抗凝治疗是静脉血栓的标准治疗，需患者签署知情同意书，皮下注射低分子肝素钠4 100U，每12h 1次；皮下注射低分子肝素钙5 000U；口服华法林，疗程较长，应监测相关血液学指标，及时评估。

5）血栓的护理。进行并发症登记，请血管科医师会诊；给予心理支持，使患者及其家属重视治疗，争取积极配合；患肢护理：抬高患肢并制动，卧床休息，患肢保暖，避免按摩或剧烈运动，每日测量上臂围、皮温及感觉，可给予多磺酸黏多糖乳膏外擦；注意监测出血倾向；预防肺栓塞；B超检查血栓大小；掌握拔管指征，确保拔管安全。

（5）医用黏胶相关性皮肤损伤（MARSI）。MARSI是指揭除医用黏胶后出现皮肤红斑、水疱、糜烂、撕脱伤等表现（事实上不仅限于这些表现），且以上表现持续时间至少30min。对于如何减少MARSI的发生，见表1-4。

（6）静脉炎。由于物理、化学或生物等因素对血管内壁的刺激而导致血管壁的炎症改变。根据病因可分为机械性静脉炎、化学性静脉炎、感染性静脉炎。主要表现是注射部位发红、疼痛，严重者可以出现血栓性静脉炎，静脉血管内可以扪及小的血栓，有时可见沿静脉血管走向的皮肤色素沉着。采用美国静脉输液护士协会（Intravenous Nurses Socitey，INS）的标准，静脉炎可分为5级，见表1-5。

表 1-4　减少 MARSI 发生的方法

粘贴	去除
皮肤清洁、干燥 剪除毛发（必要时）高危皮肤可以涂抹不含乙醇的皮肤保护膜 无张力粘贴，如果需要时边角可以折叠 从中心向外围轻柔按压敷贴，无皱褶，无空隙 在水肿、活动部位可以使用温和、伸展性好的敷料，并注意皮肤张力的方向 需要加压时，注意张力	从敷料一角开始撕除，胶带可以帮助带起一角 顺着毛发的方向慢慢撕除敷贴，敷贴与皮肤成0°或180° 两手的配合 免缝胶带从两边向中心方向撕除 使用润肤露、矿物油、凡士林等帮助去除残胶（该区域不再贴敷贴）

表 1-5　静脉炎分级量表

分级	临床表现
0级	无症状
Ⅰ级	输液部位发红，伴有或不伴有疼痛
Ⅱ级	输液部位疼痛，伴有发红和（或）肿胀
Ⅲ级	输液部位疼痛，伴有发红和（或）肿胀，条索状物形成，可触摸到条索状的静脉
Ⅳ级	输液部位疼痛，伴有发红和（或）肿胀，条索状物形成，可触摸到条索状的静脉长度＞2.5cm，有脓液渗出

2.代谢性并发症

（1）补充不足。包括电解质紊乱、微量元素缺乏和必需脂肪酸缺乏等。预防：在实施肠外营养过程中注意各种营养物质的均衡性补充。

（2）糖代谢异常。包括非酮症高渗高糖性昏迷和低血糖症。

1）非酮症高渗高糖性昏迷（NKHHC）。人体利用葡萄糖的能力有限，成人推荐的葡萄糖最大输注量为5mg/（kg·min），超过此剂量可发生高血糖。处理方法：立即停止输入高渗葡萄糖，同时输入低渗或等渗液体，补充胰岛素或氯化钾紧急治疗，扩容，以稳定血压、改善循环和增加尿量。TPN营养液配制时，每日葡萄糖的供给应控制在100～300g，浓度不可大于50%，静脉滴注速度不可过快。

2）低血糖症。胰岛素用量是造出低血糖最直接的原因，另外，葡萄糖输注后机体开始产生胰岛素且迅速升高，在输注过程中一直处于高水平，停止输注后短时间内体内胰岛素含量仍很高，此时易出现低血糖，多发生于停止静脉滴注15min后。预防：注意胰岛素用量及速度。

（3）氨基酸代谢异常。在输注氨基酸后，如不能及时供应足够的热量，氨基酸可作为能源分解从而产生氮质血症。

（4）高脂血症。主要是由于给予的脂肪量超过患者机体清除脂质的能力导致。高脂血症一般可通过减少或暂停脂肪乳输入纠正。建议每周测定血清三酰甘油浓度1～2次，根据耐受性情况调节脂肪乳用量。

3.器官功能损害

如胆汁淤积、胆泥及胆石形成、肝酶谱上升、肠黏膜屏障功能减退及继发性肠道细菌与内毒素移位和肠源性感染。预防：补充谷氨酰胺类肠黏膜保护药，若病情允许，尽早进行肠内营养。

4.感染性并发症

主要为导管性脓毒症。预防：静脉导管置入和营养液配制须执行严格的无菌操作。

（田金花　张凤伟）

第六节　肿瘤患者放射治疗后营养随访及居家指导

一、营养随访

（一）概述

随访是指对曾在医院就诊的患者以各种方式定期了解患者病情变化及指导患者康复的一种观察方式。营养随访过程中，通过对患者的营养状态进行跟踪观察，一方面可以及时发现患者存在的营养问题，给予针对性的建议和指导；另一方面可以掌握第一手资料，进行统计分析，积累经验，更好地指导临床营养工作。肿瘤患者放疗结束时及放疗后相当长的时间内可能都存在影响营养摄入、消化、吸收的因素，因此进行营养随访十分重要。鼻咽癌放疗引起的放射性口腔黏膜炎，使患者口腔干燥、疼痛，甚至吞咽困难，通常会持续至放疗后2周；腹盆部放疗引起的急性放射性肠炎，在放疗结束后2～3周才会消失，而晚期放射性肠炎的持续时间则会持续到放疗后6～18个月。

（二）随访形式

1.门诊随访

通过门诊随访，可以获得最可靠和最全面的患者营养资料。针对一般的放疗后患者，可以指导其利用来院复查的机会到营养门诊随访；其他方式随访后若发现患者存在较严重的营养问题，需要影像学、实验室检查或当面指导时可以指导患者进行门诊随访。

2.电话随访

电话随访是目前营养随访的重要手段之一，被绝大多数的患者所接受。为了保持较高的随访率，应在患者出院前登记其居住地电话和手机号码，并尽量收集其联系最为密切的亲属电话作为备用；医院用作随访的电话也最好固定，在患者出院时进行告知，以免被患者误以为是骚扰电话。

3.网络随访

随着网络信息技术的发展，利用互联网进行随访目前已成为受患者和医务人员青睐的形式。患者和医方可以通过App、微信、QQ等进行交流，患者可以通过App了解其所做的实验室检查结果，通过文字、视频等形式进行咨询，医方也可以通过App发布营养知识和活动信息等。

4.家庭随访

家庭随访由于受人力、物力限制，较少使用。一般在前几种方法都不能奏效的情况下才使用。

任何一种随访形式都有其局限性，单一形式不能满足放疗后患者所有阶段的需要，综合运用多种随访形式才能提高随访率。

（三）随访频率

随访的频率和次数取决于很多因素，应根据患者的临床情况来决定。放疗结束初期的患者不利于营养的症状较多，应该经常监测和评定，以便及时调整营养治疗方案；放疗结束一段时间后，特别是急性反应消失、病情趋于稳定时可适当延长随访的间隔时间。对进行家庭肠内营养治疗患者的建议：开始营养治疗后1个月内每1～2周随访1次，1个月以后每1～3个月随访1次，患者有问题时随时进行电话、微信咨询。所有肿瘤患者出院后，每3个月至少进行1次门诊或电话营养随访。

（四）随访内容

随访主要内容包括营养摄入量、体重变化、血液学指标及因治疗、环境改变和心理问题而影响营养摄入的因素，以及腹泻、腹胀等肠内营养并发症等。

二、居家指导

（一）通用原则

（1）进食足量的营养素，保证食物的多样化，以满足机体所需的各种营养素，增强机体的免疫功能。

（2）在摄入足够能量的基础上，尽可能多进食新鲜蔬菜和水果，不吃霉变食物和不洁的食物。

（3）维持适宜的体重（体重指数在21～23kg/m²），患者在相同的时间测量体重，每周1次，推荐在清晨起床排空大小便后、穿单衣测量并记录，如发现不明原因的体重下降＞2%，就应该到医院接受专业营养咨询。

（4）放疗后的患者在一定时间内可能存在口干、咽痛、恶心、吞咽困难等症状，宜选择半流质饮食或质软的食物，摄入不足时应及时添加口服营养制剂补充营养。

（二）烹饪方式

采用蒸、煮的方式加工食物，会比煎、炒、烘、烤、炸的烹饪产生更少的致癌物质（前两者方式产生更低的温度），也更容易让食物软烂（更适合放疗后初期的患者）。

（三）主食

在不影响进食的情况下，推荐选择全谷类和粗加工食品，如糙米、燕麦、玉米、小米等，放疗后的患者常因为咽痛、吞咽疼痛等需要质软的食物，所以应利用科学的加工方法，如适当延长蒸煮时间，在口感和营养之间寻求最佳的平衡。

（四）油

油的种类非常多，首先应该保证食用油的卫生，其次植物油要比动物油含有更多的不饱和脂肪酸，可能会降低患肿瘤的危险性。正常情况下，摄入脂肪的热量应少于总热量的25%。

（五）盐

摄入过多的盐可能会增加患心血管疾病的风险，同时还会加重放疗后口干等症状，但是头颈部的放疗又可能导致味觉减退，患者对咸味的敏感度降低，很容易因为自觉咸度不够而在烹饪时放入较多的食盐。因此，针对有味觉紊乱的患者，医务人员应多加指导。

（六）酒

即使很少量的乙醇也可能会加剧、恶化口腔黏膜炎，因此，对有口腔黏膜炎或存在口腔黏膜炎风险的患者，特别是头颈部放疗后的患者，应该严格避免饮酒。

（七）口服营养制剂

放疗结束后，大部分不良反应会持续3～4周，有些甚至可能会持续更长时间。当患者通过摄入日常食物无法达到机体需要量时，可以通过补充口服营养制剂以达到机体需要量。口服营养制剂需要根据患者的营养状态、疾病状态、胃肠道功能及代谢情况进行个体化选择，因此建议患者在专业人员的指导下购买和使用。

（田金花　张凤伟）

第七节　放射性直肠炎的护理

放射性直肠炎（radiation proctitis，RP）是进行直肠、肛门、宫颈、子宫、前列腺、膀胱和睾丸等部位的恶性肿瘤放疗时，由于放射线导致的直肠上皮损伤，是放疗盆腔恶性肿瘤最常见的不良反应。按照发生的时间，可分为急性放射性直肠炎和慢性放射性直肠炎。急性放射性直肠炎（acute radiation proctitis，ARP）主要表现为大便次数增多、排黏液便、排便紧迫感、里急后重感、肛门疼痛，严重者甚至可有出血，导致放疗暂停，但通常在停止放疗后症状会缓解，呈一过性和自愈性，部分患者症状可迁延、反复。急性放射性直肠炎可能会增加罹患慢性放射性直肠炎的风险。

放射性直肠炎的发病率视治疗情况的不同而不相同。国外报道，宫颈癌放疗患者2级以上的直肠炎发生率在8.0%～16.3%，在前列腺癌放疗患者中这一概率为6.0%～43.5%。一项对盆腔肿瘤放疗的研究显示，安慰剂组中65.2%的患者出现了一定程度的直肠炎。放射性直肠炎的发生给患者带来明显的不舒适和疼痛，改变了患者日常生活规律，严重影响了患者的日常生活能力和生活质量。

一、发生机制

放射线在杀灭肿瘤细胞的同时对正常组织也会产生一定的损伤。肿瘤细胞杀灭剂量与正常组织的最大耐受剂量之间的差距很小，消化道上皮的增殖率很高，因此易受放疗的伤害。放射线可直接和间接损伤黏膜干细胞和其他肠道组织，导致黏膜破损，破坏黏膜的机械屏障、化学屏障、免疫屏障，增加细菌感染机会，并且影响水分吸收，导致水样腹泻。同时，辐射可干扰肠道菌群的繁殖，导致肠道菌群失调，破坏生物屏障，加重放射性直肠炎的症状，造成肠源性感染、内毒素血症等。

二、发病因素

（一）外在因素

放射性直肠炎发生的直接原因是放射性损伤。放疗的分次剂量、放疗间隔时间、暴露体积、照射技术与方式、体位等都会影响肠道暴露在照射野中的体积，影响肠道受到照射的剂量，放射部位越靠近胃肠道、分割剂量越大、放射范围越大、放疗间隔时间越短，肠道受到照射越多，放射性直肠炎发生率就越高，反之则发生率越低。当肠道受到的放疗剂量小于45Gy时，极少出现长期的放疗不良反应。剂量大于60Gy是2级及以上级别直肠炎、直肠出血症状的高危风险因素，而剂量大于70Gy时则会导致显著和长期的局部损伤。在放疗技术方面，调强放疗、粒子放疗等可以降低直肠炎的发生率，降低肠道对辐射的相对敏感性和减少对邻近组织的辐射剂量。这两种基本策略可减少肠道的损伤，这两者可通过物理障碍来实现。在一项对前列腺癌患者的研究中，经会阴注射胶原间隔剂可提高前列腺和直肠壁之间的距离，减少50%的直肠壁受辐射剂量，从而保护直肠。此外，同期化疗也有一定影响。

（二）内在因素

除放、化疗因素外，患者个人因素也有影响，高危因素包括年龄大、女性、体重过轻等生理因素，以及存在腹部及盆腔手术史和长期吸烟史，合并艾滋病、炎症性肠病、高血压、糖尿病、动脉粥样硬化等疾病，这些都可能增加黏膜对放疗不良反应的敏感性。在前列腺癌放疗患者中，合并糖尿病患者患严重放射性直肠炎的概率更高。

三、分类

临床上关于放射性直肠炎的分类有多种描述，主要按发生时间进行界定。

（一）美国放射治疗肿瘤协作组（Radiation Therapy Oncology Group，RTOG）分类

1.急性放射性直肠炎

在直肠受照射3个月内出现的放射性直肠炎。

2.慢性放射性直肠炎

在直肠受照射3个月后出现的放射性直肠炎。首发症状一般出现在放疗后9～14个月，也可发生于放疗后30年内的任何时间。

（二）中华人民共和国国家职业卫生标准放射性直肠炎诊断标准

1.急性放射性直肠炎

直肠（主要是黏膜）受到超过该器官耐受剂量的电离辐射而在半年内引起的急性直肠炎症。在直肠受照射后数日、数周甚至6个月内出现。

2.慢性放射性直肠炎

由于急性期的症状迁延而来或直接照射6个月后引起的间质纤维化、闭塞性血管内膜炎而引起的局部组织缺血所致直肠慢性炎症、肠道狭窄、溃疡和瘘管形成。

四、分级

急性放射性直肠炎在国际上暂时没有统一的分级标准，但有部分评价标准在研究

及报道中使用较多，现介绍如下（表1-6和表1-7）。同时需注意，慢性放射性直肠炎和急性放射性直肠炎发生机制不一样，评价分级标准不能通用，慢性放射性直肠炎多使用美国放射治疗肿瘤协作组/欧洲癌症研究与治疗组织（Radiation Therapy Oncology Group/European Organization for Research and Treatment of Cancer，RFOG/EORTC）的放射治疗晚期正常组织效应评分系统（Late Effects Normal Tissue Task Force Subjective，Objective，Management and Analytic，LENT/SOMA）。

表 1-6　RTOG/EORTC 急性放射性直肠炎分级标准

症状	评级				
	0	I	II	III	IV
急性放射性直肠炎	无变化	轻微腹泻，轻微痉挛，每日排粪5次，轻微直肠渗液或出血	中度腹泻，中度痉挛，每日排便＞5次，过多直肠渗液或间歇出血	需外科处理的阻塞或出血	坏死，穿孔，窦道形成

表 1-7　中华人民共和国国家职业卫生标准放射性直肠炎诊断标准

症状	评级		
	I	II	III
急性放射性直肠炎	腹痛，肛门刺痛，稀便，偶尔便血；黏膜充血，出血点，黏膜浅表糜烂	里急后重，便急，排便频繁，稀便，大便时坠痛，经常有便血；黏膜糜烂，脱屑，溃疡形成	里急后重，便秘，稀便交替，大便时肛门刺痛，全血便；肠壁深度溃疡、坏死

除症状分级外，急性放射性直肠炎还可以根据内镜下病变的严重程度及范围来进行分级，目前较广泛使用的是维也纳直肠镜评分（Vienna Rectosropy Score，VHS）标准，此外，还有针对出血性放射性直肠炎和直肠毛细血管扩张的分级标准。这些内镜评分系统与临床症状的严重程度有较好的一致性，是疾病评估的重要参考指标，能够指导治疗。

五、护理

（一）起居调护

1.病房环境

为患者提供安静、整洁、舒适的病房环境，温、湿度适宜，光线柔和、充足，平时勤开窗通风，保持空气清新。保持病房通道通畅、无杂物，保持卫生间环境整齐、干净。

2.生活起居

嘱患者穿宽松、柔软的棉质裤子，必要时可不穿内裤，不可穿紧身裤，以避免裤子摩擦肛周皮肤；患者应多卧床休息，避免过度活动，避免腿部过多摩擦。告知患者充足的睡眠有利于减少肠蠕动刺激。同时嘱患者注意腹部保暖，以避免冷刺激对肠蠕动功能造成影响，诱发腹泻的发生。

3.安全管理

腹泻会致使患者产生乏力、头晕、肛门疼痛等不适，日常生活中注意安全，病房、卫生间环境要整齐、干净，地面无水渍、杂物、障碍物，常用物品放置于床旁随手可及之处，床旁加装护栏，衣裤要适合，鞋子要防滑，如厕、洗漱时注意安全，动作变化时谨防直立性低血压，必要时应留家属陪护。

4.肛门护理

发生放射性直肠炎时，排便次数增多及肛门潮湿、黏液渗出等常导致肛周湿疹、肛周皮肤红肿、皲裂。每次排便后，让患者用温水清洗肛周，并使用柔软的卫生纸轻轻拭干，不可用力擦洗，保持局部皮肤清洁、干燥。肛周皮肤可用液体敷料保护。

5.功能锻炼

肛门疼痛较轻、无便血时，可进行提肛运动及会阴部肌肉收缩，锻炼会阴部及肛门处肌肉，以确保正常功能。

（二）病情观察

1.一般情况

一般情况包括治疗史、服药情况、进食情况、既往史。

2.直肠炎症状评估

直肠炎症状评估包括腹痛、腹泻发生的时间、频率、诱因等，腹痛、腹泻的持续时间、程度，大便的量、色、质及内容物性质等。

3.伴随症状及体征

（1）生命体征：心率、血压、呼吸、意识等。

（2）伴随症状：眩晕、乏力、腹痛、里急后重感、便血、便秘等。

（3）体征：肠鸣音异常、腹胀、腹部按压痛等。

（4）其他：患者的营养状态、心理、精神状态，以及直肠炎对社会功能的影响。

4.放射性直肠炎并发症

（1）水电解质失衡：低钠、低氯、低钾、脱水及代谢性酸中毒等。

（2）肠穿孔、肠梗阻、下消化道出血等。

（3）直肠尿道瘘、直肠阴道瘘等。

（三）情志护理

急性放射性直肠炎患者普遍存在便急、大便稀烂、便血、肛门疼痛及里急后重等症状，易使其出现焦虑、抑郁、苦闷等负性情绪，导致迷走神经的兴奋性提高，促进肠道蠕动，加重腹泻症状。因此，需加强对患者的情志护理，以改善其负性情绪。

1.疾病宣教

详细向患者普及疾病及放疗的相关知识，让患者及其家属了解放疗前、中、后各个阶段肠道不良反应的过程、预防与治疗措施等，强调直肠炎的自愈性和治疗效果，做好解释与安抚，解除患者思想顾虑，帮助患者树立信心，督促患者积极配合调理措施。同时加强对陪护家属的解释与宣教，使其为患者提供充分的家庭与社会支持。

2.心理评估

心理评估包括：①了解患者的心理状态，给患者解释情绪、心理状态对于治疗及健康的影响，鼓励患者保持积极心态，积极配合治疗和护理；②必要时可使用焦虑自评表（SAS）及抑郁自评量表（SDS）评估患者的焦虑、抑郁情况，视评估结果请心理专科医师会诊。

3.放松疗法

（1）静思：指导患者通过静坐、静卧、静立并配合深呼吸法（吸气时紧握双拳，呼气时缓慢松开双拳）达到静志安神的目的。每次训练时间为20～30min，每日训练3次。

（2）音乐疗法：可帮助患者舒缓情志。指导其在每日午睡前及晚上入睡前听20min轻柔音乐，音量应控制在50～60dB。

（四）膳食调理

1.准备

就餐环境宜安静、整洁、舒适，无异味、噪声，可以播放柔和舒畅的轻音乐，使患者就餐时保持心情愉快。

2.食物

戒烟、戒酒，饮食宜高蛋白、高热量、低脂肪、低纤维、无刺激，多饮水，适量进食蔬果。进食高蛋白、高热量食物可确保营养摄入，降低营养不良风险；低纤维素、低脂饮食可避免加重肠道刺激，有助于减轻症状；多饮水、适量进食蔬果可保持大便通畅，避免干结粪便摩擦损伤黏膜。此外，还可适当补充益生菌，因益生菌可维持胃肠道菌群平衡，恢复肠道pH，有助于减轻腹部症状。患者可能存在维生素B$_{12}$吸收不良，故需注意通过饮食补充，可多食动物内脏、肉类和蛋类等。应及时进行营养支持，充足的营养摄入可改善患者营养状态及免疫功能，首选肠内营养途径，可口服营养补充剂，宜选择低渣配方，可在放疗期间全程使用。

3.细节

①宜少量多餐；②注意饮食卫生，避免进食生冷、油腻、变质食物；③不食高纤维及产气的食物，如五谷杂粮、各类坚果、薯类、洋葱、茶、咖啡、碳酸饮料及大量蔬菜等；④避免摄入煎炸、辛辣的刺激性较强的食物；⑤避免坚硬、粗糙、难消化的食物；⑥乳糖不耐受者需限制乳糖摄入，以避免增加大便次数。

4.症状严重时

宜进食无渣食物，少量多餐，必要时遵医嘱给予静脉营养。

5.经典膳食方

（1）茯苓大枣粥。健脾助运，涩肠止泻。做法：将茯苓30g、大枣10枚、栗子肉50g、粳米100g放入锅中，加水后大火煮开，小火煲成粥，调味后食用。

（2）山药河鱼汤。健脾益气止泻。做法：山药200g、河鱼1条，加水煮汤，加入少许姜丝，调味后食用。

（3）参枣茯苓粥。健脾益气止泻。做法：党参30g、茯苓30g、大枣5枚、粳米适量，加水后大火煮开，小火煲成粥，调味后食用。

（4）猪肉莲子芡实汤。健脾祛湿，补脾止泻。做法：猪瘦肉250g切小块焯水，加入莲子50g、芡实50g、陈皮1瓣、生姜10g，加入适量水，大火烧开，小火煲1.5h，调味后食用。

（5）芡实鱼滑粥。健脾止泻，益肾养胃。做法：芡实100g、大米100g清洗后加水浸泡30min，大火煮开，小火焖煮30min，放入鱼滑100g煮5min，加入姜丝10g，加入适量生菜丝及葱，调味后食用。

（6）山药莲芡薏仁粥。健脾止泻。做法：芡实、莲子、薏苡仁各15g，加水浸泡30min，加入山药15g、大枣5枚、粳米适量，大火烧开，小火煲成粥，调味后食用。

（五）用药护理

1.规范给药

根据病情及治疗原则，遵医嘱按时、准确、规范地给予药物。

2.药物灌肠

灌肠可以让药物直接、充分地接触损伤处黏膜，减少了口服药物时肝脏对药物的首过效应，确保了直肠处药物浓度和停留时间，并能减轻药物对消化道的不良反应，在临床中被广泛应用。常用灌肠药物有硫糖铝、蒙脱石散、铝镁加等黏膜保护剂，以及短链脂肪酸灌肠剂、类固醇激素、表皮生长因子和中药汤剂等。灌肠时应合理选择灌肠时间、体位、药液温度等，并确保操作轻柔，防止机械刺激加重直肠黏膜损伤，甚至导致出血、穿孔。

3.口服给药

抗炎药、抗生素、益生菌、抗氧化剂、止泻药等主要通过口服给药，给药后应注意观察各类药物的不良反应并及时处理。

4.常用药物

（1）抗辐射保护剂。氨磷汀对正常细胞具有选择性保护作用，可用于预防放射性直肠炎的发生。其常见不良反应为头晕、恶心、呕吐、乏力、一过性低血压等。

（2）抗炎药。主要是非甾体抗炎药和类固醇药物，可口服或保留灌肠。给药后应注意观察有无恶心、呕吐、腹痛、消化道出血等情况，还应注意肝功能及神经系统情况等。

（3）止泻药物。常见洛哌丁胺，它能降低肠道蠕动频率，减缓肠道运输速度。洛哌丁胺的不良反应轻，给药后应注意有无过敏和口干、恶心、呕吐等不适，注意口服最大限量。

（4）益生菌类。可减轻放疗导致的肠道菌群失调，维持菌群平衡，恢复肠道pH，缓解腹泻。常见药物包括乳酸菌、双歧杆菌、乳杆菌等，不良反应少见。

（5）肠黏膜保护剂。常见药物有硫糖铝、蒙脱石散及复方角菜酸酯栓等。不良反应较少，可见便秘、口干、恶心等。

（6）抗生素。放疗损伤肠道黏膜屏障可导致菌群异常，确诊细菌过度增殖后可适当使用抗生素，如甲硝唑和环丙沙星等，可缓解腹泻症状，抗生素的不良反应以胃肠道不适为主，常见恶心、呕吐、食欲不振、腹部不适等。

（7）营养治疗。口服补充营养无法满足需要时应按医嘱行肠外营养。谷氨酰胺是肠黏膜细胞特异性营养物质，对肠黏膜再生和维护肠屏障有重要作用，静脉补充谷氨酰胺有助于缓解肠炎症状。

（8）中药汤剂。治疗上以清热解毒、凉血止血、健脾益气、化湿燥痰、升阳止泻、益气养阴、敛疮生肌、温肾暖脾等汤剂较多，不良反应少见。

（六）中医特色疗法

选择适宜的中医特色疗法，包括艾灸、中药灌肠等，可以预防及治疗直肠炎。

1.中药灌肠疗法

（1）作用机制。灌肠法可使药液直达病灶，与直肠黏膜直接、充分接触，易于使药物在病变部位达到高浓度而无相应的血浆水平，有利于发挥最大疗效，减少药物不良反应，从而起到保护局部黏膜及促进局部黏膜修复的作用。具体灌肠药物视辨证不同而选用不同方剂，以清热解毒、止血凉血者为主。

（2）操作方法。嘱患者先排空大小便，取左侧卧位，将肛管充分润滑，缓慢、旋转插入约15cm，速度宜慢，力道宜轻，随时关注患者感受，如有阻力，适当调整方向，不可用力过大；缓慢、匀速滴入药液，速度不宜过快；灌肠后臀部垫高约10cm，5min后再平卧、右侧卧位各5min，卧床休息1h。

（3）注意事项。药温宜37～39℃，药量为30～100mL，应避免超过100mL，以免量过大加重里急后重感；操作轻柔，防止因增加机械刺激而加重黏膜损伤；灌肠后应多变换体位，以促进药物充分接触黏膜；尽量保留灌肠液1h以上，以利于药液的吸收，达到最佳的治疗效果；灌肠后注意观察有无出血及腹痛等情况。

2.腹部穴位艾灸法

（1）作用机制。取神阙、气海、关元穴进行艾灸。艾草有驱寒邪、补阳气、通经络、调正气之效；神阙穴定位于肚脐，是人体神气通行的门户，可培补元阳、气海穴可疏导任脉、调一身之气；关元穴为人体元气关藏之处、三焦之气之所出。艾灸于这几个穴位上，有益气扶正、强身健体的功用，可缓解肠道症状。

（2）操作方法。协助患者取合适体位，暴露局部皮肤；将点燃的艾条于腹部施灸20～30min，每日1次。

（3）注意事项。施灸时注意保暖，防烫伤，注意保护患者隐私部位；过敏者、腹部皮肤破损者禁用。

3.穴位埋针

（1）作用机制。取足三里、天枢、下巨虚穴。足三里穴是胃经合穴和胃经下合穴，为全身保健强壮要穴，可调补气血；天枢穴为足阳明胃经上的穴位，为大肠募穴，具有清热利湿、活血通络、理气止痛之效；下巨虚穴为小肠下合穴，可治肠胃病泄泻、痢疾等病症。埋针法是皮内针的一种，是以揿针固定于腧穴的皮内或皮下，进行较长时间埋藏，给皮部以弱而长时间的刺激，从而达到调整经络脏腑、防治疾病的目的。局部穴位埋针有清热毒、畅肠络、止泻痢之效用。

（2）操作方法。按同身寸法取足三里、天枢、下巨虚穴，皮肤消毒后，用镊子夹住带有胶布的针圈，将针尖对准穴位刺入，使针圈平整地贴在皮肤上，针身埋入皮内约0.2mm，每日按压穴位2～3次，每次2min，留置48h后更换。

（3）注意事项。注意观察患者情况，有轻微疼痛属于正常现象，若疼痛明显则需更换位置，如出现红肿等过敏现象应立即停止埋针；取针时用镊子夹住胶布向外拉出即可。

（田金花　张凤伟）

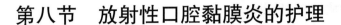

第八节　放射性口腔黏膜炎的护理

放射性口腔黏膜炎（rarliation induced oral mucositis，RIOM）是电离辐射导致的口腔黏膜的炎症和损伤，主要表现为口腔、舌体、咽部黏膜的充血、水肿、糜烂、假膜形成。患者出现口腔疼痛、吞咽困难、进食减少甚至继发感染，是限制头颈部肿瘤放疗剂量的主要因素之一。放射性口腔黏膜炎根据发生时间，分为急性放射性口腔黏膜炎和慢性放射性口腔黏膜炎，本节主要概述急性放射性口腔黏膜炎。急性口腔黏膜炎一般发生于放疗开始后2周左右，在停止放疗后2~4周恢复，是一种自限性的损伤。

放射性口腔黏膜炎是头颈肿瘤放疗的常见并发症之一。在接受放疗剂量为60~70Gy的头颈部肿瘤患者中，所有患者均有一定程度的口腔黏膜炎反应，其中3级或4级的放射性口腔黏膜炎发生率将近85%。在发生放射性口腔黏膜炎时，69%的患者存在口腔疼痛，56%的患者存在吞咽困难，53%的患者需要使用阿片类药物控制疼痛，患者平均体重下降3~7kg，疼痛、吞咽困难、体重下降导致抵抗力低，又增加了口腔感染的概率。放射性口腔黏膜炎在影响患者心理及生理功能的同时增加了患者的经济负担，严重时可导致放疗中断或影响放疗的剂量，导致局部肿瘤控制受限，影响治疗的效果和患者的生活质量。

一、发生机制

放射性口腔黏膜炎是由放射线导致的黏膜损伤。口腔黏膜基底细胞分化增殖快，对放射线敏感。在放疗初期，放射线引起黏膜组织损伤，导致炎症细胞因子释放，血管通透性增加，导致更多的免疫细胞浸润、聚集，加重炎症反应。1周以后，口腔上皮细胞损伤、破裂，基底膜破坏，溃疡形成，局部炎症渗出，由于覆盖神经末梢的保护屏障消失，患者可感觉有明显的痛苦。同时，由于放射线导致口腔环境改变，pH下降，口腔自洁能力变差，易诱发细菌、真菌等定植生长，产生继发感染，感染又加重炎症反应。到了放疗后期，由于放疗结束或在治疗的干预下，炎症循环被打破，基底细胞持续再生、分化，修复受损黏膜，并在黏膜层重新建立菌群平衡。

二、发病原因

直接原因是放射性损伤，放疗的剂量、分割模式、放疗部位、治疗时间、照射技术等都与放射性口腔黏膜炎严重程度相关。除放疗因素外，同期化疗患者的放射性口腔炎发生率更高，部分靶向治疗药物也对口腔黏膜有影响。

导致RIOM风险增加的患者相关因素还有口腔健康和卫生状况差、唾液分泌少、体重指数低、肾功能差且血清肌酐水平高、吸烟、RIOM病史、年龄太小、女性。此外，有研究表明，较高的肿瘤淋巴结分期、较高的单剂量照射和较低的照射前血小板计数可能也为危险因素。

三、分类

临床上主要按发生时间进行分类，分为急性和慢性放射性口腔黏膜炎。

（一）急性放射性口腔黏膜炎

在口腔受照射3个月内出现的放射性口腔黏膜炎症。通常累计放疗剂量在10～20Gy时就会出现相应的临床症状，持续到放疗结束后2～4周。采取有效治疗措施一般会在1～2周好转。同期化疗会导致炎症持续时间延长。

（二）慢性放射性口腔黏膜炎

在口腔受照射3个月后出现的放射性口腔黏膜炎症。

四、分级和评估

（一）分级

常用的放射性口腔黏膜炎分级见表1-8～表1-11）。

表 1-8 WHO 分级

症状	评级				
	0	1	2	3	4
放射性口腔黏膜炎	无变化	疼痛、红斑	红斑、溃疡，患者可以吞咽固体食物	溃疡伴广泛红斑，患者不能吞咽固体食物	黏膜炎到不能口服营养的程度

表 1-9 RTOG 分级

症状	评级				
	0	1	2	3	4
急性放射性口腔黏膜炎	无变化	黏膜红斑	斑片状反应＜1.5cm，不相邻	融合溃疡＞1.5cm，连续	坏死或深度溃疡，或出血

表 1-10 NCICTC 2.0 分级

症状	评级				
	0	1	2	3	4
口腔黏膜炎	无变化	黏膜红斑	斑片状假膜反应（斑块一般直径≤1.5cm，不相邻）	融合假膜反应（一般为直径＞1.5cm的相邻片状损伤）	坏死或深层溃疡；可能包括非由轻微创伤或擦伤引起的出血

表 1-11 NCCTC 5.0 分级

症状	评级				
	1	2	3	4	5
口腔黏膜炎	无症状或症状轻微，不需要治疗	中度疼痛或者溃疡，不影响经口进食，需要调整饮食	重度疼痛，影响经口进食	危及生命；需要紧急治疗	死亡

（二）评估量表

华盛顿大学生存质量量表（UWQOL）、欧洲癌症研究和治疗组织生活质量问卷（EORTCQLQH&N35）、癌症治疗头颈模块的功能评估（FACTH&N）是较常用的头颈癌放疗患者生活质量评估量表，其中以华盛顿大学生活质量量表最常用。

UWQOL由华盛顿大学的Hassan等研发，是针对头颈部肿瘤的特异性量表，广泛用于头颈部肿瘤尤其是口腔肿瘤的生活质量调查。研究者已于2009年开发出UWQOL第4版，同年该版本被翻译为中文版。第4版UWQOL包含12个特异性问题和3个综合问题，特异性问题包括疼痛、外貌、娱乐、活力、吞咽、咀嚼、语言、肩功能、味觉、唾液、情绪和焦虑，用于评估患者过去7d的情况，同时量表允许患者自行添加补充条目。RTOG对UWQOL进行了改进，以更准确地反映接受放疗的头颈部肿瘤患者的特有症状。UWQOL改进后即为UWQOLRTOG，该量表修改了关于疼痛、黏液和肩关节残疾的内容，增加了区分一般疼痛和口腔或喉咙疼痛的问题，此外还增加了两项关于黏液的内容并删除了不太相关的肩关节残疾的问题。UWQOLRTOG包含15个条目，经进一步修订，变为具有11个条目的UWQOLRTOG修订版，这一版本追求在带给患者最小的填写负担的同时获得最大的测量准确性。

五、护理

（一）起居调护

1.环境适宜

环境安静、整洁、舒适、无过多杂物，光线柔和、充足，温、湿度适宜，保持室内空气清新，无烟尘、异味刺激。

2.起居规律

患者应顺应四时，维持生活规律，按时起床，适当午休，夜间按时入睡，避免昼夜颠倒，保证充足睡眠。

3.口腔卫生

龋齿、牙周病变、牙髓疾病和口腔干燥症等均会导致口腔微生物失衡、炎症加重，保持良好的口腔卫生可降低RIOM的发生风险，延缓RIOM的进程。肿瘤患者在开始放疗前应进行早期口腔检查。良好的口腔管理措施有以下几点。

（1）放疗前应进行口腔检查，清除创伤源。

（2）保持嘴唇、口腔湿润，多饮水，可适当使用无刺激润唇膏。

（3）刷牙：使用软毛牙刷、含氟牙膏每日用餐后和睡前刷牙，使用巴氏刷牙法。如使用电动牙刷，按牙刷使用说明使用即可。刷牙后应清洗杯子和牙刷，保持牙刷和杯子清洁。每月更换牙刷。

（4）牙线：放疗前提前练习使用牙线或齿间刷，放疗时每日使用牙线和齿间刷清洁牙齿之间位置。不习惯牙线和齿间刷者不要勉强，以免因使用不当导致牙龈损伤。如血小板计数低，则应停止使用牙线。

（5）漱口：可用凉白开水漱口，每日至少4次，口含15mL漱口1min后吐出。不可使用含乙醇的漱口水。

（6）义齿：放疗期间不应使用义齿，妥善保管、清洁义齿。放疗结束后必须等口腔黏膜愈合方可使用义齿，再次使用义齿前需用抗菌溶液浸泡10min消毒。

（7）口腔运动：坚持口腔运动可促进局部血液循环、锻炼口腔咀嚼肌群、防止张口困难、减少厌氧菌定植。

4.锻炼

衣物宜宽松，避免因紧身衣束缚腹部而增加不适感。可适当进行温和的运动，如太极拳、八段锦等，适度运动可调畅气机，使精神平和，疏解紧张及焦虑情绪。如症状严重，宜多卧床休息，不可自行下床活动。

5.安全防护

在日常生活中应注意安全，常用物品应放置于床旁随手可及之处，床旁应加装护栏，衣裤应适合，鞋子应防滑，如厕、洗漱时要注意安全，动作变化时须谨防直立性低血压。

（二）病情观察

1.一般情况

一般情况包括治疗史、放疗情况、进食情况、既往史。

2.口腔黏膜情况

口腔黏膜情况包括口腔黏膜炎发生的时间、症状、疼痛等。

3.其他口腔症状

其他口腔症状包括口干、味觉变化、张口情况、局部和全身感染征象等。

4.其他问题

（1）进食与营养。观察患者的进食变化，要注意查看患者有无因进食不足导致的低血糖、低血压、头晕乏力、疲倦虚弱、便秘等症状，长期进食不足者要关注其整体营养状况。

（2）水电解质失衡。如低钠、低氯、低钾、脱水、代谢性酸中毒等。

（3）安全。防止患者误吸导致呛咳、吸入性肺炎甚至窒息，以及跌倒、坠床的风险。

（三）情志护理

人有七情，喜、怒、忧、思、惊、恐、悲，过度都会影响人体气机，影响健康状态。

1.疾病宣教

详细向患者解释疾病相关信息、治疗方案及药物不良反应，强调放射性口腔黏膜炎的自限性，帮助患者建立正确认知；护士可鼓励患者说出顾虑，耐心倾听并理解患者的想法与感受，尽量解决其关注的问题，解除其思想顾虑。

2.心理评估

了解患者的心理状态，给患者详细解释情绪、心理状态对于治疗及健康的影响，鼓励患者保持积极心态，积极配合治疗和护理；使用焦虑自评量表（SAS）及抑郁自评量表（SDS）评估其焦虑、抑郁情况，必要时请心理科医生会诊；做好对家属的解释与沟通工作，为患者提供充分的家庭与社会支持。

3.放松疗法

根据患者喜好、特点进行放松疗法，如音乐疗法、肌肉放松疗法等，通过肌肉、精神的放松，有意识地调节自身的心理、生理活动，松弛紧张、焦虑情绪，使交感神经兴奋性降低，减轻不适。

（四）膳食调理

1.准备

就餐环境宜清洁、无异味，做好患者的心理疏导及解释工作，避免产生因疼痛不适感拒绝进食的心理，向患者讲明营养的重要性，鼓励患者多进食，告知家属在烹调的时候注意食物的营养均衡搭配。疼痛者可在进食前含漱含有利多卡因注射液的漱口水，将含漱液含在口中，紧闭嘴唇，将头稍后仰，并鼓起面颊及唇部，使液体能够充分地接触口腔黏膜表面、牙齿和牙龈，每次含漱时间在5min以上，同时用鼓颊和吸吮交替动作漱口，疼痛严重时可少量吞服，以减轻进食时引起的疼痛。同时在餐前准备一杯温水，用餐后及时漱口。

2.食物

饮食宜高热量、高蛋白、富含维生素，且食物宜温凉、柔软、易咀嚼和吞咽，口腔疼痛时选择软食或半流质饮食，必要时配汤进食，疼痛严重时进食流质。常见柔软食物如嫩豆腐、豆花、巴沙鱼、果泥、土豆泥、五谷糊、藕粉、鸡蛋布丁、水蛋等，常见流质匀浆有牛奶、米汤、奶粉、酸奶等，或将日常食物处理成糊状加适量汤稀释后进食。宜少量多次地饮水。

3.细节

多饮水以保持口腔黏膜湿润性；餐后勤漱口，漱口可清除食物残渣、润滑口腔，减少感染机会。护理人员应每周评估、复核患者的血红蛋白含量、体重、体重指数、脂肪指数、蛋白质指数等指标，必要时邀请营养科医师会诊。

4.宜忌

宜戒烟、戒酒，不吃煎炸、烧烤、腌制、霉变的食物，不吃对口腔产生刺激的食物，如辛辣、酸涩、多刺、坚硬、粗糙的食物。饮食不可过热及过冷。还应避免食用热性食物，如狗肉、羊肉、辣椒、八角、胡椒、桂皮、荔枝、榴莲等。

5.其他途径

可用肠内营养乳剂口服，疼痛剧烈、无法口服者可行鼻饲。若患者出现较重的口腔黏膜反应，严重影响进食，应遵医嘱通过静脉补充营养。

6.经典膳食方

（1）臭草绿豆粥。清热解毒，泻火凉血。做法：绿豆50g，小火炖熟，加入臭草、粳米及适量水煮粥，粥成后加入适量糖或盐调味后食用。

（2）清热利咽方。清热生津。做法：取木蝴蝶15g、胖大海15g、麦冬15g、白茅根15g放入大容器中，热水冲饮，泡茶饮用。

（3）椰子饮。清热生津。做法：取新鲜椰子开盖饮用。

（4）蒲公英花茶。清热泻火。做法：蒲公英开花前或刚开花时连根挖取，连根洗净、晒干，加入少量冰晶糖茶饮。

（5）二花粥。清热解毒，泻火养胃。做法：取金银花15g、菊花15g煎煮取水，加入粳米50g、红萝卜50g煮粥食用。

（五）用药护理

1.漱口水

可使用无乙醇漱口水，如凉开水、生理盐水、氯己定、碳酸氢钠等漱口。

2.黏膜保护剂（阿米福订）

阿米福汀是一种自由基清除剂、抗氧化剂和细胞保护剂，其作用已有较多的研究和报道，主要不良反应为头晕、恶心、呕吐、乏力、一过性低血压等。

3.物理疗法

低能量激光治疗可通过调节活性氧和促炎性细胞因子的产生来治疗放射性口腔黏膜炎。

4.止痛

可使用利多卡因漱口水、吗啡漱口水等进行漱口，疼痛严重时可使用芬太尼透皮贴剂。

5.中药

可服用清热解毒、益气养阴、滋阴生津的药物，如康复新液、口炎清颗粒、芦荟、蜂蜜等。

（六）中医特色疗法

1.蜂蜜含服法

（1）作用机制。蜂蜜具有解毒、抗菌消炎、促进组织再生的作用，《本草纲目》中载蜂蜜"入药之功有五：清热也，补中也，解毒也，润燥也，止痛也"。多项研究表明，蜂蜜含服法具有减少和延缓放射性口腔黏膜炎发生、改善患者口腔黏膜的疼痛程度、减少治疗中断、减轻体重的作用。

（2）操作方法。于放疗前、后含服蜂蜜，每次15～20mL，含2～5min，并配合口腔舌体运动，让蜂蜜与口腔黏膜充分接触，2～5min后缓慢吞咽。

（3）注意事项。糖尿病患者禁用。

2.紫草油外涂法

（1）作用机制。紫草性苦寒，具有凉血活血、清热解毒的功效。《神农本草经疏》称紫草为"凉血之圣药"，它对于治疗温病发热、斑疹、烧伤、湿疹、痈疡之症候均有疗效。现代医学认为，紫草具有抗炎、抗菌、抗肿瘤、止血、促进创面愈合等作用。

（2）操作方法。用棉签或纱布蘸取紫草油，外涂于口腔炎局部。

（3）注意事项。平时应保持局部皮肤干燥，放疗前不可用药，应在每日放疗后使用。

3.中药汤剂含漱法

（1）作用机制。含漱法可让药液直接接触口腔黏膜表面并充分接触黏膜，能最大程度地促进局部黏膜修复。具体漱口药物视辨证不同而选用不同方剂，以清热解毒凉血类较多。

（2）操作方法。药液温度应适宜，口含药液15～20mL，配合口腔舌体运动，让药液与口腔黏膜充分接触，5min后吐出，每日3次。

（3）注意事项。含漱后30min内避免漱口及进食。

（田金花　董小晶）

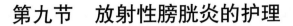

第九节　放射性膀胱炎的护理

放射性膀胱炎是肿瘤患者在接受放疗后出现的一种较为严重的并发症，有50%～60%的患者在盆腔照射3～4周或更短的时间内就开始出现放射性膀胱炎，并可能长期存在。

一、放疗前的护理

在患者行盆腔或阴道内放疗前，向患者讲解放疗过程中或放疗结束后可能出现的并发症及相关不良反应。指导患者在照射前应保留小便，尽量使膀胱充盈，以减少小肠及膀胱的反应。一旦发生放射性膀胱炎，患者也有心理准备，更容易接受，并且配合后续的治疗。

二、膀胱功能锻炼

对留置导尿管的患者，指导患者持续引流7～10d，保持膀胱处于空虚状态，同时指导患者避免过度的腹部运动，以减轻疼痛。在持续引流7～10d后，每隔2～3h夹闭尿管1次，使膀胱保持一定的容量，且定时开放，排空膀胱，维持4～5d，这样做的目的在于通过间断性的夹闭导尿管，增加膀胱容量及内压，刺激膀胱内感受器，以促进膀胱的反射性收缩，恢复其功能；对未留置导尿管的患者，指导患者在每次排尿前保持站立不动，收缩盆底肌，直至紧迫感消失后放松，逐渐增加时间1～15min，这样做的目的在于渐进性地增加膀胱的容量，减少患者如厕的次数，同时指导患者记录每次尿液的颜色、量及排尿的次数。膀胱功能恢复正常的确定方法为测定残余尿量，即拔除导尿管后，患者第1次排空膀胱，立即在无菌操作下插入导尿管，如果导出尿液50～100mL，则说明膀胱功能恢复正常。

三、留置导尿管的护理

向患者解释导尿的目的及留置导尿管的必要性，以消除患者的紧张等不良情绪。鼓励患者多饮水，保持尿管通畅。按时更换集尿袋，做好会阴护理，每日定时用碘伏消毒尿道口，保持尿道口清洁，及时放空引流袋。标识清晰，妥善固定导尿管，患者卧床时将尿管固定于床单位，导尿管的长度以允许患者在床上翻身为宜，患者下床活动时应将导尿管放置低于膀胱的位置，如可固定于下身的裤子上，以防止尿液倒流，导致逆行感染。有研究证实，尿管相关性尿路感染是最常见的院内感染类型。当患者出现尿潴留时，第1次的放尿量应≤1 000mL。同时护士还需要密切观察患者病情变化，及时监测患者的生命体征。若患者出现胸闷、气促等不适，应及时告知医务人员，有血尿者还应观察血尿的颜色、量、有无血块堵塞，并记录。

四、膀胱灌注

灌注法是一种比较常用的治疗放射性膀胱炎的方法，是通过导尿管灌注一些止血、止痛等药物，以达到止血、减轻膀胱黏膜水肿、促使病变创面愈合的目的。在进行膀胱灌注时，指导患者先排空膀胱，后将需要灌注的药液经导尿管全部注入膀胱内，再注入

20mL的生理盐水或空气，以免药液残留在尿管内。膀胱灌注结束后，嘱患者保留药液2h，且交替进行平卧位、左侧卧位、右侧卧位以及俯卧位，每种卧位15～20min，其目的在于使药液与膀胱黏膜完全接触，从而充分发挥药效。

（一）膀胱灌注福尔马林的护理

福尔马林能够和膀胱黏膜表面蛋白质中的氨基酸结合，并使蛋白质变性凝固，形成一层保护膜，使充血、糜烂或有溃疡的膀胱黏膜得以修复，从而达到止血目的。赵成淦等按照无菌操作的要求给33例出现放射性膀胱炎大出血的患者插入气囊导尿管，先用生理盐水冲洗患者膀胱，再注入2%的利多卡因30mL用于止痛，保留10min后注入5%的福尔马林100mL，保留15min后慢慢抽出，再注入10%的乙醇150mL，保留10min，最后用生理盐水约2 000mL反复冲洗膀胱，经过福尔马林膀胱灌注治疗后，27例患者在24h内停止出血，尿色变清，6例患者24h后尿液呈淡红色或有小血块，48h后尿色变清，有效率达100%。程安萍操作前常规消毒会阴部，在无菌操作下经尿道插入三腔导尿管，先用生理盐水冲洗膀胱，再灌入5%福尔马林100～150mL，保留15min，将福尔马林放出后再用生理盐水反复冲洗膀胱，一般冲洗4次或5次，每次150mL左右，经过福尔马林灌注治疗，98例患者中有86例患者经过一次性的灌注就达到了止血的目的。由于福尔马林对膀胱黏膜的刺激性比较大，严重者可能会引起膀胱括约肌硬化、失去弹性，尿贮存量减少，故福尔马林灌注治疗只适用于膀胱大出血的患者，并且每例患者只能灌注1次，不能够重复使用，即使出血等症状没有好转也不能重复使用。在灌注过程中值得注意的是严禁福尔马林渗漏入尿道，以免烧伤尿道。

（二）膀胱灌注无菌透明质酸钠液的护理

无菌透明质酸钠液是用于膀胱上皮氨基葡萄糖（GAG）缺乏的临时替代，氨基葡萄糖作为膀胱黏膜表面的一层保护层，由膀胱上皮的大分子蛋白聚糖所形成。放射线照射导致的膀胱炎使GAG层受损，会引起一系列的膀胱临床症状，如血尿、尿急、尿频、尿痛等。因此，临床较常采用无菌透明质酸钠液对患者进行膀胱灌注治疗，且已有临床研究证实了无菌透明质酸钠液可以修补膀胱上皮细胞的GAG层缺损。石晓婷等采用无菌透明质酸钠液对26例出现放射性膀胱炎的患者进行膀胱灌注治疗，其中25例治疗效果满意，血尿症状消失。张艳等也证实了膀胱灌注无菌透明质酸钠液对出现放射性膀胱炎患者的疗效，其认为可以使用无菌透明质酸钠液对患者每周进行1次膀胱灌注，且为了达到最佳疗效，药物至少在膀胱内保留30min，上述方法治疗4周以后则改为每月治疗1次，直到血尿等症状缓解。

五、肛周皮肤护理

由于进行膀胱冲洗时经常会出现血凝块堵塞、尿液外溢等情况，患者的会阴部及肛周的皮肤较容易受到潮湿的刺激，故更应该保持会阴部及肛周皮肤的清洁干燥，勤翻身、勤清洗、勤更换。可用温开水或者1∶5 000的高锰酸钾坐浴，温度在38～40℃，每日2次或3次，每次坐浴时间15～20min，以促进肛周皮肤血液循环，减轻疼痛。

（田金花　董小晶）

第十节　放射性皮肤损伤的护理

淋巴水肿患病率为0.13%～2%，乳腺癌术后患病率为12%～60%，妇科癌症术后患病率为20%～47%。乳腺癌的主要治疗手段是放疗，其可有效杀死癌细胞，提高患者的生存质量，但放疗期间极易导致患者发生局部皮肤损害并诱发淋巴水肿。

一、放射性皮肤损伤的分级

放射性皮肤损伤等级采用RTOC评分标准进行评估，可分为5级：0级，无变化；1级，出现滤泡样暗红色斑，同时存在干性脱皮、脱发及出汗减少等；2级，触之疼痛，存在鲜红色斑及中度水肿；3级，出现凹陷性水肿，皮肤皱褶以外部分可发生融合性湿性脱皮；4级，发生溃疡、坏死及出血等表现。

二、标准化皮肤护理

放疗通常用于恶性肿瘤患者，虽然治疗效果显著，但是容易诱发一系列不良反应，故笔者建议实施治疗的同时给予标准化皮肤护理。主要是根据患者特点制订合理方案并实施健康教育等内容，它是一种针对性护理措施，具有科学性、专业性强等特点，主要是从放疗前、后入手，预防一系列不良反应，同时还能有效提高患者的依从性及耐受程度，从而达到改善患者生活质量的目的。

（1）护理人员每日对患者局部照射皮肤进行评估及观察。当局部照射剂量达20Gy左右，皮肤可出现潮红、发热等。此时，护理人员应告知患者衣着宽松且柔软，勿戴胸罩，以免发生摩擦，造成皮肤破损。

（2）局部照射剂量达40Gy左右，可导致皮肤出现瘙痒、发干、紧绷和灼热感等，并伴有色素沉着、脱屑等1级皮肤损伤症状。此时，护理人员应告知患者勿用手抓挠，禁止涂抹刺激性药物（如乙醇、碘伏等），可在局部皮肤涂刺激性低的婴幼儿护理用品，具有止痒、润肤的作用。

（3）若是局部照射剂量达60Gy以上，可导致局部皮肤出现充血、水肿、水疱等，严重者可引起溃疡、坏死等2级以上皮肤损伤症状。此时，护理人员应实施针对性措施，溃疡患者可给予贝复济外喷及银离子敷料覆盖，保证创面干净、整洁；皮肤水肿患者可给予局部红外线照射，以促使其愈合。

（田金花　董小晶）

第二章

肿瘤化疗常见并发症的护理

第一节　症状管理概述

一、症状管理的定义及内涵

症状管理是指为提高患有严重疾病或危及生命疾病患者的生活质量所提供的照护。有效的症状管理能够预防或尽早干预疾病与治疗带来的不良反应以及心理、社会和精神问题，这些与患者的生活质量、生存时间都密切相关。因此，规范、合理、有效地对症状进行管理势在必行。

恶性肿瘤作为严重威胁人类生存和社会发展的重大疾病，已经成为全球最严重的公共卫生问题之一。随着肿瘤早期诊断和治疗技术的不断创新与改进，患者的生存率逐年提高，同时很多患者在疾病发展中面临着疾病本身和治疗带来的生理、心理症状，这些症状反映了个体生理功能、感知或认知的变化。

调查发现，80%的肿瘤患者有疲乏的症状，50%的肿瘤患者有中度至重度的疼痛症状，95%的肿瘤化疗患者有消化道症状，87.5%患者同时出现2种或2种以上症状，食欲减退、口干、恶心、呕吐、便秘的发生率也均高于40%。症状管理就是设法减轻或消除患者的症状所采取的一系列措施和方法。疼痛对肿瘤患者造成巨大的痛苦和恐惧，因而症状管理的研究是从控制疼痛开始的。

二、症状管理的原则

由于疾病或治疗相关因素，肿瘤患者常会同时出现多种症状，科学、合理的症状管理可以加强对症状的控制。对肿瘤患者进行症状管理应遵循以下原则。

（一）评估

肿瘤患者的症状往往同时存在、动态变化且症状之间存在复杂的联系，这就要求护理人员定期、持续地对患者进行评估，以及时了解症状的变化。Yates指出，对肿瘤患者进行症状评估的主要内容包括以下内容。

（1）患者主诉症状，包括发生的频率、严重程度、影响及症状的意义。

（2）既往病史及症状发生的促使因素，包括疾病进展或治疗对多系统的影响及合并症等。

（3）医护人员应对患者症状的轻、重、缓、急进行排序，优先处理对患者目前影响最大的症状，尤其对晚期肿瘤患者来说，某种症状的出现可能提示疾病有进展或者有其他潜在的危险，需要了解症状出现的可能原因及意义，以便随时调整症状管理方案。

（二）采用针对性、个性化的综合管理方案

肿瘤患者对症状及治疗的应对及适应方式往往受社会、文化及环境因素的影响，患者对症状及治疗主观反应的不同也影响其主诉。因此，应根据评估结果，针对患者个体制订针对性的综合管理方案。肿瘤患者症状的多重性也要求医护人员采用药物和非药物的综合管理方案，实现对患者的生理、心理、社会及精神的全方面照护。

（三）多学科合作与协调

有效的团队协作及跨学科合作是新型症状管理模式的重要内容，不同学科、组织之间的有效交流有助于为患者提供最佳的症状管理方案。

（四）沟通

医护人员与患者及其照顾者及时、有效的沟通是症状管理的重要组成部分，沟通的目的是使患者及其照顾者积极地参与未来的照护计划和决策的制订。沟通时与患者及其照顾者进行讨论，明确患者及其照顾者的喜好，针对患者及其照顾者的需要提供特定的信息，了解患者的情绪状态及担心的事情，鼓励患者树立信心并鼓励患者提问。

（五）动态监测

患者间存在个体差异，对治疗药物的反应可能也有所不同。随着疾病的进展，原有症状可能加重或者产生新的症状。在控制症状的同时，确定控制症状的最佳药物剂量；减少药物的不良反应，提高患者对药物使用的依从性。这些均建立在对治疗期间药物使用（尤其是用药初期）的连续性监测和调整的基础上。

三、症状管理与生活质量

症状的影响已不仅限于患者的主观感觉上，还严重地影响患者生活的诸多方面，使许多患者不能进行日常的活动或人际交往，甚至因行走能力减弱而需长期卧床，造成患者抑郁，缺乏生活乐趣，对工作造成的影响更为凸显。由于工作既是谋生的手段，又是人生价值的体现，当严重的症状对工作产生影响和阻碍时，患者会贬低自我价值，从而加重心理负担并进一步恶化心理及生理症状，影响其社会功能，对患者的生活质量产生负面影响。生活质量包含许多方面，它的概念框架是以健康的生理、心理和社会功能为基础，受疾病本身、相关治疗情况等多种因素的影响，而症状是影响肿瘤患者生活质量最重要的因素之一。因此，有效的症状管理在改善肿瘤患者生活质量中至关重要。作为医护人员，需要从肿瘤患者的健康管理和生存目标考虑，对肿瘤患者出现的症状予以关注和恰当的处理。对症状的管理在控制生理症状的同时，也要关注其心理和社会状况，如工作、生活乐趣、情绪、一般活动及与他人关系在内的总体生活质量的改善。

四、肿瘤患者症状管理的现状

随着医学的进步和发展，内科治疗的内涵也越来越丰富，包括化疗、内分泌治疗、靶向治疗和免疫治疗等。在临床实施中如何避免或减轻可能的不良反应成为重要的一环，临床护理工作者开始关注症状管理。

国内的症状管理研究以探索肿瘤症状及其影响因素为主。对于疼痛的管理相对较为

成熟，已经形成专家共识。目前，我国肿瘤患者症状管理的干预方法大多源于国外，也有部分干预方法结合了我国文化背景，在非药物干预方法的管理方面进行了探索和尝试，出台了规范化的教育培训资料，制定了相关的标准、指南，但总体来说，国内肿瘤患者症状管理在内容、方法、形式等方面都有待进一步完善。

五、护士在肿瘤患者症状管理中的作用

护士在肿瘤患者症状管理中发挥着越来越重要的作用。护士承担着症状筛查与评估工作，而对于症状的筛查和评估是症状管理的前提。目前，对于肿瘤患者常见症状有相应的筛查和评估的成熟量表，护士应了解筛查时机、评估时机和方法，以便及时发现并对症状进行干预。在评估基础上采取干预措施，协调各方面的关系并对患者及其家属进行健康教育和随访。护理干预从生理和心理方面对提高肿瘤患者的生活质量均取得了显著的效果。肿瘤专科护士提供的专科护理已经成为肿瘤患者症状管理、提高生活质量、提高患者及其家属满意度的专业性服务。

（邢　影　刘　畅）

第二节　骨髓抑制的护理

一、定义

骨髓抑制是指骨髓中的中性粒细胞、巨核细胞和红细胞数目显著下降。

二、发病机制

正常情况下，骨髓内细胞的增殖、成熟和释放与外周血液中粒细胞的衰老、死亡、破坏和排出呈相对恒定状态。某些抗肿瘤治疗会破坏这种平衡，即出现白细胞减少，甚至全血细胞减少。化疗药物可作用于癌细胞增殖周期的不同环节，抑制DNA的分裂、增殖能力，从而起到治疗肿瘤的作用。但由于化疗药物缺乏选择性，在杀死大量肿瘤细胞的同时也可杀伤正常骨髓细胞，尤其是对粒细胞系影响最大，从而出现骨髓抑制。化疗药物对骨髓的抑制为剂量限制毒性，常表现为白细胞（主要为中性粒细胞）减少，严重者呈全血细胞减少。随着化疗药物在肿瘤患者体内累积量的增加，其对骨髓的抑制作用也逐渐加重。

三、相关因素

（一）患者使用高剂量、高毒性的化疗药物

骨髓抑制的程度与化疗药物的剂量以及化疗药物的血液毒性呈明显的相关性，化疗药物的种类和剂量可成为预测骨髓抑制发生与否的独立危险因素。化疗药物中，烷化剂、蒽环类、卡铂及盐酸吉西他滨具有较高的血液毒性，尤其盐酸吉西他滨对血小板的影响非常明显。

（二）恶性肿瘤骨转移

有研究显示，骨转移与化疗后骨髓抑制呈明显的相关性。其原因是骨髓转移对正常

造血有一定的抑制作用，且发生骨转移的肿瘤通常已达晚期，患者在肿瘤治疗过程中也已经接受过放疗或化疗，骨髓造血功能也受到一定的损害。

（三）化疗前白细胞水平低

化疗前白细胞水平低说明患者本身粒系造血有一定程度降低，化疗后更容易发生骨髓抑制。白细胞水平低的原因很多，也可能为接受放、化疗后骨髓抑制期，或与恶性肿瘤骨转移有关。

（四）KPS评分≤60分

患者较差的行为状态对骨髓抑制也有一定的预测作用。

（五）年龄

大量文献报道，高龄与骨髓抑制呈明显的相关性，这可能与老年患者较差的行为状态及合并其他心、脑血管疾病等慢性病，并且年龄偏大造成机体功能下降、骨髓造血功能减弱、对不良反应耐受性差等有关。

（六）肝、肾功能异常

异常的肝、肾功能与骨髓抑制有关，可能是与化疗药物代谢减慢、药物蓄积有关。

（七）其他合并症

研究提示，合并高血压、糖尿病等的患者发生骨髓抑制的风险高。

四、筛查与评估

（一）筛查

1.白细胞

（1）在化疗周期开始时，患者中性粒细胞的计数情况。

（2）患者是否具有发热性中性粒细胞减少症的病史。

（3）患者是否存在导致中性粒细胞减少的疾病。

（4）患者是否使用可导致高度骨髓抑制的化疗方案。

（5）患者是否存在肝、肾功能不全，这可能导致化疗药物的代谢减慢和排泄减少，从而加重中性粒细胞的减少。

（6）患者是否有放疗史。

（7）肿瘤是否累及骨髓。

（8）患者是否存在蛋白质、热量不足的情况，蛋白质、热量不足可能会降低自身生成和修复被化疗破坏的细胞的能力。

（9）患者是否使用其他可能导致粒细胞减少的药物，如吩噻嗪类药物、利尿剂、免疫抑制剂等。

2.红细胞

（1）通过实验室检查了解红细胞及血红蛋白情况。

（2）是否服用导致红细胞增殖减少的药物：①已知的具有肾毒性的药物；②使用环磷酰胺（CTX）、甲氨蝶呤（MTX）和氟尿嘧啶（5-FU）联合治疗者；③使用抗微管药物（如紫杉类、长春碱类）；④使用喜树碱类药物；⑤生物治疗；⑥已接受大剂量化疗的患者进行干细胞移植或对骨髓增生活跃区域进行放疗者（如骨盆、胸骨等）；⑦患者接受反复循环的骨髓抑制性化疗。

（3）肿瘤是否侵犯骨髓。

（4）是否存在之前的化疗或放疗导致的骨髓纤维化。

（5）患者是否存在急性出血。

（6）患者的年龄。

（7）患者的营养状况。

（8）是否存在并发症，如心脏病史、慢性肺疾病、脑血管疾病等。

（9）是否使用特殊药物，如乙醇、阿司匹林、抗惊厥药物、抗心律失常药物、口服避孕药、口服降糖药、抗生素、镇静剂等。

3.血小板

（1）通过实验室检查了解血小板情况。

（2）患者是否正在进行骨髓抑制性化疗、放疗或放化疗。

（3）疾病是否侵犯到骨髓。

（4）患者是否存在弥散性血管内凝血。

（5）患者是否有伴随疾病，如肝硬化或者肝转移、糖尿病、感染、败血症、HIV、再生障碍性贫血。

（6）患者是否存在营养不良。

（7）患者是否服用已知影响血小板功能或生成的药物治疗，如抗生素、抗凝药物、抗抑郁药物、阿司匹林、磺胺类药物等。

（8）患者是否存在肝大或者脾大，或触诊时发现器官占位性肿大或破裂。

（9）患者是否有低血压或心动过速。

（10）患者是否存在月经期延长或月经量增加。

（二）评估

通过实验室检查了解白细胞及其分类细胞的计数情况。按照美国国家癌症研究所常见不良反应事件评价标准4.0版（CTCAE 4.0版）进行分级（表2-1）。除此之外，针对不同血细胞的评估要点各有侧重。

1.白细胞

（1）患者是否存在体温超过38℃。

（2）患者是否存在不同部位的感染症状，如腹痛、消化道黏膜炎或腹泻；呼吸道是否存在咳嗽、呼吸困难和呼吸音不清；泌尿道是否存在尿痛、尿频、血尿、尿浑浊；体内装置如PICC是否存在疼痛、水肿、溢液或局部硬结；皮肤黏膜是否存在皮肤发热、红肿等。

2.红细胞

患者是否存在活动无耐力、便秘、肠蠕动减慢、注意力不集中、疲乏、嗜睡、心动过速、缺氧、自理困难、头痛等症状。

3.血小板

（1）患者腰部、软腭、眼眉等处是否存在瘀点和瘀斑，这些情况提示软组织毛细血管出血。

（2）患者是否存在显性出血，如鼻出血、牙龈出血、伤口出血、体腔出血或者现有管路周围出血。

（3）患者是否存在大便或尿液的隐性或显性出血。

（4）患者是否有头痛。

表 2-1　CTCAE 4.0 版关于药物导致的血液不良反应的判定标准

不良反应	1级	2级	3级	4级	5级
贫血	血红蛋白为100g/L 至正常值下限	血红蛋白为80～ 100g/L	血红蛋白<80g/L， 需要输血治疗	危及生命，需 要紧急治疗	死亡
中性粒细胞 计数降低	1.5×10^9/L至正常 值下限	（1.0～1.5）× 10^9/L	（0.5～1.0）×10^9/L	<0.5×10^9/L	—
血小板计数 降低	75.0×10^9/L至正常 值下限	（50.0～75.0）× 10^9/L	（25.0～50.0）×10^9/L	<25.0×10^9/L	—
白细胞计数 降低	3.0×10^9/L至正常 值下限	（2.0～3.0）× 10^9/L	（1.0～2.0）×10^9/L	<1.0×10^9/L	—

五、治疗原则

（一）化疗药物引起中性粒细胞减少症的防治

血液循环中，中性粒细胞数量减少，中性粒细胞数低于正常值下限（表2-2）。

表 2-2　国家癌症协会不良反应共同标准第 4 版（NCICTCAE v4）：骨髓抑制

并发症	预防	修复
贫血	每100mL血液中，血红蛋白减少 的障碍性疾病	等级1：血红蛋白在100g/L至正常值下限 等级2：血红蛋白在80～100g/L 等级3：血红蛋白<80g/L，提示需要输血 等级4：血红蛋白<62g/L，危及生命；提示 要紧急处理
中性粒细胞减少症	基于实验室检查，血标本中中性 粒细胞计数减少	等级1：中性粒细胞数在1.5×10^9/L正常值低限 等级2：中性粒细胞数在（1.0～1.5）×10^9/L 等级3：中性粒细胞数在（0.5～1.0）×10^9/L 等级4：中性粒细胞数在<0.5×10^9/L
发热性中性粒细胞 减少	疾病的特点：中性粒细胞数< 1.0×10^9/L，单次温度>38.3℃或 体温持续>38℃，超过1h	等级3：中性粒细胞数<1.0×10^9/L，单次温 度>38.3℃或体温≥38℃持续超过1h 等级4：危及生命；需要紧急干预
血小板减少症	基于实验室检查，血标本中血小 板计数减少	等级1：血小板数在75×10^9/L至正常值下限 等级2：血小板数在（50～75）×10^9/L 等级3：血小板数在（25～50）×10^9/L 等级4：血小板数<25×10^9/L

续表

并发症	预防	修复
移位	避免拉扯导管，妥善固定通路，告知患者避免自行处理导管或输液港，防止外伤	转诊至医师查看是否尖端仍在血管内，必要时拔管
导管异位	防止外伤损伤通路装置，适当缝合固定通路	转诊至医师在X线透视下重新放置导管，必要时拔管
导管小孔、痕迹、割痕	导管周围避免使用剪刀或尖锐物品，适当给夹管、导管上覆盖加固面	使用适当的维护工具
输液港对皮下组织的腐蚀	避免输液港置入于现有或潜在组织损伤的地方（放疗处）；避免输液港处有外伤或压力	转诊至医师处拔除通路装置
输液港 导管分离	避免外伤和高压力的输注或堵塞时使用1～3mL注射器冲管	转诊至医师处拔除通路装置
输液港针头的移位	妥善固定，避免针头或通路有张力	拔除针头，重新评估输液港无菌针头的使用

1.白细胞

白细胞正常值为（4.5～13.0）$\times 10^9$/L。

2.中性粒细胞

中性粒细胞占白细胞总数的44%～76%。中性粒细胞是抗感染的第一道防线；寿命1～3d，压力大的情况下小于6h。

$$中性粒细胞数=白细胞数 \times 中性粒细胞百分比$$

（1）1级：中性粒细胞数在1.5$\times 10^9$/L至正常值下限。

（2）2级：中性粒细胞数在（1.0～1.5）$\times 10^9$/L。

（3）3级：中性粒细胞数在（0.5～1.0）$\times 10^9$/L。

（4）4级：中性粒细胞数<0.5$\times 10^9$/L。

（5）发热性中性粒细胞减少（FN）：中性粒细胞数<1.0$\times 10^9$/L，单次体温>38.3℃或体温持续≥38℃超过1h。

（6）中性粒细胞数的计算举例。

1）白细胞数为3.1$\times 10^9$/L。

2）中性粒细胞百分比为中性粒细胞（25%）+bands（10%）=35%。

3）中性粒细胞数为3.1$\times 10^9 \times 0.35$，即1.085$\times 10^9$/L，为2级中性粒细胞减少。

3.生理学

（1）化疗引起中性粒细胞减少症（CIN）是癌症系统治疗中最常见的剂量限制性毒性反应之一。

（2）中性粒细胞迅速分裂，对化疗导致的细胞毒性敏感。

（3）化疗和放疗也可能损害骨髓微环境，包括基质和细胞因子环境。

辐射影响骨髓生成区域，如盆骨、肋骨、胸骨、颅骨、长骨的干骺端，导致持续的全血细胞减少。

4.高危因素

化疗导致的骨髓抑制相关的高危因素包括宿主相关因素和治疗相关因素。

（1）宿主相关因素：①年龄大于65岁；②女性；③东部肿瘤协作组（ECOG）体力状况（PS）评分>1分；④营养不良；⑤免疫抑制；⑥并发症：慢性阻塞性肺疾病（COPD）、糖尿病、肾功能损害、肝脏疾病；⑦开放性伤口或近期手术；⑧活动性感染或已经存在的真菌感染；⑨药物相互作用；⑩肿瘤细胞浸润骨髓。

（2）治疗相关因素：①既往化疗或放疗史；②预先存在的全血细胞减少；③肿瘤侵犯骨髓；④化疗的类型（表2-3）；⑤化疗剂量与强度；⑥血清乳酸脱氢酶（LDH）水平；⑦血清蛋白减少；⑧高胆红素血症；⑨血液系统恶性肿瘤。

表2-3 所选肿瘤类型中常见的化疗方案中，中到高风险的骨髓毒性

膀胱癌	
MVAC（甲氨蝶呤、长春新碱、多柔比星、顺铂）（H）	
乳腺癌	
AC→T→曲妥珠单抗（I）	AT（多柔比星，紫杉醇）（H）
CMF（环磷酰胺、甲氨蝶呤、氟尿嘧啶）（I）	密集剂量AC→T（多柔比星、环磷酰胺、紫杉醇）（H）
多烯紫杉醇每21日（I）	多西他赛+曲妥珠单抗（H）
表柔比星单药或序贯方案	TAC（多柔比星、多柔比星、环磷酰胺）（H）
环磷酰胺、氟尿嘧啶、甲氨蝶呤（I）	
FEC→T（氟尿嘧啶、表柔比星、环磷酰胺、顺序多西他赛）（I）	紫杉醇+拉帕替尼（I）
紫杉醇每21日（I）	长春碱（I）
宫颈癌	
顺铂+托泊替康（I）	托泊替康（I）伊立替康（I）
结直肠癌	
FOLFOX（氟尿嘧啶、亚叶酸钙、奥沙利铂）（I）	
食管癌与胃癌	
DCF（多西他赛、顺铂、氟尿嘧啶）（H）	
伊立替康、顺铂（I）	ECF（表柔比星、顺铂、氟尿嘧啶）（I）

霍奇金淋巴瘤	
ABVD（多柔比星、长春新碱、博莱霉素、达卡巴嗪）（I）	
BEACOPP（博莱霉素、依托泊苷、多柔比星、环磷酰胺、长春新碱、泼尼松、丙卡巴肼）（H）	
StanfordV（氮芥、多柔比星、长春新碱、博莱霉素、依托泊苷、泼尼松）（I）	

肾癌	
多柔比星、吉西他滨（H）	

黑色素瘤	
达卡巴嗪基联合或不联合白介素2（H）	

非霍奇金淋巴瘤（NHL亚型）	
ICE（异环磷酰胺、卡铂、足叶乙苷）（H）	MINE（美司钠、NVT、异环磷酰胺、足叶乙苷）
CHOPR14（环磷酰胺、长春新碱、多柔比星、泼尼松）（H）	HyperCVAD（利妥昔单抗、环磷酰胺、长春新碱、多柔比星、甲氨蝶呤、阿糖胞苷—交替疗法）（H）
DHAP（地塞米松、顺铂、阿糖胞苷）（H）	FC/FCR（氟达拉滨、环磷酰胺、利妥昔单抗）（I）
ESHAP（甲泼尼龙、依托泊苷、顺铂、阿糖胞苷）（H）	RGEMP（利妥昔单抗、吉西他滨、甲基强的松龙）（H）
CHOPR（环磷酰胺、多柔比星、长春新碱、泼尼松）（I）	GDP（吉西他滨、地塞米松、顺铂）（I）

非小细胞肺癌	
多西他赛、卡铂（H）	依托泊苷、顺铂（H）
顺铂、长春瑞滨、西妥昔单抗（H）	紫杉醇、顺铂（I）
多西紫杉醇、顺铂（I）	长春瑞滨联合顺铂（I）

卵巢癌	
多西他赛（H）	紫杉醇（H）
托泊替康（H）	卡铂、多西他赛（I）

肉瘤	
MAID（美司钠、多柔比星、环磷酰胺、达卡巴嗪）（H）	

续表

小细胞肺癌	
ACE（多柔比星、环磷酰胺、足叶乙苷）（H） 托泊替康（H）	ICE（异环磷酰胺、卡铂、足叶乙苷）（H）
拓扑替康、顺铂（I）	依托泊苷、卡铂（I）
睾丸癌	
VelP（长春碱、环磷酰胺、顺铂）（H）	VIP（异环磷酰胺、依托泊苷、顺铂）（H）
BEP（博莱霉素、依托泊苷、顺铂）（H）	TIP（紫杉醇、异环磷酰胺、顺铂）（H）
依托泊苷、顺铂（I）	
子宫癌	
多西他赛（I）	

注　中等风险（I）10%～20%，高风险（H）＞20%。这不包括髓系恶性肿瘤和多发性骨髓瘤。

（3）生物疗法和类固醇：由于免疫抑制和淋巴细胞减少可以将患者置于风险中。

5.预防

（1）识别高危患者。

（2）对患者及其照护者进行预防感染风险相关的健康教育。

（3）预防性使用集落刺激因子（CSF）的推荐理由。①CIN3/4级或FN＞20%的为潜在可治愈的疾病或剂量强度要求达到最佳临床结果。②CIN3/4级或FN为10%～20%的患者为高风险。

（4）美国食品药品监督管理局（FDA）批准使用中性粒细胞刺激因子。①非格司亭（Neupogen）每日5μg/kg（四舍五入到的机构限制的体重最接近小瓶）。治疗后的24h或4d，直到由实验室标准恢复到中性粒细胞数正常或接近正常的最低点水平。②聚乙二醇非格司亭。每个治疗周期单剂量为6mg。大多数情况下，在完成治疗后最后一天使用；有限的数据支持在化疗的最后一天使用。③舒拉明。临床试验应用剂量为每日250μg/m²。治疗后的24h或连续到第4天，直到实验室指标中性粒细胞数恢复到正常或接近正常的最低点水平。④不推荐化疗或放疗时，预防性使用集落刺激因子。⑤粒细胞集落刺激因子（GCSF）最常见的不良反应包括骨痛、肌肉痛、关节痛、发热。⑥骨痛发作时，可用萘普生225mg、氯雷他定10mg，每12h服用1次进行有效的管理，一直持续到疼痛消失（一般48～72h）。

（5）考虑患者为FN极高危恶性血液病，则预防性使用抗生素氟喹诺酮，其具有或不具有糖肽、抗真菌剂、抗病毒剂作用，应基于常见的感染机构或地区制订特定方案。

6.无发热或活动性感染的中性粒细胞减少症的处理

（1）如上所述实施初级预防。

（2）在风险最大的初始阶段，建立严密的监测全血细胞计数的计划。

（3）评估患者有意义的症状和体征，评估照护者，包括与谁联系以及如何联系。

（4）后续治疗需要调整剂量，剂量延迟或粒细胞集落刺激因子（GCSF）作为二级预防。

（5）低危患者的预期康复恢复管理可以在门诊进行。

7.发热性中性粒细胞减少症的处理

（1）考虑医疗急救。

（2）及时干预对预防疾病发生和降低病死率非常关键。

（3）快速评估临床恶化风险。①低血压：收缩压（SBP）小于90mmHg；②呼吸急促：呼吸频率（RR）每分钟大于24次；③人血清白蛋白：小于3.3g/L；④血清碳酸氢盐水平：小于21mmol/L；⑤交叉反应蛋白水平：高于基线水平20mg/L；⑥高降钙素原水平：大于2.0ng/mL；⑦可溶性髓系细胞触发受体-1（sTREM-1）：大于100pg/mL；⑧FN发病时高五聚环蛋白-3（PTX-3）水平。

（4）实施FN照护标准制度，获得标本（血液和尿液），胸片（正位和侧位）、病毒性和耐万古霉素肠球菌（VRE）拭子如为阳性，静脉注射抗生素（头孢吡肟为常用的一线药物）。

（5）如FN患者病情急剧恶化，及时管理此类患者对避免更严重的并发症非常重要，如严重心血管并发症或死亡。

（6）病情不稳定的患者，应通过配备有高级心脏生命支持（ACL）装置的紧急医疗救助车转院。

（7）预后不良的极高危患者可能需要入住ICU。

8.长期中性粒细胞减少症的潜在后遗症

（1）推迟治疗时间或推迟给药剂量，减少治疗剂量。

（2）循环衰竭。

（3）急性呼吸衰竭。

（4）败血症及感染性休克。

（5）死亡。

（二）化疗引起贫血的治疗

补充铁剂，增加蛋白质摄入，必要时输成分血或给予红细胞生成素治疗，直至血红蛋白恢复。

1.预防贫血

（1）识别高风险的贫血患者和继发效应：①症状评估和发现潜在疾病；②慢性病测定。

（2）考虑患者的个体特征，如由贫血、心血管和肺部疾病导致的潜在并发症。

（3）患者和照顾者的教育，包括能量守恒、活动计划和有意义的体征和症状。

（4）建立监测血细胞计数和随访的计划。

（5）维持目前类型以及筛查需要频繁输血的患者。

2.袋装红细胞输注

（1）获益。改善贫血症状。

（2）风险。①病毒传播，包括人类免疫缺陷病毒（HIV）、丙型肝炎病毒、乙型肝炎病毒等。②输血相关的急性肺损伤（TRALD）。③输血相关的循环负荷过重（TACO）：在ICU和术后输血量为体重的1%～6%或更高。④致命的溶血反应。⑤非溶血性发热反应。

⑥潜在的心肺疾病恶化，包括充血性心力衰竭。⑦铁过剩和继发器官毒性。

　　3.红细胞生成刺激蛋白

　　（1）获益。避免输血。

　　（2）风险。①生存较低和疾病进展时间减慢，尤其是血红蛋白目标值高于120g/L。②血栓：凝血障碍、肥胖、冠状动脉疾病、血小板增多症、高血压、住院史、选择性激素疗法、免疫调节剂、固定不动等病史可使血栓的风险增加。③高血压或癫痫发作。④纯红细胞再生障碍性贫血（罕见）。

　　（3）用药管理。①FDA批准的药物。阿法达贝泊汀（达依泊汀α）、重组人红细胞生成素（普罗克瑞或红细胞生成针剂）。不包括正在接受化疗的患者。需要对照顾者进行风险评估最小化计划培训（肿瘤学计划）。要求患者签署知情同意书。②目标：输入必要的最低剂量，浓缩红细胞输入使血红蛋白最少达到100g/L。③如果血红蛋白在2周内上升＞10g/L，需要减少剂量。

　　（三）化疗药物引起血小板减少症的防治

　　血小板＜50×10^9/L时，应减少活动，预防损伤，避免搬运重物，防治便秘；维持血压稳定，预防颅内出血；避免使用非甾体抗炎药或含有阿司匹林的药物；尽量避免创伤性医疗操作，如果进行创伤性操作，操作后延长局部按压时间；必要时输注血小板；进行血小板生成素（thrombopoietin，TPO）或白介素-11治疗。

六、症状护理

　　（1）对患者进行必要的筛查和评估。

　　（2）对于白细胞减少的患者，遵医嘱给予药物治疗。加强医务人员手卫生，并协助患者做好个人卫生，培训良好的卫生习惯，经常洗手，减少人与人之间的病原体传播，做好保护性隔离，减少探视人员。

　　（3）注意饮食卫生，避免食用未蒸熟的肉类、海鲜、蛋类及未洗净的水果和蔬菜。

　　（4）保持口腔卫生，每日进行3～4次口腔护理，以便清除口腔内食物残渣，并观察口腔黏膜有无异常、牙龈有无红肿。若并发口腔黏膜感染，可遵医嘱使用漱口液或抗生素。

　　（5）注意保持肛周及会阴部卫生，每次便后清洗会阴部。

　　（6）保持良好的排便习惯，预防性地使用缓泻剂，防止大便干结致肛裂而造成肛周感染或者出血。

　　（7）有条件时应安排患者住在层流病房，加强对病房的消毒，严密监测患者的体温。

　　（8）帮助患者确定贫血的潜在原因。

　　（9）出现贫血时患者会自觉疲乏，应让其多休息，但需鼓励患者在床上休息时缓慢改变体位，以避免直立性低血压继发的头晕。必要时可给予吸氧。遵医嘱使用药物治疗或输血。

　　（10）加强饮食指导，增加含铁丰富的食物，提高饮食质量。

　　（11）避免服用阿司匹林等含乙酰水杨酸类的药物，注意监测出、凝血时间。

　　（12）观察病情变化，遵医嘱给予相应药物治疗。血小板降低时应注意预防出血，协助做好生活护理。嘱患者少活动、慢活动，防止外伤。密切观察出血症状，包括消化道出血，如果患者出现头痛、恶心等症状，应考虑颅内出血，需及时协助医生处理。

（13）女性患者在月经期间应注意出血的量和持续时间，必要时使用药物推迟月经期。

（14）注意保持皮肤黏膜的完整性，擤鼻涕要轻柔，使用软毛牙刷。

七、健康教育与随访

（1）告知患者及其家属骨髓抑制可能发生的时间以及发生骨髓抑制时可能出现的症状和体征，患者在出现发热、寒战、排尿困难、呼吸困难、呼吸道充血或痰多、疼痛时，应及时到医院就诊。

（2）注意个人卫生，注意饮食卫生，避免食用未蒸熟的肉类、海鲜、蛋类以及未洗净的水果和蔬菜。

（3）开窗通风，保持室内空气清新。

（4）出现骨髓抑制的患者外出时应戴口罩，少去人群密集的地方，尽量减少停留时间，避免接触流感及其他传染病患者。

（5）身体条件允许的情况下，鼓励患者保持一定量的活动水平。

（6）给予必要的营养支持。

（7）保护患者的皮肤和黏膜免受损伤，使用电动剃须刀，尽量减少侵入性操作。

（8）注意环境安全，穿防滑拖鞋，使用夜灯，预防跌倒。

（9）告知患者控制出血的措施，如压迫止血、使用冰块冰敷等措施。

（邢　影　刘　畅）

第三节　恶心与呕吐的护理

一、定义

恶心是指胃部不适或者呕吐感。呕吐是指胃内的食物和液体呕吐而出。恶心甚至可以在没有想到食物的时候发生。即使没有吃任何东西，也是可以呕吐的，有时在呕吐之前并没有表现出恶心的症状。

化疗引起的恶心与呕吐分为：急性恶心、呕吐，延迟性恶心、呕吐，以及预期性恶心、呕吐。在化疗不良反应中，患者最害怕恶心、呕吐。因此，评估患者恶心、呕吐的发生情况尤为重要。

（一）急性恶心、呕吐

急性恶心、呕吐是指应用化疗药物后24h以内发生的恶心、呕吐，多数发生在静脉给药后1~2h。

（二）延迟性恶心、呕吐

延迟性恶心、呕吐是指发生在给予化疗药物24h以后，甚至数日后的恶心、呕吐。

（三）预期性恶心、呕吐

预期性恶心、呕吐是条件反射，指经历过1个或2个周期化疗的肿瘤患者，在下一次用药物之前发生的恶心、呕吐。

二、治疗原则

（1）目前临床上关于化疗所致恶心、呕吐的治疗原则是以预防治疗为主，在患者开始肿瘤相关治疗前，需要充分评估患者呕吐的发生风险，临床一般按照化疗药物的致吐性及患者的个体因素综合考虑，从而制订适合患者的个体化的恶心、呕吐防治措施。例如：接受高度和中度化疗致吐风险药物进行化疗的患者，在化疗开始前给予预防性的止吐措施；化疗结束后仍存在发生恶心、呕吐的风险，因此还需要继续接受2～3d的止吐治疗。因此，在患者化疗的整个风险期均需对患者进行恶心、呕吐的防护。临床最常用的高、中致吐风险的静脉注射化疗药物见表2-4和表2-5。

表 2-4　高致吐风险的静脉注射化疗药物

AC方案（含蒽环类、环磷酰胺的联合方案）	卡铂AUC≥4	卡莫司汀>250mg/m²	顺铂
环磷酰胺≥1.5g/m²	达卡巴嗪	多柔比星≥60mg/m²	表柔比星>90mg/m²
异环磷酰胺≥2g/m²（每剂）	氮芥	链佐星	

表 2-5　中致吐风险的静脉注射化疗药物

IL2>12MIU/m²苯达莫司汀	氨磷汀>300mg/m²白消安	三氧化二砷卡铂AUC<4	阿扎胞苷卡莫司汀≤250mg/m²
氯法拉滨	环磷酰胺≤1.5g/m²	阿糖胞苷>200mg/m²	放线菌素
柔红霉家	恩杂鲁胺	多柔比星<60mg/m²	表柔比星≤90mg/m²
去甲氧基柔红霉素	异环磷酰胺<2g/m²（每剂）	IFN-α≥10MIU/m²	伊立替康
洛铂	美法仑	甲氨蝶呤≥250mg/m²	奈达铂
奥沙利铂	替莫唑胺	曲贝替定	

（2）相关止吐药物的选择：首先，应该基于抗肿瘤药物本身的致吐风险；其次，要考虑患者既往使用止吐药的经历、患者的个体因素、其他疾病和伴随治疗等。临床常参考的患者个体因素包括性别（女性患者）、年龄（<50岁）、饮酒史（不饮酒或少饮酒）、妊娠呕吐史、晕动症史、焦虑症史、既往化疗呕吐史、患者预期的恶心与呕吐、伴随用药（阿片类止痛药、5-HT再摄取抑制剂等）（表2-6）。

（3）对于运用多种药物联合化疗的方案，应基于化疗药中致吐风险最高的药物来选择止吐药。联合应用多种不同止吐机制的止吐药物（如NK$_1$受体拮抗剂、5-HT$_3$受体拮抗剂、糖皮质激素、奥氮平、苯二氮䓬类、吩噻嗪类等）能够更好地控制化疗引起的恶心或呕吐，特别是在采用高度致吐药物化疗时。

（4）在预防化疗期间产生的恶心、呕吐的同时，还应该注意避免使用各类止吐药物带来的其他不良反应，如5-HT$_3$造成的便秘，奥氮平引起的过度镇静等。

表2-6　高、中致吐风险药物止吐预防方案

分类	Ⅰ级推荐	Ⅱ级推荐
高致吐风险	$5HT_3RA+NK_1RA+$地塞米松 （ⅠA类证据）	$5HT_3RA+$沙利度胺+地塞米松 （ⅠB类证据）
	$5HT_3RA+$奥氮平+地塞米松 （ⅠA类证据）	
	$5HT_3RA+NK_1RA+$奥氮平+地塞米松 （ⅠA类证据）	
中致吐风险	$5HT_3RA+$地塞米松 （ⅠA类证据）	$5HT_3RA+$奥氮平+地塞米松 （ⅠA类证据）
	$5HT_3RA+NK_1RA+$地塞米松 （ⅠA类证据）	

（5）保持良好的饮食习惯及生活方式也能缓解化疗相关性恶心呕吐（CINV），例如，化疗期间少食多餐，尽量选择清淡、易消化的食物，可以适当增加高热量、高蛋白、高维生素类的食物。减少饮水量以避免食物反流，同时餐后避免马上躺卧。

（6）注意容易导致或者加重肿瘤患者发生恶心、呕吐的其他影响因素，包括前庭功能障碍；肠梗阻；电解质紊乱：高钙血症、低钠血症等；高血糖；尿毒症；联合使用阿片类药物；肿瘤/化疗或者手术及糖尿病引起的胃轻瘫；心情及精神因素，如焦虑状态，预期性的恶心、呕吐等。

三、症状护理

（一）基础护理

为患者营造安静、舒适、清洁的进食环境，保持室内空气流通，适宜的温度、湿度，光线柔和。护士在进行治疗和护理时动作轻柔、熟练，说话时语气柔和。告知家属尽量不要准备与化疗药颜色相同的食物，以免产生不良的刺激。患者出现呕吐时要扶他们坐起，用手托住患者前额，以免引起呛咳，观察并记录呕吐物的颜色、量及性状。同时，及时清理呕吐物，协助患者漱口。若呕吐频繁，要及时告知医生，给予相应处理，以防水、电解质失衡。

（二）药物护理

1.常用止吐药物

阿瑞匹坦、$5-HT_3$受体拮抗剂联用地塞米松作为化疗止吐的一线治疗方案。

2.用药指导

阿瑞匹坦为化疗前1h口服，第1日125mg，第2日、第3日各80mg；$5-HT_3$受体拮抗剂为化疗前15～30min静脉冲入；地塞米松为第1～3日口服3.75mg，每隔12h口服1次。

（三）心理干预

放松疗法有助于减轻恶心程度，可选择适合患者的、独特的放松方法。放松方法的选择原则：有益于身体健康的方法，拒绝使用不良嗜好，帮助患者选择适合自己的放松方法。

1.呼吸放松

两膝半屈（或在膝下垫一个小枕头），使腹肌放松，两手分别放在前胸和上腹部，用鼻缓慢吸气时，膈肌松弛，腹部的手有向上抬起的感觉，而胸部的手原位不动；呼气时，腹肌收缩，腹部的手有下降感。患者可每日进行练习，每次做5～15min，每次训练以5～7次为宜，逐渐养成平稳而缓慢的腹式呼吸习惯。需要注意的是，呼吸要深长而缓慢，尽量用鼻而不用口。

2.想象放松

身体放松，坐好，闭眼，开始想象，可以想象积极地投入某项自己喜欢的、有意义的工作或娱乐场景中去，如画画、书法、听音乐、看电影、看电视等。还可以想象走到大自然中，让自然界鲜艳的花草、清新的空气带走不愉快的心情。通过以上方法来减轻心理压力，促进心理健康。

3.运动放松

散步、慢跑、体操等，原则是患者自己不感到疲劳为度。

4.倾诉的方法

找一个自己信赖的对象，把痛苦全都说出来，以得到对方的安慰和鼓励。

5.发泄的方法

目的是减轻心理压力。例如，当感到特别压抑、难受的时候，可以找一个合适的场所大喊；想哭时，大声地哭出来；平时喜欢跳舞的人可以尽情地跳舞等。

四、健康教育与随访

（一）需要注意

（1）饮食习惯改变。

（2）口腔内有污浊味道。

（3）床单可以见到绿色、黄色的呕吐物。

（4）有呕吐的感觉或者胃部不适。

（5）呕吐之前可能会有唾液增多、湿冷以及出汗。

（二）恶心的健康教育与随访

（1）如果恶心只在餐间发生，那么可少食多餐，并在睡前少量进食零食（面包、饼干等）。

（2）缓慢进饮，小口少量，多次进饮，喝澄清的清凉液体（澄清液体是指苹果汁、茶等）。

（3）吃一点儿闻起来味道好的硬糖，如柠檬糖或薄荷糖，可以用来改善嘴里的怪味。口腔有溃疡时，不要进食酸性糖果。

（4）进食温和的食物，如无黄油的面包片和饼干。

（5）将食物放置到与室温相同后再进食，以此避免食物的味道引起恶心的感觉。避免进食油腻、油炸、过辣或过甜的食物。

（6）进食高能量的食物，如布丁、酸奶和奶昔（放置到与室温相同后再吃）等。也可以在食物中添加黄油、植物油、汤汁、牛奶等来提升食物中的热量。若脂肪类食物令胃部感觉不适或有其他问题，则改为低脂饮食。

（7）进食喜欢的食物。很多患者在治疗期间变得不喜欢吃红肉，那么可以尝试其他蛋白来源的食物，如鱼肉、鸡肉、黄豆和坚果。

（8）酸的或者发酵的食物不容易反胃（如酸奶、话梅、山楂等），口腔溃疡除外。

（9）每次进餐后，坐位休息至少1h。

（10）利用轻音乐、喜欢的电视节目或者与朋友交谈等方式分散患者的注意力。

（11）向治疗团队报告恶心症状，及时应用药物缓解恶心。

（12）当出现恶心的症状时，及时服用止吐药物，有利于防止呕吐的发生。

（13）在服用药物后，应放松心情并深呼吸。

（三）呕吐的健康教育与随访

（1）呕吐物评估。评估呕吐的时间、性质，呕吐物的性状和量；观察有无腹痛、腹泻或便秘、头痛、眩晕等伴随症状；评估腹部体征，如胃肠蠕动波、腹部压痛、反跳痛、肌紧张、腹部包块、肠鸣音等；对于频繁、剧烈呕吐者，评估血压、尿量、皮肤弹性及有无水、电解质平衡紊乱等症状。

（2）呕吐物处理。呕吐物要及时清理，呕吐物清理前应仔细观察，包括呕吐物的性质（如未消化的食物、血液）、颜色等。呕吐往往产生异味，从而引起再次的恶心、呕吐，故呕吐后应及时开窗通风，保持室内空气新鲜。

（3）安全护理。呕吐发生时，如果患者正在卧床，须将头侧向一边，以防止误吸呕吐物；呕吐后起身时注意防止跌倒。

（4）恶心时服用止吐药物可防止呕吐的发生。对于不能服药的患者，可以使用泡腾片或者栓剂。

（5）尝试饮用温开水、饮料、果汁，口含姜片。

（6）呕吐停止后每隔10min饮用一次温凉液体，开始饮用一茶匙的量，逐渐增加到一汤匙的量，后续根据情况增加到更大的量。

（四）照顾者应该做的工作

（1）患者出现恶心症状时，照顾者在做饭时需注意减少房间内食物的味道，可使用厨房换气扇、关闭厨房门，以减少味道的刺激。

（2）具有令人产生不愉快情绪的味道的食物需加盖或者丢弃。

（3）用金属餐具或瓷器餐具代替塑料餐具，避免因塑料味诱发的恶心。

（4）如果患者连续数日呕吐，需在每日的同一时间为其测量体重，以确定患者是否出现脱水现象。

（5）咨询医生开具止吐药物。

（6）防止患者出现晕厥、虚弱等低血糖状态。

（7）避免患者出现便秘、脱水，以免加重恶心。

（8）协助患者漱口、清理呕吐物，避免呕吐物味道的刺激，定时开窗通风，保持室内空气清新。

（五）若患者出现下列情况，需到专业医疗机构就诊

（1）误吸呕吐物，出现呛咳、憋气等。

（2）每小时呕吐次数超过3次，持续3h以上。

（3）呕吐物带血或者有咖啡渣样物质。

（4）超过2d不能进食。

（5）无法服药。

（6）出现虚弱、眩晕。

（7）在1～2d内体重减轻超过1kg，这可能意味着患者失水过快，有可能发生脱水。

（8）尿的颜色呈深黄色，并且排尿次数减少。

（邢　影　刘　畅）

第四节　疲乏的护理

一、定义

癌因性疲乏（cancer-related fatigue，CRF）包括身体疲倦、精神迟钝和情感顺应性缺乏的感觉，是一种持续的主观疲倦感，通常是非功能性的。特点：疲乏程度会在一日中有较大波动，肌力正常，休息不能缓解。化疗患者发生率为60%～96%，由于认知问题，患者很少报告。CRF是持续存在的、与癌症本身或癌症治疗相关的、影响正常功能的主观劳累感受，严重影响患者的工作、学习、娱乐、家务，使患者的生活质量明显下降。癌症相关的疲乏与癌症和（或）癌症治疗有关，与最近的体力活动和干扰因素不成正比。

二、发生机制

CRF的发病机制仍然不是十分清楚，可能的病理生理学机制包括：肿瘤治疗导致的中枢神经系统直接毒性（如药物通过血脑屏障、头颅照射），失血或化疗相关骨髓抑制导致的贫血，肌肉减少症、肌肉能量代谢缺陷和（或）三磷酸腺苷生成或利用异常，骨骼肌神经生理变化（迷走神经传入假说），下丘脑—垂体轴介导的慢性应激反应，系统性炎症反应，促炎因子和循环T细胞导致的免疫激活，睡眠缺乏和昼夜节律破坏，激素变化（如女性过早绝经）。

其中，炎症反应对CRF的产生发挥着重要作用。研究显示，炎性反应因子标志物的升高和CRF具有明确相关性。Lutgendorf等和Clevenger等的研究均显示，卵巢癌患者疲乏水平与白介素-6（interleukin-6，IL-6）水平明显升高呈正相关。关于乳腺癌患者的研究显示，伴有疲乏的乳腺癌患者常伴有IL-1受体拮抗剂（interleukin 1 receptorant agonist，IL-1RA）、可溶性肿瘤坏死因子受体Ⅱ（soluble tumor necrosis factorreceptor Ⅱ，STNFR Ⅱ）和C反应蛋白（C reactive protein，CRP）水平的升高。中国学者叶建增等在肺癌患者中的研究发现，有乏力组较无乏力组肿瘤细胞转化生长因子-β（transforming growth factor β，TGF-β）和肿瘤坏死因子-α（tumor necrosis factor α，TNF-α）免疫组化表达水平显著升高。上述炎性细胞因子能直接作用于下丘脑—肾上腺轴并影响其功能，从而导致CRF；也可以通过诱发贫血、恶病质、厌食症、抑郁，导致CRF的产生。

三、相关因素

（一）疾病因素

疾病引起的贫血、恶病质综合征、体重减轻、疼痛。

（二）癌症治疗因素

手术、化疗、放疗以及生物治疗等均可能导致不同程度的疲乏。

（三）心理社会因素

疾病的不确定感、焦虑、抑郁以及恐惧等均与疲乏有相关性。积极的社会支持有助于改善疲乏。

四、治疗原则

关于CRF的临床干预策略，美国国家综合癌症网络（National Comprehensive Cancer Network，NCCN）癌因性疲乏指南2019年第1版将其分为3个部分：积极抗肿瘤治疗过程中患者的干预、抗肿瘤治疗结束后患者的干预、终末期患者的干预。积极抗肿瘤治疗过程中患者的干预及抗肿瘤治疗结束后患者的干预，NCCN指南中对二者的界定并无明显区别，对于终末期患者的干预主要以提高生活质量为导向，对这3类不同临床阶段的CRF患者的干预主要有三大治疗手段：教育咨询、非药物干预和药物干预。

（一）教育咨询

对患者及其家属进行宣教及引导学习。患者在未出现疲乏前，向患者及其家属宣教以下内容：癌因性疲乏的诱因、机制等相关信息；已知的化疗、放疗、免疫治疗等治疗期间及治疗结束后可能出现疲乏模式的相关信息（如疲乏出现的大致时间、持续时间以及即使予以预防及对症处理后仍不能避免疲乏的产生）；确认治疗相关疲乏并不一定意味着疾病进展；预期的终末期症状；可能的强度差异。

（二）非药物干预

1.运动疗法

机体体力活动减少和体重指数升高是CRF产生的一个重要原因。美国临床肿瘤学会（American Society of Clinical Oncology，ASCO）指南推荐，除非存在禁忌（如明显溶骨性骨转移、血小板显著减少、发热或明显感染等），每周可进行150min的中度有氧运动（如快走、骑自行车、游泳），以及力量训练2～3次（如举重）。

2.身心干预

包括放松训练、正念减压、瑜伽、针灸等。随机对照试验证明了正念减压法和瑜伽对于CRF的益处，而针灸在CRF患者中的好处还需要进一步的大样本研究。

3.控制睡眠障碍

睡前温水浴或饮用一杯温牛奶、晚餐后避免饮用含有咖啡因的饮料、临睡前排空膀胱、创造有利于入睡的环境（黑暗、安静）以及减少白天小睡时间等，用以控制睡眠障碍。对这些措施无效的患者，可能需要药物帮助入睡。

（三）药物干预

1.治疗病因及CRF相关的身体症状

化疗后骨髓抑制、贫血、甲状腺功能减退、性腺功能减退、疼痛等均可导致不同程度疲乏，针对病因，予以积极的对症支持治疗。如对肿瘤患者的疼痛，使用非甾体抗炎药、吗啡等；对情感障碍患者，使用5-HT再摄取抑制剂；对肿瘤化疗引起的贫血，使用红细胞生成素；对睡眠紊乱的患者，使用镇静催眠药等。

2.精神兴奋药

精神兴奋药包括哌甲酯、莫达非尼、右苯丙胺。

3.激素

激素包括氢化可的松及孕酮。

4.其他药物

一项开放性研究的结果显示，左卡尼汀补充剂可以改善疲乏，并显示出良好的应用前景。

五、症状护理

（一）去除影响因素

纠正贫血、恶病质、白细胞减少等影响因素。

（二）行为放松技巧

护理人员应充分了解患者的心理状态和心理特征，运用交谈法、冥想法或经过专家的心理咨询，减轻患者的焦急和抑郁情绪，改善疲乏症状。

（三）音乐疗法

音乐疗法可以降低血压、减慢呼吸频率和心率，且可缓解焦虑、恐惧、无助等不良情绪。

（四）合理运动锻炼

美国肿瘤护理学会循证医学小组研究人员指出，运动锻炼是目前证明有效的干预措施，特别是有氧运动。运动计划应个体化，要结合患者的年龄、疾病的发展阶段、身体状况制订合适的运动计划，但须在安全的环境下，有专人指导，循序渐进地进行。要教会患者如何进行安全锻炼，包括监测自己的脉搏，如有异常症状和体征，应及时通知医护人员。最有益的项目有散步、慢跑、骑自行车、游泳等。运动可以改善患者的生理和心理状态，提高生活质量，家中行走锻炼是减少疲乏和情绪抑郁、改善生活质量的安全、有效的方法。

（五）认知行为干预

一些行为干预（听音乐、看电视、联想等）可使患者不至于将注意力全部集中于化疗不良反应引起的痛苦上，即通过转移肿瘤患者注意力和提高其反应灵敏度来缓解化疗带来的疲乏症状。

（六）睡眠管理

规律的睡眠有利于维持良好的生物节律，间断的睡眠、不良的睡眠习惯或在白天很少活动都会导致生物节律紊乱，加重疲乏。通过以下手段可以有效地调节睡眠：改善环境，为患者提供安静、舒适、温湿度适宜的睡眠环境；帮助患者制订作息计划；采取舒适的卧位进行睡眠；睡前禁止饮用咖啡、浓茶等；睡前禁止做剧烈的运动；入睡前进行温水浴或用温水泡脚等；改善焦虑、抑郁，缩短入睡时间，提高睡眠质量。

（邢　影　刘文慧）

第五节　食欲缺乏的护理

一、定义

化疗引起食欲缺乏是指在抗肿瘤治疗过程中，由于治疗的不良反应导致食欲不佳或者进食欲望降低。可能表现为比平常吃得少很多或者完全不想吃东西。

二、发生机制

化疗引起的食欲缺乏可能与化疗引起的嗅觉和味觉改变、饱食感、吞咽困难、抑郁、疼痛、恶心、呕吐等有关。严重时可发展成为厌食。化疗引起的食欲缺乏机制不明，但是要与肿瘤厌食症相区别。以下是肿瘤患者厌食、食物摄入量调节和食欲增强减退的机制。

一般肿瘤患者厌食发生的机制包括：由于肿瘤原因导致的下丘脑内的摄食调节中枢功能减退或受损，以及大脑皮质特定区域中食物刺激处理中枢功能减退或受损；此外，肿瘤组织本身或者会诱导机体释放活性物质，如TNF-α、IL-1和IL-6等，炎性细胞因子也有可能使患者发生厌食。厌食是肿瘤患者生存率的独立影响因素之一。

在下丘脑，弓状核接收来自周围的信息，并整合这些信息输入，通过二级神经元调节食物的摄入量。根据传递给大脑的信息，外周信号可能会不同程度地激活或抑制阿黑皮素原（POMC）/可卡因苯丙胺调节转录肽（CART）和神经肽Y（NPY）/刺鼠相关蛋白（AgRP）神经元。当能量不足的信号出现时，厌食症患者体内POMC/CART神经元受到抑制，食欲增强；NPY/AgRP神经元被激活，导致能量摄入增加。当能量过剩信号发出时，NPY/AgRP神经元受到抑制，POMC/CART神经元被激活。

正常情况下，能量的摄入是由下丘脑外周信号整合决定，这些信号传递的信息包括人体的肥胖状况、消化过程和人体内细胞的代谢状况。这些信号包括脂肪细胞的瘦素、十二指肠来源的胆囊收缩素和内脏来源的肽YY，抑制能量摄入。其他信号刺激能量摄入，包括胰源性胰岛素和胃源性胃饥饿素。在患者患癌期间，肿瘤宿主免疫相互作用，导致神经免疫激活。细胞因子表达的增加会破坏下丘脑的神经递质，尤其是在细胞因子激活的弧形核内调节饱腹感和减少食物摄入的POMC/CART神经元。这种效应在一定程度上是通过血清素的合成和释放介导的。

此外，细胞因子可能抑制调节食欲和能量摄入的NPY/AgRP神经元。这些下丘脑神经递质的变化导致对周围信号的"抵抗"，这些信号告诉大脑周围正在发生的能量不足。大量证据表明，细胞因子可能通过模仿过度负反馈信号的下丘脑效应，在长期抑制进食方面发挥着关键作用。

三、治疗原则

（一）推荐临床应用多学科综合管理和改善肿瘤患者的食欲及生活质量

多学科管理团队的成员包括临床医生、护士、营养师和物理治疗师，必要时可加入心理治疗师、临床药师、职业治疗师和社会工作者等，干预内容包括厌食及其相关前驱症状（如恶心、失眠、便秘、腹胀等）的管理、营养教育和体质锻炼，每周至少召开1次多学科会议，团队内成员充分讨论、沟通患者情况，并针对症状给予相应的指导。依据患者及其家属的需求给予稳定的随访，一般1～2周随访1次。

（二）推荐以营养师为主导的肿瘤患者饮食指导

改善肿瘤患者的食欲、体重和生活质量，经口营养干预包括日常的饮食指导及是否增加营养补充剂等。饮食注意：避免食用有刺激气味的食物，尽量少食多餐，多吃高热量、高蛋白的食物，如肉类、坚果、牛奶、鸡蛋等。营养补充剂包括蛋白质补充剂、维生素、矿物质和其他混合物补充剂等。

（三）推荐应用抗阻运动和（或）有氧运动改善肿瘤患者的生活质量

建议在理疗师/运动生理学家/护士（经过相关培训）的指导下进行抗阻训练和（或）有氧运动，抗阻运动包括俯卧撑、哑铃、蹲起、杠铃旋转、台阶运动、仰卧起坐等，每次45～60min，每周2次或3次，共12周；有氧运动包括骑单车和步行，每次15～30min，每周2次或3次，共12周。但尚无明确证据显示上述方式可以改善肿瘤晚期患者的体重和生活质量。

（四）推荐通过中医穴位按压改善肿瘤患者的生活质量

具有相应资质的医生或护士用拇指指腹或连续伸屈拇指第一指关节来进行按压，主穴为中脘穴、双侧足三里穴、内关穴、神门穴；若心脾两虚，则加心俞穴及脾俞穴；若心肾不交，则加心俞穴和肾俞穴；若脾胃不和，则加脾俞穴和胃俞穴；双侧穴位隔日轮换，直到患者出现酸、麻、胀的感觉，每次6穴，每穴10min，每日1次，共2周。但目前尚无明确证据显示上述方法可以成功改善食欲及增加体重，建议谨慎使用。

（五）推荐使用相关的药物改善食欲减退

应用甲地孕酮可以改善肿瘤患者食欲，应用米氮平可以改善肿瘤患者因抑郁产生的食欲下降或丧失，应用甲氧氯普胺可以改善胃轻瘫肿瘤患者的食欲，也可考虑应用奥氮平或地塞米松改善临终肿瘤患者的食欲。食欲下降或丧失的肿瘤患者每日口服甲地孕酮400～800mg，抑郁相关食欲下降或丧失的肿瘤患者每日睡前口服米氮平7.5～30.0mg，胃瘫（饱腹感）的患者在三餐及睡前口服甲氧氯普胺5～10mg，该建议针对预期寿命达数月或数年的患者。

四、症状护理

（一）进食方法及就餐环境

（1）饮食指导。遵循《中国居民膳食指南（2022）》《恶性肿瘤患者膳食指导》《中国肿瘤营养治疗指南》。饮食指导可以增加食物摄入量，避免肿瘤治疗过程中出现的体重丢失或者导致治疗的中断。如果饮食指导不能满足需求，需要开始营养支持疗法，如口服营养补充（ONS）、管饲、肠外营养（PN）。均衡饮食。

（2）制订一份食物计划表，拆分饮食，将每日的食物分成5～6餐，以小分量的形式提供营养丰富的食物，这是因为患者更容易接受小分量的食物。

（3）在愉快的环境下，与愉悦的对象一起，有充足的时间享用制作精良、丰富多样、美味可口的食物。

（4）规律生活，制订合理的饮食计划，每日固定时间段进餐，这样可以到了时间就会产生食欲。可以少量多次进食，在三餐之间加餐。

（5）科学地加工、烹调食物，注重搭配，使食物色、香、味俱全，造型别致的食物会使人体产生条件反射，分泌大量消化液，增加患者的食欲。

（6）使用鲜红色（使用蒽环类药物的患者禁用）、粉红色或者橙色的食材，可以促进患者的食欲，如红色柿子椒、西红柿、胡萝卜等；选择淡蓝色的餐桌或者桌椅会缓解患者焦虑的心情；绿色食物有助于稳定心情，减轻紧张情绪；黑色或者暗红色等深沉的颜色则不会引起患者的食欲。

（7）就餐时保持良好的心情。就餐前可做自己喜欢的事，如听音乐、看书等，让患者保持良好的就餐心情。

（8）注意戒烟、戒酒。

（9）适当运动：每日2次，每次30min左右，在身体条件允许且不引起继发疲劳的情况下，以有氧运动为主，可以进行慢跑、散步、打太极拳等运动。

（二）相关前驱症状的管理

如恶心、疲乏、便秘等，详见其他相关章节。

五、健康教育与随访

（1）注意饮食多样化，三餐的饭菜种类尽量多一些，保证营养全面且丰富。

（2）每日进食6～8顿少量的餐食或零食。

（3）多食淀粉和蛋白质含量高的食物，淀粉含量高的食物有面包、意大利面、土豆等，蛋白质含量高的食物有鱼肉、鸡肉、鸡蛋、奶酪、牛奶、豆腐、坚果、花生酱、酸奶、豌豆、黄豆等。

（4）适当饮用温凉的饮料和果汁。夏季可以多食菠萝或者萝卜等开胃的食物，菠萝的酶含量高，可以在两餐间加1杯菠萝汁。

（5）选择适合自己口味的食物进食。

（6）营造舒适的就餐环境，与患者一起就餐。

（7）当患者不想吃东西时，给患者做果汁、奶昔或液体餐。

（8）将塑料餐具更换为金属餐具，避免塑料餐具带来的味道。

（9）按压足三里穴，能够调理脾胃功能、促食欲、助消化，每次15下，每日2～3次。足三里穴位于外膝眼下四横指、胫骨边缘。找穴时左腿用右手、右腿用左手以示指第二关节沿胫骨上移，至有突出的斜面骨头阻挡为止，指尖处即为此穴。

（邢　影　刘文慧）

第六节　便秘的护理

一、定义

正常人的排便习惯为每日1～2次到每1～2日1次，粪便多为成形软便；少数健康人可每日3次到每3日1次。便秘表现为排便次数减少、粪便干硬和（或）排便困难。排便次数减少是指每周排便少于3次；排便困难包括排便费力、排出困难、排便不尽感、排便费时以及需手法辅助排便。慢性便秘的病程至少为6个月。

二、发生机制

结肠功能正常时，通过重复、周期性收缩和蠕动吸收液体并把废物输送到直肠，主要由血清素或5-羟色胺（5-hydroxytryptamine，5-HT）介导。钠通过主动转运通道被主动再吸收；水通过渗透；结肠分泌物通过氯离子通道介导，导致电解质和液体的净重吸收。直肠最终会膨胀，导致排便的冲动和直肠括约肌的收缩。结肠平均转运时间为20～72h。便秘代表这些正常机制的破坏，原因可能是原发性（结肠或肛肠功能障碍）或继发性（疾病或药物相关）。便秘的原因可能包括正常运动障碍、粪便含量过多、干燥、直肠胀感减弱、失去排便的冲动和直肠括约肌功能障碍。粪便在结肠里停留的时间越长，就会变得越干燥。阿片类药物引起的便秘（opioid-induced constipation，OIC）发生在滴定或增加阿片类药物剂量影响胃肠道阿片类受体后。

在肿瘤患者中，常见的诱发因素可分为器质性和功能性因素。器质性因素通常包括药物（特别是阿片类药物、长春花生物碱、5-HT₃拮抗剂类止呕剂、铁和抗抑郁药）、代谢异常（特别是脱水、高钙血症、低钾血症和尿毒症）、神经肌肉功能障碍（自主神经病变和肌病）、结构性问题（腹部或盆腔肿块、放射性纤维化）和疼痛（表2-7）。功能性因素包括年龄、不良的食物和液体摄入量以及如厕时缺乏隐私性（表2-8）。有关肿瘤患者便秘最常见药物的信息来自小规模研究和专家综述（表2-9）。

表 2-7　疾病晚期便秘相关的器质性因素

器质性因素	举例
药物	阿片类镇痛药、抗酸药、止咳药、抗胆碱药、抗抑郁药、止吐药、神经抑制剂、铁、利尿剂、化疗药物
代谢问题	脱水、高钙血症、低钾血症、尿毒症、糖尿病、甲状腺功能减退
神经肌肉功能障碍	自主神经病变、肌病
神经系统疾病	自主神经功能障碍、脊髓或脑肿瘤、脊髓受累
结构性问题	腹部或盆腔肿块、放射性纤维化、腹膜癌
疼痛	癌性疼痛、骨痛、肛门直肠疼痛

表 2-8　疾病晚期便秘相关的功能性因素

功能性因素	举例
饮食	纤维摄入量低、厌食症、食物和液体摄入量低
环境	缺乏隐私、在如厕时需要帮助、文化问题
其他	缺乏活动、年龄、抑郁、镇静

表 2-9　肿瘤患者便秘最常见药物的信息

药物	原理
非阿片类镇痛药	所有阿片类药物都会引起便秘。耐受性不是随着时间的推移而观察到的，这种效应的剂量反应关系是平坦的，而且严重程度与剂量无关，一些数据表明，芬太尼、美沙酮以及口服羟考酮/纳洛酮联合制剂的不良反应较轻
血清素5-HT$_3$受体拮抗剂	5-HT$_3$受体拮抗剂在止呕时减慢结肠运输，增加液体吸收和增加左结肠顺应性。经常使用泻药治疗
长春花生物碱	所有长春花生物碱都有明显的神经毒性和延长胃肠道运输时间。不良反应最严重的是长春新碱和长春地辛；长春碱少见，长春瑞滨罕见。含长春新碱的药物不良反应与剂量有关，在总剂量为>2mg的患者中更为常见和严重
沙利度胺	除镇静外，便秘是沙利度胺最常见的不良反应
其他药物	肿瘤治疗中常用的致便秘药物包括具有抗胆碱能作用的药物（抗痉挛药、抗抑郁药、吩噻嗪类药物、氟哌啶醇、抗酸剂）、抗惊厥药或抗高血压药、铁补充剂和利尿剂

三、治疗原则

（1）最佳实践是基于预防和自我护理策略之间的平衡，以及口服泻药和经直肠给药。

（2）在便秘管理中，预防和自我护理的关键因素是确保隐私和舒适感，从而使患者能够正常排便。此外，还应注意体位选择（为了辅助重力，一个小的脚凳可以帮助患者更容易地施加压力），增加液体摄入，在患者可承受范围内增加活动（即使从床到椅子），处方中有阿片类药物时需要进行便秘的预期管理。

（3）有证据表明，腹部按摩可以有效降低胃肠道症状和改善肠道功能，尤其是在那些伴有神经性问题的患者。

（4）需要使用泻药时，首选渗透性泻药（聚乙二醇、乳果糖或硫酸镁）或刺激性泻药（塞纳叶、比沙可啶和匹克硫酸钠）。

（5）硫酸镁会导致高镁血症，肾功能损害患者应该谨慎使用此药。

（6）直肠指诊确认全直肠或粪便嵌塞，栓剂和灌肠为首选一线治疗。

（7）灌肠是中性粒细胞减少或血小板减少患者的禁忌，包括麻痹性肠梗阻或肠阻塞、近期结直肠或妇科手术、最近肛门或直肠损伤、严重的结肠炎、腹腔炎症或感染、中毒性巨结肠、诊断不明的腹痛或近期盆腔放疗。

（8）其他情况下便秘的处理原则。①阿片类药物引起的便秘：除非既往有腹泻的禁忌，所有接受阿片类镇痛药的患者应同时处方一种泻药；泻药治疗包括一线治疗方案，常优选渗透性或刺激性泻药；散装泻药如亚麻籽不推荐在OIC中使用；通过Ⅱ期和Ⅲ期研究已经证明，联合使用阿片类和纳洛酮药物可降低OIC的风险；对于未缓解的OIC，新的靶向治疗（PAMORAs）可能是有价值的。②粪便嵌塞：在没有疑似穿孔或出血的情况下，最好的做法是不嵌塞（通常通过新型一次性封闭式粪便采集器将粪便进行碎裂和提取），然后实施维护肠道方案，以防止复发。③老年肿瘤患者便秘：需特别注意对老年患者的评估；确保方便使用厕所，尤其是在患者行动不便时的所有情况下；营养支持；处理已知的食物摄取量减少（因衰老而产生的厌食症、咀嚼困难）对粪便的体积、连续性和肠道蠕动的影响；优化排便，告知患者每日至少尝试排便2次，通常在饭后30min，并尽量不超过5min；泻药必须个体化，并针对老年人的病史（心脏和肾脏合并症）、药物相互作用和药物不良事件的发生率选择泻药；定期监测慢性肾衰竭或心脏衰竭时，应与利尿剂或糖苷类药物的同时处方（避免脱水和电解质失衡风险）；聚乙二醇（17g/d）为老年患者提供了一种有效且可耐受的解决方案（良好的安全性）；卧床患者和吞咽障碍患者由于存在吸入性类脂性肺炎风险，应避免使用液体石蜡；含盐缓泻剂（如氢氧化镁）尚未在老年人中检测过，使用时应谨慎，以免发生高镁血症的风险；不可吸收的可溶性膳食纤维或原料药应避免用在非门诊低液体摄入量的患者，因其可增加机械性梗阻的风险，以及具有疼痛和痉挛的风险，可考虑使用刺激性泻药；如果吞咽困难或反复出现粪便嵌塞，直肠措施（灌肠和栓剂）可以是首选的治疗方法，其中等渗盐水灌肠是老年人的首选，因为磷酸钠灌肠在此年龄段有潜在药物不良事件发生的风险。

四、症状护理

（一）饮食护理

向患者及其家属讲明饮食与排便的关系，根据病情制订合理的饮食计划。增加高膳食纤维食物和水的摄入，有助于预防便秘的发生。指导患者每日摄取膳食纤维25～35g。鼓励患者每日液体摄入量在2L左右。忌摄入烈酒、浓茶、咖啡、蒜、辣椒等刺激性食物，少吃荤食。

（二）排便指导

了解患者的排便习惯，向患者及其家属讲解保持大便通畅的重要性，根据个体差异，采取相应的护理干预措施，合理安排排便的时间和环境。指导患者在晨起后，无论有无便意，也应坚持定时如厕，以便建立排便反射，养成定时排便的习惯。排便时要注意力集中，不要看书报，不吸烟，不思考问题。为患者提供隐蔽的排便环境，在床上排便的患者要做好心理护理，注意保护患者的隐私。告知患者平时有便意时不能忍耐和克制，在输液治疗及其他不方便排便时出现便意，应为其创造良好的排便环境，协助其进行排便。

（三）运动指导

指导患者进行适当的体育运动，告知患者适当活动可促进直肠供血及胃肠动力，有利于排便。根据不同患者的具体情况，制订相应的锻炼计划，如散步、打太极拳等。

（四）用药护理

护士应掌握正确用药的方法，熟知各类缓泻剂的适应证和禁忌证，严密观察患者用药的不良反应。例如，矿物盐类泻剂可引起电解质紊乱，故应谨慎用于老年人和心肾功能减退者；乳果糖等不吸收糖若长期服用可产生耐药性，且使用不当可造成严重腹泻，若出现脱水、电解质紊乱，对老年张力迟缓型便秘效果不佳，这些泻剂对于进水受限和极度虚弱的终末期肿瘤患者应慎用，因大量服用可能导致胃肠胀气，使腹部紧张，甚至继发消化道的机械性梗阻。

（五）心理护理

排便是通过神经反射形成的，焦虑、恐惧、悲观、失望等情绪可造成便秘。因此，护士要关心、安慰患者，缓解患者紧张、焦虑的情绪。

（六）严密监测并发症

严重便秘可继发粪便嵌塞，甚至出现肠梗阻，因此，出现便秘时应及早发现，及时处理，连续监测便秘程度，预防并发症出现。如出现粪便嵌塞，应及时给予直肠栓剂解除。出现粪便嵌塞或肠梗阻时，禁止使用刺激性泻剂和全肠道动力药，以免引起肠管不协调运动，继发肠穿孔等。

（贺晓丹　刘文慧）

第七节　苦恼、焦虑与抑郁的护理

一、定义

苦恼是一种心理上的不愉快的情绪体验（即认知、行为、情绪），受多种因素影响。社会和（或）精神情况可能会干扰患者有效应对癌症、身体症状及治疗的能力。肿瘤患者由于面临多重挑战，常害怕复发，存在痛苦、焦虑和抑郁。在患病所经历的各个阶段，从以往没有患癌症的健康阶段到积极治疗阶段，再到作为康复者继续生活的阶段或者到病情恶化的临终阶段，肿瘤患者都很容易产生焦虑情绪。当患者感到焦虑或抑郁，痛苦增加时，他们可能会故意隐藏自己的情绪，不表现出来痛苦。肿瘤患者担心癌症复发，恐惧癌症，出现与癌症相关的想法与想象，均不应列为强迫性障碍。

二、筛查与评估

该评估方法侧重于患癌症后常见的情绪障碍，不作为精神疾病的诊断和治疗工具，它不筛选或处理精神疾病。

（一）筛查

（1）筛查肿瘤患者在过去2周内的情况，根据筛查结果决定定期随访或者进行焦虑、抑郁以及苦恼的评估。情绪未对日常生活造成影响的患者，下次门诊再进行筛查；紧张或焦虑影响日常生活者，需要进行焦虑和创伤后压力症状筛查；抑郁和（或）焦虑影响日常生活者，需进行抑郁筛查（表2-10）。

表 2-10　紧张 / 焦虑、难过及对生活质量影响筛查表

紧张 / 焦虑	难过	对生活质量的影响
1.有顾虑或癌症相关的恐惧吗？	1.跟平常相比没有兴趣或娱乐活动吗？	1.执行日常活动有困难，是因为以上的感受或问题吗？
2.感到紧张或者担心其他的事情吗？	2.感到伤心或沮丧吗？	2.是否有睡眠问题（如保持睡眠或入睡困难、睡得太多）？
3.很难控制你的烦恼吗？		3.已经难以集中注意力了吗？

（2）使用患者健康问卷（PHQ9）评估表中的2项进行筛查，如做事时提不起劲或没有乐趣，感到心情低落、沮丧或绝望。如果患者报告2分以上，需要完成PHQ9其余7项内容的评估。

（二）评估

1.医学因素

病情状态/进展，药物的改变/不良反应，新的症状或难以控制的症状（包括疼痛、恶心、便秘），医疗条件，药物滥用史，既往重度抑郁症、焦虑症或自杀未遂史，疲劳程度，功能现状，目前的应对策略，性功能，不孕。实验室检查要考虑：代谢、感染检查，贫血、内分泌相关检查和化验。

2.精神/情感因素

评估复发的预期/担心，肿瘤治疗团队主动随访、关注提示复发的新症状或发现，进行医学监测和延续性护理；同时还要考虑其他主要的精神疾病。

3.社会/外部因素

社会隔离、独居，家庭和照顾者的冲突，角色和责任，配偶、亲密关系伙伴的财务问题，医疗条件，年轻，虐待史（情感、身体、性），宗教，其他压力。

三、治疗原则

（一）非药物干预

（1）适合所有癌症生存者的干预措施。处理可控的影响因素，包括疼痛、睡眠障碍、疲劳、代谢性中毒/内分泌/其他医学合并症、药物滥用等。及早对肿瘤患者心理健康状态进行评估，还可以根据筛查结果及时对患者进行情绪上的疏导和安慰，以避免产生更严重的心理问题。向患者说明担忧、压力、焦虑和抑郁是癌症生存者中常见的问题，并且这些症状是可以治疗的。向患者及其家属提供支持、进行相关宣教及情绪安抚。提供社会支持网络和特定社交、情感、精神、亲近及解决实际问题所需的资源，包括在线和移动电话APP。可适当予以音乐疗法。制订定期身体锻炼和健康膳食计划。条件允许时，考虑转介社会工作服务机构和患者管理师。

（2）对于适应障碍或没有安全风险、躁狂、精神病患者的心理痛苦，干预措施的实施首选接受过心理肿瘤培训的专业人士（心理科医生、精神科医生、社会工作者、高级临床医生、授权的治疗师），让其处理妨碍治疗实施的心理或社会因素，抚平肿瘤患者的心理创伤，对患者进行认知行为治疗及与价值观、生命的意义相关的存在主义疗法。考虑综合疗法（即正念冥想、意象/催眠、瑜伽）。寻求家属、照护者或朋友的辅导或支持。

（3）对于中重度的抑郁症、一般性焦虑、惊恐或创伤后应激障碍症状，建议转介精神卫生专家（精神科医生、心理科医生、高级临床医师或社会工作者）进行评估，必要时进行药物和（或）非药物治疗。

（4）对于药物滥用，需进行安全性评价，必要时转诊至治疗药物滥用的专家。下一次随访时重新评估症状和功能。如果症状持续存在或加重，则修改转诊和干预措施，或考虑药物干预。

（二）药物干预

（1）治疗药物：对于伴随疼痛的患者和伴随潮热的抑郁患者，可考虑应用选择性

5-羟色胺再摄取抑制剂（SSRI）或5-羟色胺去甲肾上腺素再摄取抑制剂（SNRI）。SSRI类药物还能够显著降低患者的恶心、呕吐等症状。苯二氮䓬类药物（benzodiazepine，BZD），如氯硝西泮、劳拉西泮，适用于缓解急性焦虑或在等待抗抑郁药起效期间，一旦SSRI或SNRI完全起效并且患者症状部分或全部减轻后，应下调BZD剂量或停用BZD。应尽可能减少BZD的使用，用于镇静和处理急性焦虑的替代药物是低剂量非典型精神抑制药（即奥氮平、喹硫平）或加巴喷丁。此外，需要提前要告知癌症生存者，SSRI或SNRI可能要在使用2～6周后才能起效；任何上述药物突然中断时都有可能发生戒断症状。用药期间需监测潜在的不良反应。

（2）若一线药物治疗效果不满意，考虑请精神卫生专家（精神科医生、心理科医生、高级临床医师或社会工作者）会诊。

（3）临床荟萃分析显示，非甾体抗炎药和细胞因子抑制剂对抑郁症具有积极的治疗作用。在下一次随访时重新评估心理痛苦和功能，如果心理痛苦持续存在或加重，则需转诊和调整干预措施。

四、症状护理

（一）非药物干预

（1）由社会工作者、心理医生进行心理或社会干预、认知行为疗法。

（2）综合疗法即正念冥想、意象、催眠、瑜伽，教给患者一些简单的放松方法，如深呼吸、冥想，嘱患者经常练习，逐渐学会让自己放松的方法。

（3）家庭支持包括夫妻、家庭、照顾者或亲密关系的咨询与支持。

（4）护士应支持、重视并识别患者的焦虑情绪，帮助患者发现有效的应对方式，对患者的焦虑情绪宽容大度、容忍克制，耐心安抚患者。还可给予患者必要的医疗信息，使患者获得必要的心理准备，尽量减少患者的不确定感，减轻患者对诊断和治疗的恐惧感。

（二）药物干预

1.抗焦虑

苯二氮䓬类抗焦虑药是治疗焦虑最常用的药物。短效药物如劳拉西泮和阿普唑仑能快速起效，因此常被用于间歇的急性焦虑或惊恐发作。

2.抗抑郁

选择5-羟色胺再摄取抑制剂类抗抑郁药（西酞普兰、氟西汀、依西普仑、帕罗西汀、舍曲林）和新合成的药物（布普品、度洛西汀、万拉法辛、米氮平），因为这些药物比较安全，相对来说不良反应较小。一定嘱咐患者坚持用药，因为抗抑郁药物一般在2～4周后方能起效，同时应该对药物的不良反应及患者症状反应进行观察。

3.评估

评估药物治疗依从性、患者对不良反应的关注以及对症状的满意度。如果依从性差，评估和构建改进依从性的计划。经过8周的治疗，如果症状减轻不明显或者治疗效果不满意，即使依从性好，也应调整治疗方案，如增加心理或药理干预、改变具体药物；如果小组治疗无效，应进行个体心理治疗。

（三）自杀的预防

当患者及其家属主诉抑郁症状或临床上怀疑患者有情绪问题时，应对患者进行自杀风险评估，并提供相应的护理措施。应该进行详细的病史询问和临床精神检查。临床精神检查不仅包括心理、躯体症状的严重程度和持续时间的评估，也包括评估症状对患者生活质量和疾病治疗的影响，同时评估潜在自杀的危险因素（表2-11）。

表2-11　自杀的危险因素

活跃的自杀观念伴随死亡愿望/计划	抑郁
疾病晚期	社会孤立
无法控制的疼痛	身体和情绪衰竭
轻度谵妄	酒精或药物滥用
精神疾病既往史	男性

五、健康教育与随访

采取多种形式的健康教育来提高健康教育效果，能有效降低患者的焦虑、抑郁程度。其中，情景式健康教育对减轻恶性肿瘤患者的焦虑、抑郁情绪有明显的效果。另外，通过建立患者健康教育档案、设置社区健康教育服务点、创新健康教育形式、强化心理干预、构建健康教育俱乐部等形式开展的社区健康教育也能够有效减轻恶性肿瘤患者的焦虑、抑郁情绪，提高其心理健康水平。通过微信平台推送生动的视频或图片进行健康教育，能有效降低患者的焦虑、抑郁水平，提高患者生活质量。对于患者的随访，可以采取电话随访与团体随访相结合的形式，在患者出院前1d，出院1周、1个月、3个月等时间点测量患者焦虑、抑郁、苦恼的水平。

（贺晓丹　刘文慧）

第八节　周围神经毒性症状的护理

一、定义

化疗所致周围神经毒性症状是一种潜在的、由剂量限制性化疗药物（如紫杉醇类、长春碱类、铂类化合物、蛋白酶抑制剂和沙利度胺）引起的常见不良反应之一，一般为可蓄积、可逆的。

（1）感觉神经纤维：受累区域皮肤对轻微的接触和针刺感觉减退或消失。刺痛、麻木、感觉异常等现象较常见，而且通常是不愉快的，如烧灼感。

（2）运动神经纤维：全身对称性运动功能减弱，可影响平衡、力量、运动水平，可有足或腕下垂、肌痛及肌肉痉挛。

（3）深部腱反射减弱或消失。

（4）自主神经便秘、麻痹性肠梗阻（罕见）、尿潴留、尿失禁、勃起功能障碍、直立性低血压等。

二、发生机制

抗肿瘤药物可引起神经毒性，对神经系统的结构及功能造成损伤，为临床常见的剂量限制性毒性。根据其损伤部位，可分为周围神经系统毒性、中枢神经系统毒性及感受器毒性。周围神经系统毒性最为常见，主要累及脑神经、末梢神经及自主神经，可表现为复视、面瘫、肢体感觉异常、肌肉关节疼痛、运动障碍、腱反射减弱、便秘、麻痹性肠梗阻、尿潴留等。中枢神经系统毒性可表现为脑膜刺激症状、认知障碍、脑白质病变等。

神经毒性的发生率不仅与药物剂量强度、人种、年龄等因素相关，还与患者的遗传易感性相关。虽然目前神经毒性的发生越发普遍，但其发生机制仍不明确。有研究显示，相对于中枢神经系统，周围神经系统因缺乏血脑屏障的保护，更易受到神经毒性药物的影响。药物可直接作用于初级感觉神经元后根神经节的神经纤维或神经元细胞体，进而产生神经毒性；抑或通过影响神经元代谢、影响神经递质功能、改变离子通道等方式，对神经造成损伤。除上述感觉神经系统受累外，药物神经毒性也可作用于运动系统或感觉运动系统，并伴或不伴自主神经功能损伤。因此，由于药物作用靶点的不同，不同抗肿瘤药物可表现出不同的临床症状。常见的可导致神经毒性的药物包括铂类、紫杉类、长春碱类药物等。

（一）铂类药物

顺铂可引起脊神经后根神经节损伤，但目前其诱发神经病变的具体机制尚不明确。有研究显示，顺铂通过形成链内加合物或链内交链改变DNA三级结构，进而促进细胞周期蛋白D1上调及Rb基因产物高度磷酸化，进一步使已分化的后根神经节神经元重新进入细胞周期，导致其凋亡。同时，顺铂还可能通过引起氧化应激反应及线粒体功能障碍等机制诱发神经元细胞凋亡。DNA损伤、p53基因激活、线粒体DNA转录减少所致后根神经节神经元凋亡也可能参与其中。此外，有研究显示，反复给药可致顺铂透过血脑屏障并沉积，进而导致脑白质脱髓鞘病变及空泡变性。

奥沙利铂的神经毒性包括急性神经毒性及慢性神经毒性两个方面。其中，慢性神经毒性与药物累积剂量相关，其作用机制与顺铂相似。急性神经毒性产生的机制仍不明确，可能与急性离子通道病变相关。奥沙利铂代谢产物草酸盐可与钙离子及镁离子螯合，进一步影响电压门控离子通道，导致其功能紊乱。

（二）紫杉类药物

紫杉类药物所致神经病变主要累及感觉神经纤维，运动神经纤维受损相对较轻。其作用机制尚不明确，紫杉类药物可能通过作用于感觉神经元体细胞及轴突的纺锤体微管，干扰微管形成，进而影响轴突信号输送。同时，可干扰脊神经后根神经节微管形成，降低轴突生长。通过损伤外周神经系统神经细胞及非神经细胞，引起神经毒性。

（三）长春碱类药物

长春碱类药物所致神经毒性具体机制尚不明确，可能通过作用于微管蛋白二聚体改变神经元细胞骨架、影响轴突运输等，进而引起脱髓鞘改变及轴索变性。阿糖胞苷可透过血脑屏障，导致中枢神经系统毒性，其中以小脑损伤最为常见。其中，不可逆性小脑损伤病理学组织检查可见浦肯野细胞受损，但具体机制尚不明确。

三、相关因素

（一）患者自身因素

化疗药物引起的周围神经毒性与患者合并疾病，有烟酒嗜好，放、化疗史及既往史有关。此外，还可能与肿瘤患者的代谢异常、电解质紊乱、合并骨髓抑制等情况有关。

（二）药物因素

化疗药物所致神经毒性与用药的总剂量、间隔时间和给药途径有关。多数情况下，引发神经毒性的药物联合使用会导致神经毒性增加。

1.氟尿嘧啶

据文献报道，任何常规剂量的氟尿嘧啶均可引起神经毒性，其发生率在5%以上，且发生周围神经炎与治疗周期的长短有关。

2.铂类药物

顺铂总剂量超过300mg/m^{2}时，常引起周围神经炎，发生率为45%以上，且是不可逆的。

奥沙利铂所致神经系统反应，以周围神经炎为主要表现，急性神经毒性一般在给药24～48h发生，发生率为85%～95%，一般持续7d左右，数日后消失；慢性的累积神经毒性发生率为16%，停药后80%的临床症状可缓解，通常恢复期为15周，约40%的患者在6～8个月内可完全恢复。

3.长春碱类药物

长春碱类药物产生的神经毒性，以周围神经损伤最常见，药物毒性与剂量相关。先出现振动感觉低下，继而表现为由指尖开始向心性发展的麻木感，伴有腱反射等深反射减弱或消失。另外，约有1/3的神经受损患者可出现自主神经损伤的症状，主要表现为便秘、腹痛、尿频、性功能障碍等。

4.紫杉醇类药物

紫杉醇类药物的周围神经病变具有剂量依赖性，累积剂量也会增加神经毒性的发生。临床特征是肢端呈手套袜子状的麻木、灼热感，振动感下降，深腱反射消失，进一步发展则可产生运动神经受损。神经毒性的危险因素包括高分次量、高累积量、糖尿病及以前有神经病变等。

（三）联合放疗因素

化疗联合放疗，神经毒性的发生率大大增加。但由于与放、化疗合用产生的神经毒性难以区分，具体机制尚不明确。

四、筛查与评估

（一）筛查

若患者使用化疗药物中包含可能引起周围神经病变的药物，则在化疗全程需例行筛查是否存在周围神经病变。询问患者是否存在感觉异常、持物无力、遇冷加重等现象。若存在相关问题，则需进行进一步的评估和护理。

（二）评估

化疗所致周围神经系统不良反应的评估可以使用以下评价标准。

（1）世界卫生组织对化疗所致周围神经系统不良反应的评价标准见表2-12。

表 2-12 化疗所致周围神经系统不良反应的评价标准

不良反应	0度	Ⅰ度	Ⅱ度	Ⅲ度	Ⅳ度
周围神经毒性	正常	感觉异常或腱反射减退	感觉异常和（或）轻度无力	不能耐受的感觉异常和（或）显著运动障碍	瘫痪

（2）按照美国国家癌症研究所常见不良反应事件评价标准4.0版（CTCAE 4.0版），将周围神经毒性分为5级（表2-13）。

表 2-13 CTCAE 4.0版关于药物导致周围神经系统不良反应的判定标准

不良反应	1级	2级	3级	4级	5级
感觉异常	轻度症状	中度症状，影响工具性日常生活活动	重度症状，个人自理能力受限	—	—
外周运动神经障碍	无症状，仅限于临床诊断所见，不需要治疗干预	中度症状，影响工具性日常生活活动	重度症状；个人自理能力受限，需要辅助装置	危及生命的症状，需要紧急干预	死亡
外周感觉神经障碍	无症状，没有深肌腱反射或感觉异常	中度症状，影响工具性日常生活活动	重度症状，个人自理能力受限	危及生命的症状，需要紧急干预	死亡

（3）外周神经不良反应LEVIF专用标准见表2-14。

表 2-14 外周神经不良反应 LEVIF 专用标准

不良反应	0度	Ⅰ度	Ⅱ度	Ⅲ度	Ⅳ度
外周神经毒性	无反应	感觉异常或感觉迟钝（遇冷引起），1周内消退	感觉异常或感觉迟钝，21d内完全消退	感觉异常或感觉迟钝，21d内不能完全消退	感觉异常或感觉迟钝，伴有功能障碍

（4）奥沙利铂引起神经不良反应分级标准见表2-15。

表 2-15 奥沙利铂引起神经不良反应分级标准

不良反应	Ⅰ度	Ⅱ度	Ⅲ度	Ⅳ度
奥沙利铂所致神经毒性	短时间的感觉症状	感觉症状在化疗周期之间持续存在	感觉症状导致功能障碍	致残

（5）运动神经病变分级标准见表2-16。

表2-16　运动神经病变分级标准

不良反应	1级	2级	3级	4级	5级
运动神经病变	无症状，通过检查才能够发现有减弱	有症状，运动功能减弱，但不影响日常生活	对日常生活有一定的影响，走路需要帮助（需要搀扶或者拄拐杖）	生命受到威胁，功能丧失（如瘫痪）	死亡

五、治疗原则

化疗药物神经毒性带来的感觉及运动功能障碍严重地影响了恶性肿瘤患者的生活质量。目前在神经毒性的治疗上尚缺乏公认的明确、有效的药物。铂类、紫杉类药物所致神经毒性表现为剂量累积性，部分轻微受损者可于治疗结束后逐渐恢复。严重的神经损伤多不可逆，一旦发生，将伴随患者终生。因此，在临床工作中识别高危人群，有效预防神经毒性的发生至关重要。

对于既往患有基础性神经系统病变的患者、曾接受神经毒性药物治疗的患者或具有糖尿病、高龄、营养状态差等危险因素的患者，在接受具有神经毒性的药物治疗时，需予以充分关注，警惕神经毒性的发生。奥沙利铂引起的急性神经毒性多由寒冷诱发，因此对患者进行适当宣教也是预防急性神经毒性发生的手段之一，如避免进食冷饮、避免冷水洗手等。对已出现轻微早期神经毒性症状的患者，必要时可进行神经电生理监测。谷胱甘肽、谷氨酰胺、氨磷汀、钙盐、镁剂、单唾液糖四己糖神经节苷脂、ORG2766、三环抗抑郁类药物、非甾体抗炎药、维生素E及B族维生素等在缓解神经毒性症状中具有一定疗效，但存在争议，上述药物在神经毒性的预防上尚缺乏明确证据。

六、症状护理

（一）化疗前护理

（1）评估本次的化疗方案，了解化疗药物的累积量及分次量、患者用药史及周围神经炎的症状并确定分级。

（2）高危患者的筛查。有烟、酒嗜好，放、化疗史及有既往史的患者均属高危患者。

（二）化疗期间的护理

（1）护理人员要熟练掌握化疗相关知识和技能，严格执行医嘱，确保药物种类、剂量和使用方法正确，药物经充分溶解、稀释后方可使用，避免溶液浓度过高、剂量过大；注意药物间的配伍禁忌，现配现用，输注两种化疗药物时应有一定的时间间隔，避免神经毒性的相加。

（2）预防化疗药物外渗。尽可能使用中心静脉导管进行化疗药物的输注；选择粗、直、弹性好、回流通畅的血管进行有计划的穿刺；尽量避免下肢静脉穿刺。

（3）用药的护理。

1）铂类药物：主要以奥沙利铂为主。①化疗前，责任护士应向患者及其家属详细宣教，使其对药物可能出现的不良反应有所了解，重视药物引起的神经反应症状，做好防护。如冬季可戴手套、耳套，外出时戴口罩及帽子，加强保暖；化疗期间禁用冷水，洗漱水温度以40℃左右为宜；不要接触金属的物体，如不锈钢床栏及输液架等；忌食生冷食物，水果泡热后食用。提高患者相关知识的知晓率，增强患者的依从性。②不同药物选择不同的溶媒溶解，对保持药物的稳定性、酸碱度和降低不良反应有着明显的影响。如配制奥沙利铂时应用5%葡萄糖注射液，禁止应用生理盐水稀释本药，禁止和碱性液体或与其他药物配伍滴注，以防降解，应现配现用，防止久置降低药效；配制及输注奥沙利铂时避免接触铝制品，防止铂被铝置换而增加其毒性。③症状护理：对主诉肢端麻木较重、手拿物品时感觉迟钝者，采取热毛巾外敷，按摩局部或局部用50%葡萄糖注射液加维生素B_{12}湿热敷，每日3次，每次30min；或用50%的硫酸镁湿热敷，每日3次，每次30min，可减轻不适感。另外，也可服用维生素B_1、维生素B_6等，以改善神经毒性。④其他：保持床单、被褥整洁，宜选用棉质内衣，勤更换，减少对皮肤刺激，注意保暖，勤按摩肢体，促进血液循环，有利于神经功能的恢复。鼓励患者多饮水，从而减少药物毒性作用，降低神经不良反应。

2）长春碱类药物。观察有无腹痛、便秘、尿频等自主神经损伤的情况，以便及时停药和对症护理。

3）紫杉醇。评估患者的神经毒性症状，如手套、袜套状的麻木感及关节肌肉痛的程度，护理人员要耐心向患者说明此症状是药物的正常反应，治疗结束后短期内可自行恢复正常，消除患者的顾虑，严重者可遵医嘱使用止痛剂，以保障患者的生活质量及治疗的顺利进行。

4）依托泊苷（VP16）。因为用药会引起直立性低血压，所以在用药过程中要注意观察输液滴数，指导患者卧床休息或减少活动，告知患者缓慢改变体位，如厕时需要有人陪同，避免发生意外。

七、健康教育与随访

化疗间歇期给予出院患者电话随访，建立患者微信群，固定时间为患者答疑解惑。

（一）心理护理

告知患者周围神经毒性是可逆的，停药后症状会逐渐消失，消除患者的紧张、恐惧，使其能积极采取各种自我管理措施。教会患者放松身心的方法，如做瑜伽、打太极拳、深呼吸、听音乐等。

（二）相关知识指导

（1）告知患者与神经毒性有关的症状和体征，并指导患者如果出现相关症状，要及时通知医生、护士。

（2）告知患者由于四肢感觉丧失而导致的局部缺血和热损伤风险，避免皮肤受压和冷、热刺激，防止烫伤和冻伤，避免皮肤受损，尤其是手指、脚趾。冬季应注意预防感冒，以免激发或加重周围神经毒性。

（3）保持四肢清洁，可戴手套、穿袜子保护。指导患者对感觉异常部位多按摩，在肢体允许范围内进行主动及被动活动，以保持和增加关节活动度，防止肌肉痉挛变形，改善局部循环，促进神经再生，以期早日康复。

（4）给患者讲授自主功能障碍（直立性低血压、便秘、尿潴留）管理的策略，如增加饮水量、增加膳食纤维的摄入。

（5）告知患者避免进行改变神经系统状态的行为，如酒精摄入等。

（贺晓丹　邢　影）

第九节　脱发的护理

一、定义

化疗脱发是一种常见的化疗不良反应，肿瘤化疗患者的脱发发生率约为65%。化疗脱发可改变人的自我形象，在一定程度上造成患者的身体意象缺陷。身体意象是指一个人对自身形象的主观感知，取决于一个人的人际关系、社会环境以及文化因素。

二、发生机制

（一）细胞凋亡

接受抗肿瘤化疗的患者出现脱发，主要是因为抗肿瘤化疗药物在人体内缺乏理想的指向性，在杀灭肿瘤细胞的同时，对增殖旺盛的细胞包括毛囊细胞有显著的影响。抗肿瘤化疗药物主要作用于毛囊的基质角质形成细胞及其色素系统。基质角质形成细胞在生长期具有高度增殖能力，对毒素和药物非常敏感，容易受到影响而快速凋亡。化疗药物可诱导毛囊细胞快速凋亡，使生长期毛囊提前进入退行期，从而导致脱发的发生。高达80%～90%的头皮毛囊处于生长期，因此，脱发是化疗药物的常见不良反应之一。此外，虽然很少见，但仍有部分患者出现与高剂量化疗或白消安和环磷酰胺治疗有关的永久性脱发，这可能是毛囊干细胞受损的结果。

（二）G_1期停滞

在毛囊化疗药物损伤的过程中，虽然没有发现与G_1期停滞有关的直接证据，但细胞周期蛋白依赖性激酶抑制剂（CDK2）能明显减轻鬼臼毒素引起的新生大鼠毛发的脱落，而CDK2是介导G_1期停滞的一个重要激酶分子。由此可见，除了凋亡机制以外，G_1期停滞可能是化疗药物引起毛囊损伤的一个新的途径。

（三）雌激素合成减少

芳香化酶抑制剂如来曲唑和阿那曲唑，可引起额顶发际线衰退、弥漫性脱发和额颞部毛囊缩小，类似于典型的男性模式的女性雄激素性脱发（female androgenetic alopecia，FAGA）。这种类型脱发的发病机制可能与雌激素合成减少有关。雌激素是有效的毛发生长调节剂和毛发保护因子。芳香化酶（P450arom）将雄烯二酮转化为雌激素酮，将睾酮转化为雌二醇。女性头皮额叶和枕叶毛囊中的芳香化酶水平高于男性。芳香化酶受抑制后引起5α还原酶的活性相对增强，导致待转化为二氢睾酮的睾酮数量相对增加而雌激素减少，从而导致脱发。

（四）与靶向药物相关的脱发

一些分子靶向药物也可能导致脱发，Belum等报道，分子靶向药物相关脱发的总体发生率为14.7%。传统的化疗药物导致脱发的机制主要是非选择性细胞毒性，靶向药物引起脱发的机制还不完全清楚。分子靶向药物主要抑制的靶点、药物类型、抑制靶点谱的变化、信号传导通路间的分子相互作用，以及这些分子在毛囊生物学中的固有作用都可能参与脱发的发病过程。例如，表皮生长因子（epidermal growth factor receptor，EGFR）在毛发生长期退行期转化中起着至关重要的作用，EGFR抑制剂相关脱发与毛囊解体并伴发炎症相关。

三、筛查与评估

（一）筛查

（1）可引起严重脱发的化疗药物，包括多柔比星、环磷酰胺、依托泊苷、异环磷酰胺、甲氨蝶呤、丝裂霉素、长春新碱、长春碱等。

（2）问诊，患者主诉头发脱落。

（二）评估

1.脱发的等级判定标准

采用美国国家癌症研究所常见不良反应事件评价标准CTCAE 4.0版（CTCAE 4.0版）。脱发＜50%正常发量，在远处不明显，只在仔细观察时可见；改变发型能够遮盖脱发，无须使用假发套或发片来遮盖。脱发≥50%正常发量，看起来比较明显，需要使用假发套或发片才能完全遮盖脱发，可造成精神方面的影响。

2.WHO脱发分级标准

0级：无脱发；Ⅰ级：轻度脱发；Ⅱ级：中度、斑状脱发；Ⅲ级：完全脱发，可再生；Ⅳ级：脱发，不能再生。

四、治疗原则

以下策略对于抗肿瘤治疗相关脱发有防治作用。

（一）综合护理

使用温和、无刺激的洗护用品；尽量避免染烫药水对头发的损伤；避免过度牵拉，多梳头，以加速局部血液循环。

（二）物理干预或非药物干预

1.头皮冷却技术

目前最有效的预防化疗脱发的技术是头皮冷却技术，包括冷藏冷冻凝胶帽和现代头皮冷却装置。其原理主要基于低温疗法可使头皮的血液循环减少，血管收缩作用暂时增强，从而降低药物到达毛囊的数量，以及通过低温降低毛囊代谢率，使它们不易受到化疗药物的影响。头皮冷却技术是目前美国食品药品监督管理局唯一批准的预防化疗相关脱发的措施。在化疗期间应用头皮冷却技术，可让50%～90%的患者保持足够毛发而不需要佩戴假发，并且患者的依从性较好。头皮冷却技术对多柔比星、表柔比星和多西他赛引起的脱发预防效果最好，但由于血液系统恶性肿瘤存在头皮转移的风险，头皮冷却在血液系统恶性肿瘤中应避免使用。

2.头皮扎条形止血带疗法

沿发际扎止血带可使头皮的血液供应暂时性地部分或全部阻断，使作用于头皮毛囊的化疗药物减少，从而减少脱发。头皮扎条形止血带疗法可轻到中等程度地减少长春新碱、环磷酰胺和多柔比星联合方案导致的脱发。然而，施加的高压可导致患者不适，故目前不再推荐使用。

（三）药物干预

大量动物实验结果显示，特异性抗体、血管收缩剂、抗氧化剂、头发生长周期修饰剂、细胞因子和生长因子、细胞周期或增殖修饰物和细胞凋亡抑制剂等多种药物对化疗药物引起的毛发脱落有一定的防治作用，其中部分药物开展了临床研究。

米诺地尔可通过缩短休止期来改变毛发生长周期，从而促进毛发生长。在新生大鼠模型中，局部应用米诺地尔对阿拉伯糖基胞嘧啶诱导的毛发脱落有保护作用。在乳腺癌患者中进行的一项临床研究结果提示，局部应用米诺地尔可以加速化疗后头发的再生，但未能阻止最初的脱发。

骨化三醇（1，25-二羟基维生素D_3）对毛囊角质形成细胞具有多种作用，包括刺激细胞分化、抑制DNA合成和导致G_0/G_1细胞周期停滞，从而降低毛囊细胞对药物导致细胞凋亡的易感性。在对新生大鼠进行的实验中，骨化三醇可以减轻环磷酰胺、依托泊苷以及环磷酰胺和多柔比星联合用药引起的毛发脱落。在一项I期临床研究中，21例接受紫杉醇化疗的受试者应用骨化三醇后脱发程度减轻，耐受性良好。

五、症状护理

脱发是化疗最明显的不良反应，有时体毛、睫毛也会脱落，但是疗程结束后，毛发会重新长出。治疗前，可将头发剪短。另外，可用发网或软帽包住头发，以免脱落在床上。可根据患者自己的爱好选择合适的假发。

（一）洗护用品

采用温和的护发用品或润肤膏，可使头发和头皮免于干燥；用温水洗发；选用软齿梳；采用低温吹发；不染发或烫发。注意选用全棉的枕芯、枕套和枕巾，并随时将床上的头发扫净，以消除刺激。

（二）头皮保护

鼓励戴帽子、头巾保护头发，避免暴晒于阳光下。

（三）外形

若脱发严重，可以挑选合适的假发或头巾，尽可能纠正形象紊乱导致的负性情绪。头发全部脱落后，每日进行2次按摩，按摩顺序为沿颈部向上到头顶，从两侧鬓角向上到头顶。头皮得到按摩后，可促进血液循环，有利于头发生长。

（四）饮食

化疗时，辅以养血、补气、滋补肝肾的中药及食品，这对改善脱发有一定作用。多吃富含维生素E和硒的食物，如鲜莴苣、卷心菜、黑芝麻等。

（五）心理状态调整

脱落的头发还会重新生长，告知患者不要过分担心。

六、健康教育与随访

（一）洗护用品、头皮保护、外形、饮食

详见症状护理。

（二）保持健康的心理状态

焦虑也会导致脱发，脱落的头发还会重新生长，因此让患者不要过分担心。

（三）充足的睡眠

充足的睡眠可以促进皮肤及毛发的正常新陈代谢。建议患者养成良好的睡眠习惯，成人睡眠时间为每日6～8h。

（贺晓丹　邢　影）

第三章

肿瘤分子靶向治疗患者的护理

第一节　肿瘤分子靶向治疗概述

　　肿瘤分子靶向治疗是指将抗肿瘤药物或者能够杀伤肿瘤细胞的活性物质通过使用特异性的载体运送到肿瘤部位，使治疗效果及药物效应尽可能地局限在特定的肿瘤细胞、组织或器官内，而尽量不影响正常细胞、组织或器官的结构和功能，从而达到既能提高疗效，又能减轻不良反应的治疗方法。

一、肿瘤分子靶向治疗的作用原理

　　肿瘤分子靶向治疗的作用原理主要是利用肿瘤组织或细胞所具有的特异性的结构分子作为靶点，使用某些能与这些靶点特异结合的抗体、配体等，特异性杀伤肿瘤细胞的治疗。它相对于手术、放疗、化疗三大传统治疗手段而言，具有更强的针对性。

　　肿瘤细胞的本质是生长的失控，原因主要是细胞对增殖和凋亡的调控能力丧失。正常细胞的增殖与凋亡过程受到一系列信号联级反应的严格调控，这些既分散又统一的信号系统，可以协调一致地将细胞内和细胞外的信息转化为特定的效应。信息传递的起点通常为细胞外的配体与其受体胞外部分的结合，导致细胞内接头蛋白或激酶活化，再进一步激活细胞内的信号网络系统，并最终形成细胞反应。信号传递过程的特异性，适度的放大程度和持续时间，与细胞维持正常功能息息相关。肿瘤细胞往往在与细胞增殖和凋亡相关的信号传导通路中，存在某些关键分子的异常，导致了相应信号通路的结构性激活或抑制，由此成为不同类型肿瘤的癌变基础。分子靶向药物就是以参与肿瘤发生、发展过程的重要分子作为靶点，如细胞信号转导通路、原癌基因和抑癌基因、细胞因子受体、抗肿瘤血管生成、自杀基因等，通过阻断或抑制该靶点而发挥治疗作用的药物，在发挥较为特异性的抗肿瘤效果的作用的同时，也减少了药物对正常细胞的损伤作用，在众多靶点中，与肿瘤细胞增殖密切相关的驱动基因往往是最好的靶点。

二、肿瘤分子靶向治疗的特点

　　肿瘤分子靶向治疗具有以下特点。

　　（1）其治疗的性质属于病理生理治疗，分子靶向药物通过封闭肿瘤发展过程中的关键受体，纠正其病理过程。

　　（2）分子靶向药物具有非细胞毒性和靶向性的特点，主要对肿瘤细胞起调节作用和稳定作用。

（3）临床药理学Ⅰ期临床试验研究无法达到剂量限制性毒性和最大耐受剂量。

（4）应用分子靶向药物，肿瘤的分子标志物尤为关键，由于某一特定的基因或蛋白质会在不同的肿瘤组织中表达，或同一种肿瘤有不同的基因或蛋白质表达，因此，分子靶向治疗也体现"同病异治，异病同治"的治疗理念。

（贺晓丹　邢　影）

第二节　分子靶向治疗原则、常用药物的临床应用

一、分子靶向治疗的运用原则

靶向药物是精准治疗的先锋，其诠释了"标准化"治疗为基础的"个体化"治疗原则。而"个体化"治疗的前提条件是根据个体差异而进行的分子靶点检测。首先需通过免疫组化（IHC）和荧光原位杂交（FISH）等技术正确地寻找分子靶点，根据其结果筛选合适的靶向药物，每一个分子靶向药物都是针对一个异常的肿瘤靶点分子。

分子靶向药物在临床上可单独应用，如口服小分子化合物（TKI）；也可以与化、放疗联合应用，如化疗联合抗EGFR单抗和抗血管生成治疗、抗血管生成治疗联合放疗；也可以和手术联合应用，与此同时采用分子靶向药物间的联合，后者又包括3个类型。

（1）同靶点联合，如吉非替尼＋埃罗替尼。

（2）同靶点但不同位点联合，如吉非替尼/埃罗替尼＋西妥昔单抗。

（3）多靶点联合，如针对表皮生长因子受体（EGFR）的靶向药物（吉非替尼/埃罗替尼＋西妥昔单抗）和针对另一靶点药物，包括抗肿瘤血管生成的贝伐单抗、多靶点抗叶酸药物培美曲塞二钠等。

二、常见分子靶向药物的临床应用

（一）利妥昔单抗

1.使用注意事项

（1）利妥昔单抗的使用剂量范围为125～500mg/m^2，每周1次，共4周。推荐剂量为375mg/m^2。

（2）推荐首次滴入速度为50mg/h。随后可每隔30min增加50mg/h，最大速度可达400mg/h。如血压上下波动20mmHg，应减慢速度并汇报医师。

（3）在滴注过程中出现过敏反应时，终止输注一般可逆转，情况严重者按青霉素过敏反应进行抢救。

2.不良反应

（1）过敏反应，包括发热、乏力、皮疹、荨麻疹伴支气管痉挛、低血压和血管神经性水肿。

（2）首次注射时约80%患者发生流感样综合征，多发生在首次静脉注射2h内，可能与B细胞崩解有关，在治疗后可消失。

（3）2%～11%的患者可有短暂、轻微的血液学毒性，部分患者表现较严重。

（4）约2%的患者可发生心动过速。

（5）少数患者可能发生严重不良反应，尤其在首次注射及肿瘤体积较大的患者。总体来说，使用利妥昔单抗相对安全、低毒，但其发生最严重的毒性反应（即肿瘤细胞快速溶解综合征）的概率仍有10%。

（二）西妥昔单抗

1.使用注意事项

（1）西妥昔单抗临床使用负荷剂量为200～400mg/m²，随后每周250mg/m²。

（2）首次滴注时间超过2h，而后每周1次，滴注时间为60min。可使用心电监护仪监测生命体征。

（3）为预防该药的不良反应，用药前30～60min给予解热镇痛剂和抗组胺药苯海拉明。

2.不良反应

（1）非常常见：代谢及营养障碍（低镁血症）、肝胆功能障碍（肝酶水平升高）、皮肤及皮下组织病症（皮肤毒性：痤疮样皮疹）、输液反应（发热、寒战、头晕、呼吸困难等）。

（2）常见：神经系统病症（头痛）、眼部病症（结膜炎）、胃肠道系统病症（腹泻、恶心、呕吐）、代谢及营养障碍（食欲减退）等。

（三）曲妥珠单抗

1.使用注意事项

（1）曲妥珠单抗的用法为首次剂量4.4mg/kg，以后每周2.2mg/kg。

（2）首次给药应在90min以上，若初次负荷量可耐受，则此剂量可于30min内输完，一直用到疾病进展。

2.不良反应

（1）曲妥珠单抗不良反应较轻，首次给药或剂量较高时可出现过敏反应，如发热、寒战、头痛、皮疹等，发生率约为25%，严重时可出现血压下降。

（2）值得注意的是，部分患者用药后可有呼吸困难、肺水肿、周围性水肿和心脏扩大等心脏毒性反应或心力衰竭症状。经相应治疗后，多数患者心功能不全的症状和体征可好转。年龄、蒽环类用药史、心脏疾病史为心脏毒性反应的3大危险因素，故不提倡与蒽环类药物同时使用。在治疗过程中，需定期监测心功能，一旦出现典型症状即需停药。

（四）贝伐珠单抗

1.使用注意事项

（1）贝伐珠单抗的用法为15mg/kg，每3周1次，一直用至疾病进展或出现不可耐受的毒性。

（2）首次应用应静脉滴注90min以上，如果第1次滴注耐受良好，第2次滴注可改为60min以上，如果60min也耐受良好，以后滴注可控制在30min以上。

（3）贝伐珠单抗当避免在下列情况使用：年龄超过65岁的患者，有过血管栓塞、脑转移的患者，术后28d以内，伤口未完全愈合的患者。

2.不良反应

贝伐珠单抗常见不良反应有高血压、出血、伤口愈合延迟、肠穿孔，在肾脏方面的毒性主要表现为蛋白尿，除此之外，还可能增加动脉血管栓塞事件的发生率，从而诱发卒中、短暂性脑缺血发作、心肌梗死等。出血包括两种不同的情况：一种情况是最为常见的轻微的出血，主要表现为轻微鼻出血，应告知患者不要用力擤鼻，出血时予以鼻部压迫止血；另一种情况较为严重，有时甚至是致命的大出血，应先抽血查凝血功能，对有异常者应加强观察，咳嗽的患者出现痰中带血时应警惕，可使用止血药物预防出血，近期出现出血的患者不应接受贝伐珠单抗治疗。

（五）吉非替尼

1.使用注意事项

（1）吉非替尼的一般使用量为250mg/d。与化疗或放疗合用，间质性肺炎明显增加，但疗效不增加，因此不应与化疗或放疗合用。

（2）指导患者服药前后1h不进食；固定时间服用药物，忘记服用应在发现后立即补服，服用后30min内发生呕吐，离下一次服用时间至少间隔12h。

（3）在服药的同时禁用苯妥英钠、卡马西平、利福平、巴比妥，以免降低吉非替尼血药浓度。

（4）如果患者吞咽困难，可将片剂置于半杯饮用水中，无须压碎，搅拌至完全溶解（约需10min），即刻饮下药液，再以半杯水冲洗杯子后将水饮下，也可将溶解后的药液通过鼻胃管注入。

2.不良反应

（1）吉非替尼引起的不良反应一般程度轻微，可耐受，常见于服药后1个月内，停药后可消失，严重不良反应少见。

（2）常见不良反应与西妥昔单抗相似，为痤疮样皮疹、腹泻，发生率约为51%。吉非替尼是酪氨酸激酶抑制剂，故还可能导致一系列消化道反应，常见的有腹泻、口腔溃疡、恶心、呕吐、食欲下降，发生率约为44%。

（3）其他不良反应有乏力，指甲毒性，肝、肾功能异常，结膜炎、睑板腺炎与角膜溃烂，发生率一般不超过10%。个别可发生间质性肺炎，发生率一般不超过1%。

（贺晓丹　刘文慧）

第三节　分子靶向治疗常见不良反应的观察与护理

分子靶向治疗的不良反应与细胞毒类化疗药物相比有较大的不同，虽然靶向治疗药物的不良反应明显减少，表现方式也不尽相同，但靶点相同的分子靶向治疗药物既具有共性的不良反应，又有个性差异，故需要医务人员去正确认识、预防和处理。目前较常见的靶向治疗不良反应包括皮肤反应、呼吸系统反应、心血管反应、胃肠道反应、输注相关反应等。

一、皮肤与附件不良反应

（一）预防

（1）嘱患者尽量减少日晒时间，注意避光，有必要外出时戴有边缘的帽子，穿长袖衣服。

（2）每日保持身体清洁，注意保持干燥部位皮肤的湿润。勿接触碱性和刺激性强的洗漱用品，沐浴后涂抹温和的润肤露或霜（如凡士林、维生素E霜）以预防皮肤干燥。

（3）建议使用SPF>15的广谱防晒用品。

（4）有指（趾）甲倒刺（逆剥）者，在用药过程中可能出现甲沟炎及局部增生反应，因此，患者在接受表皮生长因子受体抑制剂（EGFRI）治疗期间需改变足部受力习惯，穿宽松、透气性好的鞋。

（5）积极治疗足癣。

（二）痤疮样皮疹的护理

痤疮样皮疹多发生在皮脂腺丰富的区域，如头面部、颈部及上胸部。通常在用药后前2周出现，3～5周达到最严重程度，停药后4周内皮疹基本消失，治疗结束后可自行缓解。此类皮疹的特征是脓疱性皮疹，没有白色或黑色的粉刺头，在红斑的基础上伴皮肤瘙痒。不推荐使用异维A酸类治疗此类药物引起的皮疹，因为此类皮疹和普通皮疹的病理生理学不同，异维A酸类有可能刺激皮肤，加重皮肤干燥。

（三）手足皮肤反应（HFSR）/手足综合征（HFS）的护理

引起HFSR的药物主要为多激酶抑制剂索拉非尼和舒尼替尼，引起HFS的药物主要为化疗药物，如氟尿嘧啶、卡培他滨、多柔比星等。HFSR和HFS的临床表现有相似之处，因此有学者将手足皮肤反应也称为手足综合征。但也有学者认为不应将两者混淆，HFSR具有手指和足趾弯曲部位皮肤角化的特点，并以此区别两者。与化疗药物相比，靶向药物引起的手足综合征以手掌、足底皮肤增厚和脱皮更为显著。手足综合征的护理包括指导患者调整饮食，做好局部皮肤护理，改善生活习惯等，促进患者病情恢复，提高患者生活质量。

二、间质性肺疾病

（1）治疗前护理评估：了解患者年龄、既往有无呼吸系统疾病病史、有无肺毒性药物治疗史以及有无胸部放疗史。

（2）治疗期间的评估与监测：用药期间密切观察患者的肺功能变化（包括用力肺活量和第一秒用力呼气量），定期进行胸部X线检查及血液学检查（包括C反应蛋白、乳酸脱氢酶等指标）。如发现患者出现低热、畏寒、活动后气促、咳嗽、少痰，应高度警惕间质性肺疾病（interstitial lung disease，ILD）的发生，给予相应检查以明确诊断（包括胸部高分辨率计算机断层扫描、肺泡灌洗液细胞学检查等）。

（3）对于出现ILD的患者，严密观察其生命体征，如意识、自主呼吸频率、胸廓运动、心率、血压以及双肺呼吸音等。监测血氧饱和度、血气分析。

（4）对于呼吸困难严重者，给予半卧位或端坐位，持续中流量或高流量给氧。对于伴有急性呼吸窘迫综合征的患者，应尽早采用无创正压通气，以改善氧合，缓解呼吸困难症状。定时给予翻身、拍背排痰，以保持呼吸道通畅，对痰液多而黏稠者行雾化吸入和激素治疗，如口服地塞米松和静脉滴注地塞米松注射液。

（5）在吉非替尼/厄洛替尼治疗过程中，一旦出现新的急性发作或进行性的不能解释的肺部症状，如呼吸困难、咳嗽和发热时，在诊断评价时要暂时停药。一旦确诊ILD，则停用吉非替尼/厄洛替尼，并给予相应治疗。

（6）用药护理：在治疗过程中，应指导患者按时、按量服药，不可突然停药。长时间的激素治疗容易引起急性消化道溃疡出血、血糖一过性升高、水钠潴留以及诱发或加重感染。因此，在用药过程中要联用胃黏膜保护剂，建议患者进食易消化食物。

三、消化道不良反应

（一）护理评估

在治疗前应该评估患者的胃肠道功能，在治疗中进行全程监测，留意出现的脱水症状和体征，如黏膜干燥、低镁血症、低钾血症等。根据反应程度，可考虑减小药物剂量，同时接受血液检验，以评估体液和电解质情况。

（二）恶心、呕吐的护理

遵医嘱用药，轻、中度症状可考虑应用甲氧氯普胺、地塞米松、苯海拉明联合应用以提高止吐效果；必要时使用氯丙嗪治疗也能有效控制恶心、呕吐症状；症状严重时需应用5-HT$_3$受体拮抗剂（帕洛诺司琼、格拉司琼、托烷司琼等）治疗，准确记录24h出入量，脱水严重时要适当补充水电解质，维持机体平衡。

（三）腹泻的护理

腹泻作为酪氨酸激酶抑制剂（TKI）的剂量依赖性毒性反应，通常反应为轻度或中度，减小药物剂量可以降低腹泻的严重程度和发生率，可用诺氟沙星0.2g，每日3次，或蒙脱石散粉3g，每日3次，盐酸洛哌丁胺2粒，每日1次，口服。首次腹泻后服盐酸洛哌丁胺4mg，每隔4h服用2mg，每日累计不超过16mg。此外，老年患者腹泻时要注意补充液体，如果24h使用口服止泻药物无效，可考虑使用生长抑素。

注意询问患者大便的次数、性状、颜色和量。告知患者如出现稀便应告知医护人员，因较严重的毒性反应可引起黏膜坏死、脱落，甚至穿孔。避免在饭后1h内饮水，进少渣、低纤维、清淡饮食，避免辛辣、易产气的食物。注意饮食卫生，防止胃肠道感染。每日饮水约300mL，以补充腹泻丢失的水分。指导并帮助患者大便后及时清洗肛周皮肤，做好皮肤护理。同时应保护患者，防止跌倒。

（贺晓丹　刘文慧）

第四章

乳腺肿瘤患者的护理

第一节　乳腺癌概述

乳腺癌是女性最常见的恶性肿瘤之一，女性的发病率约为男性的100倍。全世界每年新发乳腺癌约140万例，死亡约50万例。在西欧、北美等发达国家，乳腺癌发病率占女性恶性肿瘤的首位。我国乳腺癌发病年龄较轻，40～49岁为发病高峰，高峰年龄比西方国家早10～15年。

一、乳腺的临床检查方法

乳腺的临床检查包括视诊和触诊，检查范围包括乳房和引流的区域淋巴结。先视诊后触诊，相互配合，以触诊为主。检查要按顺序，先查外侧，后查内侧，最后查乳晕与乳头区域，特别注意不可漏掉乳房尾部的检查。

通过临床检查主要了解乳房有无外观变化，有无乳房内肿块，有无乳头溢液，有无异常淋巴结肿大。

（一）视诊

1.检查体位

坐位，面对光线，脱去上衣，充分暴露上半身，双上肢自然下垂，检查时除检查乳房外，还应注意检查颈部、锁骨上区、腋窝和上臂，先健侧后患侧，双侧对比，切忌只检查乳房而遗漏其他部位而造成漏诊。

2.检查内容

（1）乳房的位置及大小。除副乳及异位乳腺外，正常乳房位于胸部第2～6肋间。大小左右基本对称，内达胸骨旁线，外止腋中线。乳头平第4～5肋间。

（2）乳房外形。主要观察两侧乳房外观是否对称，外形轮廓是否光滑浑圆，发育情况如何（青春型、肥大型、发育不良型、老年萎缩型等），乳房外形的自然轮廓有无异常表现（如隆起、凹陷、破溃、轮廓的异常等）。

（3）乳房皮肤。乳房表皮色泽是否改变，乳房皮肤是否有凹陷，乳房皮肤是否有橘皮样改变，乳房皮肤是否有菜花样改变，乳房皮肤是否有慢性窦道，乳房表浅静脉是否扩张。

3.乳头、乳晕情况

观察两侧乳头位置是否等高，乳头是否位于乳房圆顶的最高点；乳头的大小与形状，能否挺起，有无方向改变、畸形、抬高、回缩、凹陷、糜烂、脱屑、皲裂或结痂；乳头有无溢液，在哺乳期或非哺乳期，溢液乳孔数量，分泌物的性质。乳晕色泽有无异常，分布是否对称，外形是否圆整，与乳房和乳头的位置关系是否偏移；有无炎症、溃烂、肿块，有无湿疹样改变等。

（二）触诊

包括乳腺触诊及腋窝触诊两部分。

乳房触诊了解以下方面。①有无乳房肿块，有无局部腺体增厚。②肿块的部位、大小、形状、表面状态、边界是否清楚、与周围粘连情况、有无波动感、移动度、硬度、透光性、有无触痛等。③乳房的移动度。④有无乳头溢液，溢液的性状，单孔还是多孔溢液，乳房肿块与乳头溢液的关系。

腋窝触诊了解有无肿块或长大的淋巴结。

乳腺触诊遵循先浅触诊再深触诊，先触乳腺再触腋窝。遵循一定顺序，进行乳腺全腺体触诊，特别要避免乳腺尾叶、腺体内外边缘腺体的漏触。

如未触及边界明确的腺体肿块，但较另一侧乳腺相应部位稍厚或稍硬，可记录为"局部腺体增厚"并在体表标记，且需要进一步检查以了解腺体局部增厚的原因。

为了便于记录，人为将乳房划分为六部分，即以乳头为中心，划一垂直和一平行线，形成4个象限，外加中央区（乳头和乳晕区）和近腋窝的乳腺腋尾区。

检查顺序：由健侧→患侧，外上→外下→内下→内上→乳头→乳晕→腋窝。同时，为了精确记录，将乳房视为一放在面前的时钟，对检查出的病变按照顺时针方向所对应的时间数字，加上距乳头距离进行描述（如右乳10点距乳头3cm发现肿块）。

1.检查体位

通常采用坐位或立位，两肩等高，两足不可交叉，两手放在膝上，面对亮处，乳房暴露要足够，不可将就，以免漏诊误诊。对肥胖、大乳房或乳房深部肿块者亦可结合仰卧位，并于肩背部垫枕，使胸部隆起，乳房平坦，不遗漏小肿块。上肢上举，依照上述顺序进行检查。

2.检查方法

检查者将示指、中指和无名指并拢，指腹紧贴乳房皮肤，始终不能离开皮肤进行摩擦，可以双手配合，以免遗漏微小病变。同时操作要轻柔，禁止粗暴式抓捏和揉搓，避免增加患者痛苦和造成肿瘤细胞扩散的风险。

3.检查内容

（1）是否有肿块：如果发现肿块，应注意其位置、形态、大小、数目、质地、表面光滑度、活动度，最好绘图说明。

（2）是否有触、压痛。

（3）乳头处是否有分泌物：做乳晕区按摩，然后顺乳管走向向乳头方向推挤，以确定乳头是否溢液。检查时应注意：①溢液是自行溢出还是挤出；②是单侧还是双侧；③是单孔溢液还是多孔溢液；④溢液的性状（浆液性、褐色、血性、无色透明、乳汁样或脓性等）；⑤是否为乳头表面皮肤疾病所致的液体渗出（假性溢液）。

对以上的判断都要进行准确的记录。

（4）是否有肿大的淋巴结：主要检查乳房引流的腋窝淋巴结与锁骨上淋巴结。被检查者采取坐位，检查右侧腋窝时，检查者用右手托持患者右臂，使胸大肌处于松弛状态，然后用左手触诊，把腋窝想象成有4个侧面且底面向下的椎体，依次用左手指检查腋窝顶部、内侧壁（胸壁外侧）、前壁（胸大肌后方）、外侧壁（上臂内侧）、后壁（背阔肌表面），然后触诊同侧颈部（包括锁骨上区、胸锁乳突肌前后缘），要注意判断淋巴结的数目、大小、质地及活动度等；然后用同样的方法，用右手检查左侧腋窝及左侧颈部。

二、诊断要点

（一）临床表现

1.乳腺肿块

无痛性乳腺肿块是乳腺癌最常见的首发症状，临床体检时约有65%的患者表现为乳腺肿块。乳腺外上象限是乳腺癌的好发部位，约36%的乳腺癌发生于此部位。

2.乳头改变

乳头溢液的性质可为乳汁样、浆液性和血性等。肿瘤侵及乳头大导管时，可使乳头回缩。乳头瘙痒、脱屑、糜烂、溃疡、结痂伴灼痛，这些乳头湿疹样改变是乳腺佩吉特病的临床表现。

3.乳房皮肤及轮廓改变

肿瘤侵犯乳房悬韧带（又称库珀韧带），可导致肿瘤表面皮肤发生凹陷，形如酒窝。瘤细胞堵塞皮下淋巴管，可引起肿块表面皮肤水肿，形成"橘皮征"。肿瘤侵入皮内淋巴管，则在肿瘤周围形成小的癌灶，成为"卫星结节"。由于炎性乳腺癌皮下淋巴结网内充满癌栓，导致癌性淋巴管炎，临床表现为乳房明显增大，皮肤充血、红肿，局部温度升高，与急性乳腺炎的临床表现相似，但疼痛、发热等全身症状不明显。

4.区域淋巴结肿大

腋窝淋巴结转移最为常见，转移发生率为50%～60%。较晚期病例常以锁骨上淋巴结肿大为主诉就诊。

5.乳房疼痛

当乳腺癌发展到一定阶段时，患者可有不同程度的疼痛。

6.远处转移

少数乳腺癌患者以全身组织或器官的扩散病灶为首发症状，此时病情已属于晚期。常见转移部位为骨、肺、胸膜和肝，脑转移较少见。

（二）检查手段

1.乳腺钼靶X线摄影检查

钼靶X线摄影检查是最基本的乳腺影像检查方法。典型乳腺癌钼靶X线征象包括星芒状肿块、不对称致密影结构扭曲或钙化。

2.超声检查

超声是乳腺X线检查最重要的补充，且无损伤，可以反复应用。

3.CT和MRI检查

CT不宜作为乳腺病变的主要检查手段。MRI具有较高的软组织对比性，对致密性乳腺和钼靶X线摄影检查诊断较困难的乳腺组织类型，如小叶癌、导管内癌等有意义。

4.乳腺纤维导管镜检查

临床上自发性乳头溢液的患者均可行乳腺纤维导管镜检查，并可结合细胞学检查以决定进一步处理措施。

5.细胞学检查

（1）细针穿刺细胞学检查。乳腺肿块针吸细胞学诊断的主要目的是确定病变的良恶性。

（2）乳头溢液细胞学检查。部分早期乳腺癌可出现乳头溢液，对于乳腺癌早期诊断有一定意义。

（3）印片细胞学检查。乳头、乳晕和乳腺其他部位有糜烂或溃疡时，可以进行印片或刮片细胞学检查。

6.空芯针穿刺活检组织学诊断

空芯针穿刺活检能取得条状组织块，其诊断的可靠性和准确性较高，是乳腺癌的重要检查方法，尤其对于新辅助化疗者，术前进行空芯针穿刺活检病理学检查（包括免疫组化结果）为患者的个体化治疗及判断预后提供了依据。

（三）TNM分期

1.乳腺癌TNM分期标准

乳腺癌TNM分期标准见表4-1。

表 4-1 乳腺癌 TNM 分期标准

| T | N | | M |
	临床 N（cN）	病理 N（pN）	M
T_x：原发肿瘤无法确定（或者已经切除）	N_x：区域淋巴结无法分析（或已切除）	pN_x：区域淋巴结无法分析	M_0：无远处转移的临床或影像学证据
T_0：原发肿瘤未查出	N_0：区域淋巴结无转移	pN_0：组织学无区域淋巴结转移，未对孤立肿瘤细胞另行检查	cM_0（i+）：无转移的症状和体征，也没有转移的临床或影像学证据，但通过分子检测和镜检，在循环血、骨髓或非区域淋巴结发现≤2.0mm的病灶
Tis：原位癌	N_1：同侧腋窝淋巴结转移，可活动	pN_0（i+）：组织学无区域淋巴结转移，免疫组化阳性，肿瘤灶≤2.0mm	M_1：经典临床或影像学能发现的远处转移灶；或者组织学证实>2.0mm的病灶
Tis：导管原位癌（DCIS）	N_{1mi}：微小转移灶，0.2mm<转移灶≤2.0mm	pN_0（mo+）：组织学无区域淋巴结转移，组织检测（RT-PCR）阳性	
Tis：不伴肿块的乳头佩吉特病*	N_{2a}：同侧转移性淋巴结相互融合，或与其他组织固定	pN_{1mi}：存在微转移，0.2mm<最大径≤2.0mm	

续表

T	N		M
	临床 N（cN）	病理 N（pN）	
T_{1mic}：微小浸润癌，最大径≤1mm	N_{2b}：临床无明显证据显示腋窝淋巴结转移，但临床有明显的内乳淋巴结转移	pN1：同侧1～3个腋窝淋巴结转移；或内乳前哨淋巴结镜下转移，临床不明显	
T_{1a}：1mm＜肿瘤最大径≤5mm	N_{3a}：同侧锁骨下淋巴结转移	pN_{1a}：同侧1～3个腋窝淋巴结转移	
T_{1b}：5mm＜肿瘤最大径≤10mm	N_{3b}：腋窝淋巴结转移并内乳淋巴结转移	pN_{1b}：内乳前哨淋巴结镜下转移，临床不明显	
Tic：10mm＜肿瘤最大径≤20mm	N_{3c}：同侧锁骨上淋巴结转移	pN_{1c}：同侧1～3个腋窝淋巴结转移；并内乳前哨淋巴结镜下转移，临床不明显	
T_2：20mm＜肿瘤最大径≤50mm		pN_{2a}：4～9个腋窝淋巴结转移，至少1个肿瘤灶＞2.0mm	
T_3：肿瘤最大径＞50mm		pN_{2b}：临床明显的内乳淋巴结转移而腋窝淋巴结无转移	
T_4：不论肿瘤大小如何，直接侵犯胸壁或皮肤（胸壁包括肋骨、肋间肌、前锯肌，但不包括胸肌）		pN_{3a}：10个及10个以上淋巴结转移（至少1个肿瘤灶最大径＞2.0mm）或锁骨下淋巴结转移	
T_{4a}：侵犯胸壁		pN_{3b}：3个以上腋窝淋巴结转移伴临床阴性的前哨淋巴结，镜下活检内乳淋巴结转移	
T_{4b}：患侧乳房皮肤水肿（包括橘皮样变）、溃破或卫星状结节		pN_{3c}：同侧锁骨上淋巴结转移	
T_{4c}：T4a和T4b并存			
T_{4d}：炎性乳腺癌			

注 *伴肿块者按肿块大小进行分期。

2.乳腺癌TNM分期

乳腺癌TNM分期见表4-2。

表 4-2 乳腺癌 TNM 分期

分期	T	N	M
0期	Tis	N_0	M_0
Ⅰ A期	T_1	N_0	M_0
Ⅰ B期	T_0	N_{1mi}	M_0
	T_1	N_{1mi}	M_0
Ⅱ A期	$T_{0\sim1}$	N_1	M_0
	T_2	N_0	M_0
Ⅱ B期	T_2	N_1	M_0
	T_3	N_0	M_0
Ⅲ A期	$T_{0\sim2}$	N_2	M_0
	T_3	$N_{1\sim2}$	M_0
Ⅲ B期	T_4	$N_{0\sim2}$	M_0
Ⅲ C期	任何T	N_3	M_0
Ⅳ期	任何T	任何N	M_1

三、治疗原则

乳腺癌应采用综合治疗原则，根据不同病理类型、不同分期及患者的身体状况，兼顾局部治疗和全身治疗，以期提高疗效和改善患者生活质量。

（一）手术

乳腺癌的手术方式大致分为两类，即保乳和乳房全切的手术方式。选择手术方式时应综合考虑肿瘤的分期和分型，适应证为TNM分期中0、Ⅰ、Ⅱ期及部分Ⅲ期且无手术禁忌的患者，其中有新辅助治疗适应证的患者可在新辅助治疗后行手术治疗。相比不可手术者，可手术的乳腺癌预后要好。乳腺癌术后患者整体的5年生存率为60%～70%。Ⅰ期乳腺癌患者的5年生存率可达93%～94%。

（二）放疗

局限性导管内癌（原位癌）局部切除术后，Ⅰ、Ⅱ期浸润性导管癌保乳术后均需进行辅助放疗，以防止和减少局部复发。对于全乳切除术后，原发肿瘤最大直径≥5cm或侵及乳房皮肤、胸壁；腋窝淋巴结转移≥4枚；淋巴结转移1～3枚的$T_{1\sim2}$期同时合并高危因素；$T_{1\sim2}$期乳腺单纯切除且前哨淋巴结（SLN）阳性，在不考虑后续腋窝清扫时，也推荐术后放疗。对于已有远处转移的乳腺癌，如脑转移、骨转移等，姑息性放疗可以控制病情、延长生命、提高生活质量。

（三）化疗

有新辅助化疗或辅助化疗适应证的乳腺癌患者应在手术前后应用化疗。对于病变发展迅速、有症状的内脏转移、无病生存期（DFS）＜2年及既往内分泌治疗无效的晚期激素受体阳性患者可首选化疗。复发或转移性乳腺癌治疗以姑息性化疗为主。

（四）内分泌治疗

乳腺癌的发生发展与体内性激素水平及其代谢异常有关，故激素受体与乳腺癌的疗效有明确关系。对于雌激素受体和（或）孕激素受体阳性的患者，无论其年龄、月经状态、肿瘤大小、淋巴结是否有转移，均应接受术后辅助内分泌治疗。对于激素受体阳性复发转移性乳腺癌，如果肿瘤进展缓慢，且无内脏危象，可首选一线内分泌治疗。晚期一线内分泌治疗的选择需考虑患者的辅助治疗方案、无病间期、复发/转移的疾病负荷选择治疗方案。

（五）靶向治疗

临床上25%～30%的乳腺癌患者存在HER-2的过表达，HER-2阳性乳腺癌侵袭性强，患者预后差。随着众多抗HER-2靶向药物广泛应用于乳腺癌的新辅助治疗、辅助治疗及晚期治疗，HER-2阳性乳腺癌患者的预后得到了显著改善。因此，抗HER-2靶向治疗是HER-2阳性乳腺癌治疗的基石，在此基础上，根据患者病情可联合化疗及内分泌治疗，代表性的抗HER-2靶向药物包括曲妥珠单抗、帕妥珠单抗、拉帕替尼、吡咯替尼等。

（六）免疫治疗

研究表明，Atezolizumab（PD-L1抗体）联合化疗（白蛋白结合型紫杉醇）一线治疗转移性或不可切除的局部晚期三阴性乳腺癌，可显著提高无进展生存期（PFS），特别是在PD-L1表达阳性的人群中，甚至带来了总生存期（OS）的获益。因此，鼓励三阴性晚期乳腺癌患者积极参与免疫检查点抑制剂相关的临床研究。

（李 辉）

第二节 乳腺肿瘤筛查后人群的分层管理与健康咨询

一、乳腺肿瘤筛查后人群的分层管理

（一）乳腺癌高危人群的管理

1.乳腺癌的风险评估模型介绍

通过流行病学研究发现的乳腺癌高危因素有很多，但对于存在乳腺癌高风险因素的某一个体，又该怎样评价其患癌风险的大小呢？一些机构通过给予不同高危因素相应的权重系数，通过计算进行加权组合，最终得到一个罹患乳腺癌风险的评分或分级指标，称为乳腺癌风险评估模型。现有的风险评估模型主要有两种。

（1）评估在某个年龄阶段患乳腺癌的风险，包括终身患癌的风险。

（2）已知的高风险基因如BRCA1或BRCA2发生突变的可能性。

Gail模型是常用的乳腺癌风险评估模型，它纳入了患者家族史（主要是患乳腺癌的一级亲属的数量）、良性疾病活检次数、初潮年龄、妊娠生育史、乳腺癌基因等多个高危因素；改良的Gail模型（即NCI/BCRAT模型，可在线免费使用），此外又增加了年龄、种族等指标，受试者通过网络菜单填入个体相关信息，该工具使用女性的个人医疗和生殖史以及她的一级亲属（母亲、姐妹、女儿）中的乳腺癌病史来估计绝对乳腺癌风险，估计她在特定年龄段内发生浸润性乳腺癌的机会或概率，5年内发病风险≥1.67%则被认为是高风险个体。该模型因简单、高效、经济、可及，目前仍是最常用的乳腺癌风险评估模型。但是，该工具风险估计部分基于白种人妇女的数据，更适用于白种人妇女、黑种人/非洲裔美国妇女、西班牙裔妇女以及美国的亚裔和太平洋岛民妇女。对于亚洲女性还无法准确估算乳腺癌的风险。

Claus模型与Gail模型相比，它将二级亲属乳腺癌发病以及发病年龄也纳入风险评估和模型调整。该模型主要适用于有乳腺癌家族史的妇女。Ford模型纳入了受试者一、二级亲属患乳腺癌和卵巢癌的情况，并筛查了BRCA1/2基因突变，计算其基因突变率再推算出患癌风险，它是目前应用较多的基因型模型之一。以上两种模型均不适用于评估没有乳腺癌家族史的妇女。

2.有乳腺癌家族史及基因异常个体的管理

（1）乳腺癌家族史和风险。

1）乳腺癌家族史概述：在有血缘关系的亲属中，如果有1个或多个乳腺癌患者，我们把这种现象称为乳腺癌家族史。如果在有血缘关系的亲属中有2个或多个乳腺癌患者，即乳腺癌的发病具有家族聚集性特征，也称为家族性乳腺癌。

产生乳腺癌家族史的原因很多，可能是遗传性乳腺癌，也可能是个体基因突变，还有许多没有充分认识到的因素，如基因与环境的交互作用等。

乳腺癌家族史是乳腺癌的重要危险因素，这一点学者们已达成共识。

2）乳腺癌患者的血缘亲属关系：根据美国国家综合癌症网（National Comprehensive Cancer Network，NCCN）《NCCN肿瘤临床实践指南：遗传性/家族性高风险评估—乳腺癌和卵巢癌（2018.V1）》，在分析乳腺癌家族史时，先证者（即本次确诊的乳腺癌患者）与亲属之间血缘关系的分类方法如下。

一级亲属：父母、兄弟姐妹和子女。

二级亲属：祖父母、姑妈/姨妈、叔叔/舅舅、侄女/侄子、孙子/孙女、同父异母或同母异父的兄弟姐妹等。

三级亲属：曾祖父母、姨婆、舅爷、表兄妹等。

从血缘亲近程度来讲，一级亲属＞二级亲属＞三级亲属；从乳腺癌家族史对乳腺癌风险增加的影响程度来讲，一级亲属＞二级亲属＞三级亲属。

我们可以通过乳腺癌患者血缘亲属关系的癌症家族史来分析其乳腺癌家族史特征，评估其家族中健康女性的乳腺癌风险。

3）有乳腺癌家族史者患乳腺癌风险：有乳腺癌家族史的女性（也包括男性），特别是在一级亲属（母亲、姐妹、女儿、父亲、兄弟）中有乳腺癌者，乳腺癌的患病风险显著增加。相比没有乳腺癌家族史的女性，有1个一级亲属诊断为乳腺癌的女性的乳腺癌风险增加1.8倍，如果有2个一级亲属诊断为乳腺癌则风险增加3倍，如有3个或3个以上一级亲属诊断为乳腺癌则风险增加4倍。如果有一级亲属在50岁之前就被诊断为乳腺癌则风险还会增加。如果有卵巢癌家族史，无论女性还是男性的乳腺癌风险也会增加。

乳腺癌家族史可能预示在家族中有乳腺癌遗传倾向的存在，家族女性成员有更高的乳腺癌患病风险。

大多数有一级亲属乳腺癌家族史的女性并不会患乳腺癌，同时，大多数乳腺癌患者也并没有乳腺癌家族史。

（2）遗传性乳腺癌和风险。

1）遗传性乳腺癌：我们把具有明确遗传基因突变的乳腺癌称为遗传性乳腺癌。遗传性乳腺癌表现为患者携带有高外显性基因相关的突变，这些基因突变可来自父母遗传，也可来自胚系突变（通过精子/卵子传递的基因缺陷，或精子/卵子自然发生的基因突变，这种缺陷或突变可存在于生殖细胞内，代代相传）。其特点为家族聚集性、发病年龄较早、双侧同时发病和多中心病灶等，还可能与卵巢癌、大肠癌、前列腺癌、胰腺癌、子宫内膜癌、软组织肉瘤和男性乳腺癌等出现于同一家系。大部分遗传性乳腺癌具有家族聚集性，属于家族性乳腺癌；小部分遗传性乳腺癌在流行病学分布上表现为散发型而没有家族史。

有5%～10%的乳腺癌是由遗传变异引起的，已知的乳腺癌遗传基因除了乳腺癌易感基因BRCA1和BRCA2外，还有TP53、PTEN、ATM、CDH11、CHEK2等基因。这些突变不到总人群的1%，但在某些种族（如东欧犹太人）则比较常见。携带BRCA1有害基因突变的女性，到70岁时的发病风险在44%～78%，携带BRCA2有害基因突变的女性的发病风险在31%～56%。在一些BRCA1突变家族中，乳腺癌的终身患病风险可高达80%。此外，卵巢癌患病风险也显著增加。

2）乳腺癌遗传风险的评估：乳腺癌遗传风险评估是乳腺癌预防和诊治的重要组成部分，但是国内在这方面的研究和应用相较之欧美还处于起步阶段。

美国《NCCN肿瘤临床实践指南：遗传性/家族性高风险评估—乳腺癌和卵巢癌（2018.V1）》明确定义了乳腺癌/卵巢癌的遗传性高风险评估方法和条件，把具有下列情形的个体作为进一步遗传评估的对象。

卵巢癌患者（包括输卵管癌、原发腹膜癌）。乳腺癌患者同时具有下列任何1项情形：家族有已知的癌症易感基因突变；乳腺癌确诊年龄≤50岁；三阴性乳腺癌确诊年龄≤60岁；双侧原发性乳腺癌或同侧乳房有两个或更多个原发肿瘤；男性乳腺癌；3个或3个以上下列疾病家族史（特别是诊断年龄≤50岁，包括同一个体多种原发癌）：乳腺癌、胰腺癌、前列腺癌（Gleason评分≥7分或转移）、黑色素瘤、肉瘤、肾上腺皮质癌、脑肿瘤、白血病、弥漫性胃癌、结肠癌、子宫内膜癌、甲状腺癌、肾癌皮肤表现，和（或）小头畸形或错构瘤性息肉，错构瘤性胃肠道（GI）息肉。对于没有癌症史的个体，如果具备上述①②的亲属，也纳入进一步遗传评估。

符合上述评估条件的个人为乳腺癌高风险个体，可以进行降低风险管理，包括从18岁开始进行乳腺启蒙教育、从25岁开始每6～12个月参加1次临床乳腺检查、多基因检测、遗传咨询、降低风险治疗（手术或药物）、生活方式改善等。

与上述指南配套的临床指南还有《NCCN肿瘤临床实践指南：降低乳腺癌风险》和《NCCN肿瘤临床实践指南：乳腺癌筛查和诊断》。通过学习这些指南，我们可以了解到美国通过几十年的研究和实践，已经形成了一套越来越科学、完善的乳腺癌风险评估、筛查、预防和诊疗体系。虽然我国已有了不断升级的乳腺癌临床指南，但是在乳腺癌风险评估、一级预防和筛查等方面还需不断完善。

3）基因检测与风险管理：随着第二代高通量基因检测技术（NGS）的发展和普及，对BRCA1、BRCA2、TP53、PTEN等乳腺癌易感基因进行全基因突变检测分析已进入商业化。此外，《BRCA数据解读中国专家共识》也已发布，对BRCA变异类型、命名规则、变异分类、检测区域及检测方法、变异解读数据库、检测报告等方面提出了具体要求和规范。但是，与突飞猛进的NGS检测技术进步相比，我国的遗传性乳腺癌研究起步很晚，中国乳腺癌患者BRCA基因和其他基因的热点有害突变还没有被充分发现和证实，待验证的意义未明的突变很多，暂没有得到普遍认同的遗传咨询指南或共识，目前还主要借鉴和参考欧美的相关指南和经验。

基因检测的目的是为了评估乳腺癌风险并进行风险管理。我们仍然以《NCCN肿瘤临床实践指南：遗传性/家族性高风险评估—乳腺癌和卵巢癌（2018.V1）》为例，来了解基于高、中外显性基因检测结果与乳腺癌风险管理的方法（表4-3）。

表4-3　高外显性基因突变与癌症风险管理

基因	乳腺癌	卵巢癌	其他癌症
ATM	（1）增加乳腺癌风险 （2）筛查：每年1次乳腺X线检查，40岁起乳腺MRI对比检查 （3）对后代常染色体隐性遗传风险进行遗传咨询	没有增加风险	胰腺癌或前列腺癌的风险证据不足
BRCA1	（1）增加乳腺癌风险 （2）BRCA突变阳性管理	（1）增加风险 （2）BRCA突变阳性管理	（1）增加前列腺癌风险 （2）BRCA突变阳性管理
BRCA2	（1）增加乳腺癌风险 （2）BRCA突变阳性管理	（1）增加风险 （2）BRCA突变阳性管理	增加胰腺癌、前列腺癌、黑色素瘤风险
CDH1	（1）增加小叶癌风险 （2）筛查：每年1次乳腺X线检查，30岁起乳腺MRI对比检查	没有增加风险	
PTEN	（1）增加乳腺癌风险 （2）Cowden综合征管理	没有增加风险	Cowden综合征管理
STK11	增加乳腺癌风险	增加风险	遗传性结直肠癌风险评估
TP53	（1）增加乳腺癌风险 （2）Li-Fraumeni综合征管理	没有增加风险	Li-Fraumeni综合征管理

高外显性乳腺癌风险基因检测，对于乳腺癌风险的精准化管理具有重要作用。

3.有乳腺癌家族史的个体乳腺癌风险评估

有乳腺癌家族史者建议采用Claus模型或BRCAPRO模型进行个体乳腺癌风险评估。

4.评估后处理

（1）分层指导乳腺癌预防方法：中、低风险者，主要采用生活预防；高风险者，在生活预防基础上可以考虑药物预防；极高风险者，有的可以考虑手术预防。

（2）指导后续的筛查频率及方法。

（二）乳腺癌高风险个体的降低风险策略及后期筛查管理

我国还没有实用的乳腺癌风险评估模型和高危个体降低风险指南，乳腺癌高危个体筛查也没有统一的标准。如果受检者包括以下1种或多种情况，属于乳腺癌高风险个体。①30岁前有胸部放疗史（如霍奇金病）。②1个或1个以上一级亲属有乳腺癌/卵巢癌史。③小叶原位癌。④不典型增生。⑤既往有乳腺癌病史。⑥BRCA1、BRCA2基因有致病性或疑似致病性突变。⑦经Gail模型等评估为高风险个体。

针对这部分高风险个体应制定并指导降低风险策略。

1.高风险个体的筛查计划

对乳腺癌高风险个体，后期筛查间期缩短为普通人群的1/3～1/2。在西方发达国家的筛查计划中，会安排每年2次的专科查体和每年1次的乳腺X线检查。基于我国的女性乳腺的特点，提出以下建议。

（1）年龄＜25岁者：①每2年进行1次临床乳腺筛查（包括专科查体＋超声）；②鼓励定期乳腺自检。

（2）年龄25～35岁者：①每年进行1次临床乳腺筛查（包括专科查体＋超声）；②鼓励定期乳腺自检。

（3）年龄≥35岁者：①每年进行1次乳腺筛查（包括专科查体＋超声，必要时乳腺X线检查）；②对有家族史者且乳腺腺体致密者，推荐每年进行乳腺MRI检查作为乳腺超声检查和临床乳腺检查的补充检查，并考虑风险降低策略；③对≥35岁女性5年患浸润性乳腺癌高风险者，考虑风险降低策略。

（4）小叶原位癌/不典型增生：如果有活检史，且活检结果为小叶原位癌/不典型增生者，可给予药物预防。①小于50岁女性可采用他莫昔芬10mg口服，每日2次；或托瑞米芬40mg口服，每日1次，连续使用5年（已有文献报道，但尚无1级循证医学证据）。②绝经后女性可给予依西美坦25mg口服，每日1次，连续使用5年；或阿那曲唑1mg口服，每日1次，连续使用5年。

此外，建议对乳腺癌高风险个体进行登记、专人定期随访和有针对性的健康教育。

2.乳腺癌高危个体的生活管理

乳腺癌的发病风险与环境—基因的交互作用密切相关。乳腺癌的危险因素包括内源性雌激素因素、生育史和生活方式因素、遗传基因有害突变、环境危险因素、生活方式等。有效规避环境危险因素，合理营养和优化饮食结构，坚持身体活动及锻炼，是乳腺癌高危人群生活管理的三大要素。如何有效规避环境危险因素、降低乳腺癌风险，是乳腺癌高危人群生活管理的核心问题。

（1）有效规避环境危险因素，降低癌症风险。乳腺是激素靶器官，高雌激素暴露是导致乳腺癌的病因之一。除内源性雌激素暴露外，环境雌激素暴露也是不可忽视的危险因素。乳腺癌的环境危险因素主要包括环境雌激素（如多氯联苯、农药、塑化剂双酚A等）和致癌物（二噁英、X线、多环芳烃、烟草、酒精性饮料等），有效规避这些危险因素的方法如下。

1）限制摄入动物性食物，可控制二噁英等环境雌激素过多摄入人体，也是疾病预防的重要措施。二噁英是一类剧毒物质，可导致生殖和发育问题，损害免疫系统，干扰激素，还可以导致癌症；人类接触二噁英，90%以上是通过食物，主要是肉类、乳制品、鱼类和贝壳类食品；二噁英一旦进入人体，就会长久驻留，因为其本身具有化学稳定性并易于被脂肪组织吸收，并长期积蓄在体内，二噁英在体内的半衰期估计为7~11年。多氯联苯等也具有相似毒性。2017年《欧洲癌症杂志》发表英国格拉斯哥大学的队列研究和荟萃分析报告，每日加工肉制品摄入量超过9g的女性，乳腺癌风险增加21%（$OR=1.21$，95%CI：1.08~1.35，$P=0.001$）。世界卫生组织所属癌症机构——国际癌症研究机构于2015年10月发表评论，将红肉归为2A类人类致癌物、加工肉类归为1类人类致癌物。因此，乳腺癌高危人群应当限制过多摄入肉类等动物性食物，每日平均不要超过150g，最好不超过100g。避免经常食用烧烤、腌、腊、烟熏、油炸等加工肉类和其他食品。

2）塑化剂双酚A、邻苯二甲酸盐等是重要的环境雌激素，注意规避通过食品过多摄入塑化剂，降低塑化剂危害，特别要注意减少食物与塑料容器的接触。双酚A等塑化剂是许多塑料制品和工业品中常见的成分，应用广泛，环境污染严重，在日常生活中难以避免。双酚A对乳腺癌发育、乳腺肿瘤形成具有确切的有害作用。因此，乳腺癌高危人群应当在日常生活中尽量避免摄入塑化剂，不要使用塑料餐具和水杯，不要用塑料容器加热和储存食品，避免使用一次性餐具（包括快餐和外卖食物），尽量不饮用塑料瓶装饮料，尽量不吃含有油脂的快速消费食品（如方便面、肉干等）。以上建议的根本目的就是尽量减少双酚A等多种塑化剂过多摄入人体，减少环境雌激素暴露，有利于预防乳腺癌。

3）X线有致癌作用，乳腺对X线相当敏感。除非是疾病检查必需，或是特定疾病（如肺癌）高危人群并且没有其他替代检查手段，应避免不必要的医学CT检查，尤其是有BRCA基因有害突变、有乳腺癌/卵巢癌家族史、30岁以下的年轻女性等。如果是一般体检，则应完全杜绝医学CT检查。根据世界卫生组织的报道，虽然电离辐射有多种有益用途，包括在医学中的用途，CT检查所致人类医学检查电离辐射剂量占比已达98%，如果不能正确使用或加以控制，潜在的健康危害也会增多。X线剂量超过一定水平，就会给健康带来直接影响，低剂量X线会增加长期癌症风险，可能在若干年甚至几十年后发生癌症，发生的可能性与辐射剂量成正比。必须要强调的是，医学CT检查的X线剂量远远高于一般胸部X线检查（几十至数百倍），对医用X线所致额外的癌症风险的贡献也是最大的。

（2）推荐降低乳腺癌风险的饮食结构。中华预防医学会妇女保健分会乳腺学组于2017发布了《中国乳腺癌患者生活方式指南》，提出了乳腺癌患者改善生活方式的推荐意见：达到和保持健康的体重，有规律地参加体力活动，调整膳食结构，使其富含蔬菜水果、全谷物，戒烟、戒酒，谨慎使用保健品等。这些推荐意见不仅对乳腺癌患者康复有积极作用，也可以作为乳腺癌高危人群降低乳腺癌风险的生活方式和实践借鉴。

1）达到和保持健康体重。超重和肥胖是乳腺癌的主要危险因素之一，其本质是增加雌激素暴露水平，也会增加乳腺癌患者的复发风险和病死率。对于体重指数（BMI）大于25的超重或肥胖女性，采用运动和低热量饮食的管理措施，可以显著降低体重，提高生活质量，改善身体功能和雌激素暴露水平，从而降低乳腺癌风险。对于一般超重和肥胖者，降低5%～10%的体重就能获得健康收益。

2）每日膳食应顿顿有蔬菜，天天有水果，这对降低包括乳腺癌在内的多种癌症风险有益。每日食用蔬菜应达到300～500g，水果应达到200～350g。十字花科蔬菜（如白菜、甘蓝、芥菜、西兰花、油菜、萝卜等）具有抗癌功效，宜经常食用。

3）食用大豆食品不仅具有降低乳腺癌发生风险的作用，还能够降低乳腺癌患者的病死率。推荐把大豆食品（如豆腐、豆花、豆浆等）作为日常膳食的一部分。大豆食品富含大豆异黄酮，属于植物雌激素，可以降低人体内雌激素作用。研究显示，食用大豆食品可降低25%的乳腺癌复发风险，对雌激素受体阴性的乳腺癌患者的保护作用更明显。由于缺乏证据，不推荐乳腺癌高危人群或乳腺癌患者服用含有大豆异黄酮的保健品。

4）戒烟。吸烟（包括被动吸烟）、饮酒均属于乳腺癌危险因素，而且对身体健康还有其他危害。

（3）按照世界卫生组织建议长期坚持身体活动：身体活动是世界卫生组织倡导的健康生活方式，不仅指我们熟悉的体育锻炼，还包括工作和生活中的需要体力的身体活动。

成年人每周至少150min中等强度有氧身体活动（如各种有氧运动、步行或骑车上下班、种花、遛狗等），或每周至少75min高强度有氧身体活动，或中等和高强度两种活动的适当组合。有氧活动应该每次至少持续10min。

规律进行身体活动与乳腺癌和结肠癌的预防相关。资料显示，显著降低这些癌症的风险需要每日至少30min的中等到高强度身体活动。

每周至少应有2d进行大肌群参与的强壮肌肉活动。负重的耐力和抗阻力形式的身体活动（如运动训练）可以有效促进骨密度增加（如每周3～5d、每次30～60min中等到高强度身体活动）。

有充分的循证医学证据显示，与身体活动较少的成年女性和男性相比较，身体活动较多的人，其全因死亡率，冠心病、高血压、卒中、2型糖尿病、代谢综合征、乳腺癌、结肠癌和抑郁症患病率（发病风险）均显著更低。

3.乳腺癌高危个体的药物预防

又称为化学预防，属于临床降低风险治疗范畴。对于乳腺癌高危个体，药物预防有助于降低患病风险，基于多个乳腺癌药物预防临床试验和长期前瞻性观察，美国临床肿瘤协会（American Society of Clinical Oncology，ASCO）、国家癌症综合网络（NCCN）、美国癌症协会（ACS）等均发布了临床指南和建议，并且经常更新，指导对乳腺癌高风险人群采用药物预防。

（1）适用药物预防的高风险人群：①评估为乳腺癌高风险个体；②1个或多个一级血缘亲属患有乳腺癌或其他癌症；③导管原位癌或小叶原位癌；④不典型小叶增生或不典型导管增生；⑤有已知遗传性乳腺癌等基因有害突变（如BRCA基因）。

（2）实施药物预防的工作者：肿瘤医生、肿瘤外科医生、妇科医生、初级保健医生、全科医生等。医生需要与患者进行以下几个关键问题的沟通：①评估个体的乳腺癌风险；②对高风险个体，可降低风险治疗方案的选择（药物治疗或非药物治疗）；③药物降低乳腺癌风险的作用；④潜在的不良反应和不良反应管理；⑤药物预防长期效果的预期目标是降低发病风险；⑥随访。

（3）药物预防的建议和获益。

1）他莫昔芬：20mg/d，口服5年。作为一个选项，用于年龄≥35岁的绝经前或绝经后评估为乳腺癌高风险个体，或小叶原位癌史（LCIS）的女性，以降低浸润性乳腺癌发病风险。他莫昔芬不推荐用于有深静脉血栓史、肺栓塞史、卒中或短暂性脑缺血发作史的女性，或妊娠、准备妊娠和正在哺乳的母亲，或正在激素治疗的女性。他莫昔芬降低乳腺癌风险的获益可至少持续10年。

2）雷洛昔芬：60mg/d，口服5年，只能用于绝经后妇女。作为一个选项，用于评估为绝经后乳腺癌高风险个体或LCIS患者降低浸润性乳腺癌的发病风险，特别是雌激素受体阳性乳腺癌。雷洛昔芬不能用于降低绝经前妇女乳腺癌风险，不推荐用于有深静脉血栓史、肺栓塞史、卒中或短暂性脑缺血发作的女性。

3）依西美坦：25mg/d，口服5年。用于评估为乳腺癌高风险个体或有LCIS或不典型增生的绝经后妇女，作为一种替代他莫昔芬或雷洛昔芬的药物，降低浸润性乳腺癌的发病风险，特别是雌激素受体阳性乳腺癌。依西美坦不能用于绝经前妇女降低乳腺癌风险的治疗。

4）他莫昔芬和雷洛昔芬：对于最有可能发展为乳腺癌的高风险女性，其降低风险的获益也更高。

暂时还没有足够证据推荐阿那曲唑、来曲唑用作乳腺癌预防药物。

（4）长期药物预防相关的不良反应及管理。

1）他莫昔芬：主要的严重不良事件包括子宫内膜癌、卒中、短暂性脑缺血发作、静脉血栓栓塞、深静脉血栓、肺栓塞、白内障等。有这些病史的女性，不宜服用他莫昔芬用于降低乳腺癌风险治疗。但是，对于50岁以下的女性较50岁以上的女性，服用他莫昔芬预防乳腺癌，其子宫内膜癌、深静脉血栓和肺动脉栓塞的发生风险更低。如果BMI>25kg/m^2，静脉血栓栓塞风险增加。

2）雷洛昔芬：与他莫昔芬相比，具有更低的子宫内膜癌、深静脉血栓、子宫癌和子宫良性增生、白内障风险。不推荐卒中、短暂性脑缺血发作、深静脉血栓和肺栓塞的女性服用。

3）芳香化酶抑制剂：主要的严重不良事件是骨质疏松、肌肉和关节疼痛。

4）药物降低乳腺癌风险治疗的药物不良反应管理，在《NCCN肿瘤临床实践指南：降低乳腺癌风险（2018.V1）》有明确的临床随访方法和流程。

（5）乳腺癌药物预防的争论：乳腺癌药物预防的有效性已得到证实，但由于医生对如何确定预防性治疗人选、培训不足、风险评估和决策信心不足、对药物预防获益和不良反应的认识不足，以及高风险女性担心药物不良反应等，乳腺癌药物预防的普及即使在美国也面临挑战。

NSABBPP-1研究显示，服用他莫昔芬5年（20mg/d），对于乳腺癌高危人群，试验组较安慰剂组，雌激素受体阳性乳腺癌的发病风险，49岁及以下的女性降低了44%，50～59岁的女性降低了51%，60岁以上的老年女性降低了55%；有小叶原位癌史的女性降低了56%，有不典型增生的女性降低了86%。他莫昔芬主要不良反应事件主要在50岁以上组出现。

我国女性乳腺癌发病率从20岁开始随年龄增长逐渐上升，于45～55岁年龄组达到高峰，绝经前乳腺癌患者占大多数，他莫昔芬在预防乳腺癌方面具有高有效性、低成本的特点，在中国高危女性预防乳腺癌方面可能具有较好的前景和意义，值得研究和探索。

实践证明，他莫昔芬可以有效预防乳腺癌的发生，为降低其不良反应带来的负面影响，使其更广泛、更安全地用于乳腺癌药物预防，许多临床和动物试验正在进行，以探索低剂量他莫昔芬预防乳腺癌的价值。每日服用1mg、5mg、10mg的低剂量他莫昔芬预防乳腺癌的相关研究已有报道，通过合理减少他莫昔芬口服剂量，保持其抗肿瘤作用并提高安全性，是药物预防乳腺癌的研究热点之一。

（三）乳腺常见良性疾病患者个体管理

良性乳腺疾病（benign breast disease，BBD）是乳腺癌的重要危险因素之一，通常从病理上分为非增生性病变（nonproliferative disease，NP）、没有异型性的增生性病变（proliferative disease without atypia，PDWA）和非典型增生（atypical hyperplasias，AH）。我们在本章所阐述的这3类病变，均按此分类。所有类型的BBD均增加乳腺癌风险，但是风险大小不相同，非增生性病变BBD的风险较增生性和非典型增生性BBD低。研究表明，中国女性BBD作为乳腺癌主要危险因素的风险（$OR=2.79$，$95\%CI$：$2.34\sim3.24$），高于家族史、初潮早、初产年龄高等风险因素。因此，BBD患者是需要进行乳腺癌风险评估和降低风险管理的高危人群。

1.良性乳腺疾病与乳腺癌

（1）非增生性乳腺病变（NP）。常见类型有乳腺囊肿、轻度增生、顶浆分泌囊肿、单纯乳头状分泌改变、炎症后改变等。

1）乳腺单纯囊肿。以圆形或卵圆形乳房肿块为主要症状，可单发或多发，常迅速生长，易和乳腺癌相混淆。超声检查提示：壁薄、均匀的无回声占位；针吸细胞学检查诊断不伴上皮增生和异形细胞。如多次穿刺后复发的大囊肿，可手术治疗。

2）积乳囊肿。又称乳汁潴留样囊肿，较少见，常发生于哺乳期或哺乳期过后。主要表现为乳房内圆形或卵圆形肿块。如质硬、不伴感染者，应粗针穿刺排除恶性病变；如保守治疗无效，停止哺乳半年后包块尚持续存在或反复合并感染者，宜手术切除。

3）其他非增生性乳腺病变。管状上皮细胞的局灶增厚（不超过4层）可引起轻度增生，以及顶浆分泌囊肿上皮局灶增厚而引起的单纯乳头状分泌改变，均归为非增生性改变。

非增生性乳腺病变轻微增加乳腺癌风险，但没有确切关联，一项前瞻性研究显示了它的相对危险度（$RR=1.27$，$95\%CI$：$1.15\sim1.41$）。

4）乳房炎症。乳房炎症没有直接转变成乳腺癌的风险。

（2）没有异型性的单纯增生性病变（PDWA）。常见类型有乳腺纤维腺瘤、硬化性腺病、放射状瘢痕、导管内乳头状瘤、中重度增生、管状腺瘤等。单纯增生性病变的乳腺癌平均相对风险$RR=1.56$，$95\%CI$：$1.45\sim1.68$。美国癌症协会认为，PDWA会增加$1.5\sim2$倍的乳腺癌风险。

1）乳腺纤维腺瘤。是由腺上皮和纤维组织混合形成的良性肿瘤，常见于年轻女性，好发于乳房外上象限，呈圆形或卵圆形，多生长缓慢，妊娠期可明显长大。极少数青春期发生的纤维腺瘤可在短时间内迅速增大，直径可达$8\sim10$cm，称为巨大纤维腺瘤，仍属于良性肿瘤。

前瞻性研究表明，如果没有一级亲属乳腺癌家族史，单纯纤维腺瘤的乳腺癌风险轻微增加（$RR=1.08$，$95\%CI$：$0.79\sim1.49$），但是复合性纤维腺瘤（指纤维腺瘤，同时伴有上皮钙化、囊肿、硬化性腺病、上皮钙化或乳头状顶浆分泌变化等其中任意1种或多种诊断）的乳腺癌风险显著增高（$RR=3.10$，$95\%CI$：$1.9\sim5.1$）。如果复合性纤维腺瘤同时伴有一级亲属乳腺癌家族史则风险更高（$RR=3.88$，$95\%CI$：$2.1\sim7.3$）。

2）乳腺纤维囊性状态。又称纤维囊性乳腺病、纤维囊性改变、囊性病、慢性囊性乳腺炎、乳腺囊性增生症等。

乳腺纤维囊性状态在女性人群中十分常见，临床可能出现乳腺疼痛、乳房包块、乳头溢液等表现，是30~50岁女性乳房肿块的最常见原因。从病理角度可分非增生性病变和增生性病变两类：前者如囊肿；后者除了囊肿形成和间质纤维增生外，增生性纤维囊性改变往往伴有末梢导管和腺泡上皮的增生。上皮增生可使层次增多，并形成乳头突入囊内，乳头顶部相互吻合，可构成筛状结构。纤维囊性乳腺状态的上皮增生是乳腺癌的一种风险因素，尤其是当其进展到非典型增生时。

非增生性纤维囊性变无继发浸润性乳腺癌的危险性，增生性纤维囊性改变癌变的危险度增加1.5~2倍，导管和小叶的非典型性增生演变为浸润性癌的机会增加5倍，而导管和小叶的原位癌进一步发展为浸润性癌的可能性则增加至10倍。

乳腺纤维囊性状态是否发展为乳腺癌主要取决于其导管和腺泡上皮增生的程度和有无非典型性增生。乳腺纤维囊性状态临床和病理表现十分复杂，某些类型又具有癌变风险，因此，乳腺纤维囊性状态的临床和病理诊断以及临床管理是这个人群预防乳腺癌的长期需求。

3）管状上皮细胞的局灶增厚及硬化性腺病。管状上皮细胞的局灶增厚（超过4层）引起中度增生不伴细胞学异常，以及小叶单位内腺状成分数量与体积增大引起的硬化性腺病，都属于增生性改变。硬化性腺病是一种常见的增生性病变，其乳腺癌风险可增高2倍。

4）乳腺放射状瘢痕/复杂硬化性病变（radial scar，RS/complex sclerosing lesion，CSL）。放射状瘢痕不仅是临床及影像学较容易误诊的一种病变，也是病理诊断可能误诊的病变，其放射状、毛刺状的外观与乳腺癌非常相似，甚至病理组织学形态也较为相似。放射状瘢痕本身不是癌前病变，但它是一个独立的组织学乳腺癌的危险因素。绝大多数情况下，放射状瘢痕与增生性病变或非典型增生伴生，在有增生性病变（PDWA）的女性中检出RS，应考虑RS带来的乳腺癌风险，对同时检出非典型增生和RS的女性则要关注非典型增生的乳腺癌风险。如果穿刺证实RS，为安全起见，应手术切除RS，术后不需要进一步的治疗。需要强调的是，仅穿刺难以代表病变全貌，可能漏掉伴发的非典型增生甚至癌变部分，不推荐预防性药物治疗，且术后需要密切随访观察。

5）导管内乳头状瘤。乳腺导管内乳头状瘤是发生在导管上皮的良性肿瘤，其发病率仅次于乳腺纤维腺瘤和乳腺癌，多见于产后妇女，以40~50岁者居多。导管内乳头状瘤分为中央型和周围型。中央型乳头状瘤多发生在乳管壶腹以下约1.5cm的1、2级乳管（壶腹是指乳管接近乳头膨大成囊状的部位），又称大导管内乳头状瘤，位于乳腺中央区乳晕下方，一般认为不增加乳腺癌的风险。周围型乳头状瘤是指终末导管—小叶系统发生的多发性导管内乳头状瘤，位于乳腺的周围象限，这种病变的乳腺癌风险较高。

中央型乳头状瘤的乳腺癌风险与单纯性增生（PDWA）相似，而周围型乳头状瘤患者的乳腺癌风险相比PDWA和中央型乳头状瘤患者增加了3倍，如果周围型乳头状瘤伴有非典型增生则风险增加7倍。

（3）非典型增生。

1）非典型增生包括非典型导管增生和非典型小叶增生。主要指上皮细胞异常增生，表现为增生的细胞大小不一，形态多样，核大而浓染，核浆比例增大，核分裂可增多，但多呈正常核分裂象。细胞排列较乱，细胞层次增多，极向消失。但一般不见病理性核分裂。一般认为，从正常细胞发展到肿瘤细胞，都要经历一个这样的过程，即正常→增生→非典型增生→原位癌→浸润癌，而非典型增生则是从良性改变到恶性改变的中间状态，是由量变到质变的关键点，因此，非典型增生也称为癌前病变。非典型性增生是癌前病变的形态学改变。增生的上皮细胞形态和结构出现一定程度的异型性，但还不足以诊断为癌。

由于非典型增生属于癌前病变，平均增加乳腺癌风险4倍以上。非典型小叶增生比非典型导管增生有更高的风险，绝经前女性非典型小叶增生的乳腺癌风险增加9倍，而绝经后女性非典型小叶增生的风险也有4倍。绝经前女性和绝经后女性的非典型导管增生的乳腺癌风险没有显著差异。

2）非典型增生的处理。活检发现非典型增生的患者中，10%～20%切除后证实为乳腺原位癌或浸润癌，所以NCCN指南建议直接切除非典型增生病变（A类证据）。定期监测建议每年1次乳房彩超及X线检查，每6～12个月1次乳房专科查体，乳腺致密患者可以考虑每年1次MRI检查。降低风险的治疗包括选择他莫芬、雷洛昔芬和芳香化酶抑制剂（A类证据），同时应加强体育锻炼，控制体重，少饮酒。

（4）BBD的其他风险因素和思考。BBD与乳腺癌的发生、发展关系复杂，还混杂着许多未知因素。除了本章已阐述的BBD亚类型与乳腺癌风险的关联外，还有乳腺密度与乳腺癌风险的关系、同一个体乳房有多种BBD诊断与乳腺癌风险的关系、乳腺癌家族史对不同BBD亚类型的乳腺癌风险影响等，这些都是应该探索并实践的问题。

如何从非增生性病变（NP）患者和（或）单纯增生性病变（PDWA）患者中有效评估出高风险个体，特别是发现适合中国BBD患者的乳腺癌风险评估方法和降低风险的治疗方法，是中国乳腺科医生的长期、重大的任务和责任。

2.常见乳腺良性疾病的诊断与治疗

（1）急性乳腺炎。

1）病因。急性乳腺炎的病原菌大多数为金黄色葡萄球菌，少数为表皮葡萄球菌、链球菌。目前耐甲氧西林金黄色葡萄球菌有增多趋势。常因哺乳期乳汁淤积、乳头皲裂后，病原菌沿破损皮肤直接侵入致感染，或通过淋巴管途径、血液循环途径致感染。

2）临床表现。急性乳腺炎多数发生于产后第1个月内初产妇或断奶期。临床可仅表现为乳房硬结、疼痛、发红、皮肤水肿、乳头乳晕皲裂等，也可伴随发热、乏力、头昏、头痛等全身症状。可迅速发展为乳腺脓肿，局部浅表脓肿变软，有波动感，深部脓肿或厚壁脓肿仅表现为局部发硬，血白细胞明显增多，中性粒细胞比例增高，C反应蛋白（CRP）升高。超声检查能及时确诊乳腺脓肿形成及部位。

3）诊断与鉴别诊断。依据哺乳期病史、乳房局部症状、体征，结合血常规、CRP改变可诊断为急性乳腺炎，乳腺超声检查有助于明确病灶部位及有无脓肿形成。

发热者需与全身其他部位感染相鉴别：一般情况较差者，需要判断有无脓毒血症、败血症或感染性休克；局部暗红、疼痛不明显者，应与炎性乳腺癌鉴别；在疼痛前有乳腺肿块病史，反复因肿块导致"堵奶"或炎症消退后持续存在的肿块，必须活检以排除妊娠期乳腺癌；既往有孕产史，经常规治疗效果不好，脓液黏稠易导致皮肤破溃者，要注意与肉芽肿性乳腺炎相鉴别。

4）处理。急性乳腺炎的治疗原则是去除病因、控制感染、缓解症状。使用抗菌药物前尽可能取得标本送病原学检查，根据临床表现及病原学结果选择抗菌药物。经验性治疗主要针对金黄色葡萄球菌选药，首选青霉素类、头孢菌素类，若上述两类药物过敏，可选择大环内酯类药物。哺乳期避免使用四环素类、氨基糖苷类、磺胺类、氟喹诺酮类、甲硝唑等抗菌药物。如乳腺脓肿形成，需及时穿刺抽脓或切开引流，切开引流时建议取脓壁组织活检，避免漏诊乳腺癌。

结合中西医治疗改善局部肿胀，手法辅助排乳，指导正确哺乳方法等。

（2）浆细胞性乳腺炎及肉芽肿性乳腺炎。

1）病因。浆细胞性乳腺炎（又称导管扩张症或导管周围乳腺炎）及肉芽肿性乳腺炎常统称为非哺乳期乳腺炎，它们确切的病因及发病机制尚不明确，可能与乳头内陷、机体免疫功能异常、特殊病原菌（如棒状杆菌）感染、乳房外伤、高催乳素、吸烟、药物（如抗精神病药，利培酮）、哺乳不畅等有关。

2）临床表现。浆细胞性乳腺炎与肉芽肿性乳腺炎两者均为非哺乳期反复出现的局部慢性炎症，常规抗感染治疗效果差。

浆细胞性乳腺炎多见于20多岁有乳头凹陷的女性，主要表现为乳头浓稠溢液、乳头乳晕周围反复脓肿、窦道、瘘管形成，经久不愈，瘘管口多在乳头乳晕周围，病理确诊见乳管周围炎症伴浆细胞浸润。

肉芽肿性乳腺炎常发生于产后1～6年，先局部疼痛，后出现局部腺体增厚或肿块形成，边界不清，病变多沿乳腺小叶范围分布，肿块期彩超检查可仅出现局部乳管扩张，常被误诊为乳腺增生症；如果未得到及时诊治，在肿块内开始出现超声所见的多个分散或相连的低回声病变，甚至形成皮下脓肿，破溃后形成溃疡、窦道、瘘管。部分患者可能伴长期低热、胫前红斑或关节腔积液。病理检查见病变乳腺小叶内见多处散在分布、大小不一的肉芽肿及微脓肿。有的患者病变范围大，甚至累及双侧乳腺，因影响外形且经久不愈，可给患者带来长期的身心伤害。

3）诊断。浆细胞性乳腺炎及肉芽肿性乳腺炎根据起病特点、局部症状、体征多可诊断，治疗前需要进行组织活检与乳腺癌、乳腺结核等疾病鉴别。实验室检查：棒状杆菌培养、血催乳素测定有助于明确病因。乳腺影像学检查，如乳腺超声、X线、磁共振有助于评估病变范围、分型与鉴别诊断。

4）处理。浆细胞性乳腺炎及肉芽肿性乳腺炎有相似的诱因和治疗措施，但也有不同。浆细胞性乳腺炎治疗包括中医中药治疗、抗分枝杆菌药物（异烟肼＋利福平＋乙胺丁醇或吡嗪酰胺）治疗、手术治疗（引流、窦道切除），一般不选择激素治疗。肉芽肿性乳腺炎可能选择的治疗措施主要有抗菌药物治疗、激素治疗、免疫抑制、中医中药治疗、手术治疗、乳管镜冲洗等。在针对病因进行治疗的基础上，更需结合临床分期（急性期、慢性期）、分型（乳管扩张期肿块型、脓肿型、难治型）进行个体化的治疗。如催乳素增高者，加溴隐停等控制催乳素水平；长期抗精神病药物治疗者需调整药物种类；单纯手术切除与单用激素（如甲泼尼龙或泼尼松龙）治疗肉芽肿性乳腺炎，复发率可达20%～30%，而激素与手术联合可降低复发率。激素联合免疫抑制剂及抗分枝杆菌药物治疗也有明显效果。激素治疗应注意有无禁忌证，严密监测不良反应并及时处理。急性期肿块型，经验性选用左氧氟沙星加或不加阿奇霉素治疗1～2周，有效者继续使用1个月，无效则换用抗分枝杆菌三联药物（异烟肼＋利福平＋吡嗪酰胺）或利奈唑胺，或克拉霉素等治疗，炎症反应明显时可加用激素治疗并密切观察疗效及不良反应；急性期脓肿型患者宜先选择穿刺抽脓或引流，并根据脓液培养结果指导抗分枝杆菌药物、左氧氟沙星或阿奇霉素等的使用；炎症消退，病情进入慢性期后，有基础病变者（如乳头内陷）需行手术切除病变和矫形治疗；对于难治型病例，可采用激素加手术、激素加免疫抑制剂、抗分枝杆菌药物、降催乳素和中药等综合治疗。以脓肿或窦道形成为主的肉芽肿性乳腺炎，局部引流加抗分枝杆菌三联药物治疗9～12个月，可避免部分患者全乳切除。

对于需要手术引流、切除病灶和纠正畸形的患者，注意选择合适的手术时机，并注意乳房外形和功能的保护。

（3）乳腺小叶增生症或乳痛症。乳腺小叶增生症是临床工作中最常见的诊断之一，其实这应该是一个病理诊断。目前国内外文献不再使用乳腺小叶增生症这个名称，但命名仍旧不统一。因常伴有乳房疼痛，称为乳房疼痛症或乳痛症。

1）病因。乳腺小叶增生症是一组累及患者广泛且症状变化多样的病症。其病因与发病机制尚不明确，可能与体内促性腺激素和催乳素分泌调控机制异常有关，也可能因为不良心理事件或长期不当食物或药物所致。

2）临床表现。通常表现为乳房疼痛，为周期性乳痛或非周期性乳痛。诉乳房胀痛、刺痛、触痛、颠簸痛或沉重感，疼痛可放射至腋窝及上臂。查体可能发现局部腺体呈片状、结节状、团块状或索状增厚，多为双侧。

周期性乳房疼痛：疼痛出现和消失与月经周期相关，尤其与排卵有关，多数经前期明显，经后缓解或消失。常双侧对称发病，乳房外上象限多见。

非周期性乳房疼痛：疼痛出现和消失与月经周期无明显关系。多表现为局部胀痛、刺痛、烧灼样或牵拉样痛，可为双侧乳房疼痛，也有的仅单侧疼痛，部分发生在不良心理事件后，育龄期非周期性乳痛要排除避孕药物、含雌激素制剂的使用或妊娠的可能，极少数患者单侧的长期乳痛为局部创伤、非哺乳期炎症、末梢神经炎等所致，极罕见的局部疼痛为乳腺癌所致。

3）诊断。根据患者的疼痛部位、发作诱因及发病时间与月经的关系，结合临床查体多可诊断。乳腺超声、乳腺X线检查虽然对于乳腺小叶增生症诊断无价值，但可排除乳腺内占位病变，如乳腺纤维腺瘤、乳腺囊肿、乳腺癌等。对于伴局限性腺体增厚和包块的同一部位反复乳痛，如果治疗后无明显缓解，建议进一步检查或进行组织活检，以排除乳腺癌等病变的可能。

4）处理。乳痛症没有特效的治疗措施，多数患者可在接受解释、安慰与心理治疗后得到缓解，对于月经后仍疼痛明显或伴有局部腺体增厚者，可给予药物治疗，如中成药、达那唑或他莫昔芬，治疗1个月仍无效者，要再次寻找原因。

（4）乳腺囊性增生病。这是一个病理诊断，属于广义的乳痛症中的一种情况，是有不同组织学表现的一组病变，病理分型尚不统一。临床中发现乳腺组织出现多发的囊性改变，同时伴乳痛症的表现，乳腺科医生常冠以乳腺囊性增生病（症）。常因可触及的占位给患者带来恐慌，或因囊肿多导致临床诊断困难，即使有经验的医生也可能漏诊乳腺癌变的存在。

1）病因。乳腺囊性增生病与女性内分泌失调有关，主要是黄体素水平低下而雌激素分泌过量，长期作用于乳腺组织，导致腺体增生过度和复旧不全；或是乳腺局部激素受体的质和量分布不均，导致乳房各部增生程度不同。

2）临床表现。乳腺囊性增生病好发于30～50岁女性，青春期及绝经女性则少见。部分患者伴有乳痛，可为隐痛、刺痛、胀痛，与月经周期有一定关系。

查体发现双侧乳腺组织局部增厚，内可触及多个大小不等、形态不一的结节或肿块，表浅的肿块多边界清楚，部分充盈肿块质地较硬。有的患者可以合并乳头溢液，可表现为多孔浆液性溢液，不同的乳孔可能溢出不同颜色、不同性状的液体。

3）诊断。年龄在40岁左右的女性，出现双乳多发囊肿，伴乳房疼痛或乳头溢液，可拟诊为乳腺囊性增生病。手术中纤维囊性乳腺病的肉眼观呈大小不等的囊性肿块，有孤立的大囊肿或成簇状的小囊肿，甚至小到镜下才可见。囊内因含有淡黄色及棕褐色液体，在未切开之前囊肿顶部可呈现蓝色，因而被称为"蓝顶囊肿"。彩超检查发现双乳内多发囊肿。病理检查满足以下条件才能确诊为乳腺囊性增生病：病理上5种不同的病变，即囊肿、乳管上皮增生、乳头状瘤病、腺管型腺病、大汗腺样化生。其中囊肿、乳头状瘤病、腺管型腺病是主要病变，如果切片中能见到5种病变中的3种，或3种主要病变中的2种，即可诊断乳腺囊性增生病。

如在病理检查报告中见囊肿性乳管上皮增生、乳头状瘤病、腺管型腺病所致的不典型增生，易导致癌变。乳腺囊性增生症合并早期癌变时在临床特别难以发现，漏诊率高。查体应注意：触及的局部包块或不对称增厚病变与彩超提示的囊肿大小是否一致？是否存在可疑的乳头溢液？囊壁厚度和内部回声是否正常？

4）处理。乳腺内多发单纯囊肿，如无伴随症状，可以不予治疗。对仅伴有乳痛的患者，治疗方式参照乳痛症。对于合并存在可疑病变者，可以采取空芯针穿刺活检或真空负压旋切活检，少数病例也可选择开放手术切除。活检的指征包括：年龄超过35岁的女性、局限性腺体增厚、模糊结节或不对称结节，影像学检查不能排除肿瘤可能性；药物治疗无效的弥漫性结节状乳腺或乳腺增厚区内局部出现的与周围组织质地明显不同的结节；乳腺X线检查发现的Ⅳ类及以上的簇状钙化灶；囊肿内液体为暗血性者或乳头单孔长期自发性溢液，特别是血性溢液，但乳管镜检查未发现肿瘤者；乳管镜检查发现乳管内肿瘤者；厚壁囊肿及复杂囊肿。

手术原则为：对较为局限的病变，在不明显影响乳腺外观的前提下，进行病变区段切除活检；对于全乳弥漫性病变者，应结合查体及影像学检查术前定位，对可疑部位进行活检。手术的目的是明确诊断，对于穿刺活检或术中冰冻发现非典型增生病变的患者，参考切除范围是否足够、随访条件等情况选择扩大切除或药物预防治疗等。

（5）乳腺纤维腺瘤。

1）病因。乳腺纤维腺瘤的病因不明，可能是局部乳腺组织对雌激素变化过度敏感所致，或与体内雄激素和催乳素水平升高，刺激乳腺导管过度增殖有关。

2）临床表现。通常见于年轻女性，双侧乳房均可发病，可单发或多发，表现为椭圆形、圆形、分叶状的包块或结节，大小为数毫米至10cm不等。可触及的纤维瘤常边界清楚，表面光滑，活动度良好，质韧。生长较快的纤维瘤或含纤维成分较多的纤维瘤质地较硬。

超过5cm则为巨大纤维腺瘤。多出现在16～25岁年龄组。一侧乳房内≥3个纤维腺瘤，则称为多发纤维腺瘤。乳腺纤维腺瘤在青春期可能增大，有的大小保持不变或逐渐缩小、退化。有极少的纤维腺瘤可能发生肉瘤变（恶变）。

3）诊断。根据患者年龄、典型体征，结合乳腺超声特点，多数可临床诊断，超声检查为边界清楚的低弱回声占位，BI-RADS分类多为2～3类。空芯针穿刺活检可以确诊。

影像检查发现的纤维腺瘤需要结合病程、质地等与乳腺癌、叶状肿瘤等鉴别。

4）处理。对于发现年龄小于25岁且超声BI-RADS分类2～3类的患者，可以选择定期随访观察。如属于以下情况之一，建议切除或活检：35岁以后新发生的纤维腺瘤；备孕前的BI-RADS分类3类的纤维腺瘤；观察期间在逐渐长大的纤维腺瘤；直径超过3cm的纤维腺瘤，建议进行病理学检查（空芯针穿刺活检或手术切除活检）确诊。对于那些长期因乳腺内包块存在而深感忧虑的患者，也可以选择手术切除。患者有美观需求或散在分布的多发性的纤维腺瘤可以选择真空辅助旋切手术；术后局部病灶复发并进行性长大者建议手术扩大切除。乳腺纤维腺瘤发生恶变的概率小，少数伴有复杂病变和间质改变而处于叶状肿瘤的患者始终存在恶变风险，所以术后需要定期随访复查。

（6）导管内乳头状瘤。

1）病因。导管内乳头状瘤是女性乳房较为常见的良性乳头状瘤。其病理特征为：具有纤维血管轴心的乳头状病变，覆盖以上皮及肌上皮细胞。目前该病发病原因不明。

2）临床表现。导管内乳头状瘤可分为中央型及周围型两种类型。中央型导管内乳头状瘤可发生在任何年龄的女性，以30～50岁更为常见。病变位于乳头内或乳晕下，临床上常表现为乳头溢液，溢液可为血性或非血性。较大者可在查体时扣及包块，或在超声下表现为弱回声结节。周围型导管内乳头状瘤发病年龄更年轻，但因瘤体距离乳管开口较远，发生乳头溢液者较少，多因乳房肿块确诊或因其他疾病做病理学检查时意外发现，周围型导管内乳头状瘤常多发，称为导管内乳头状瘤病，乳腺边缘部位的中、小导管或末梢导管内，可累及多个乳腺小叶内的不同导管，其生物学特性倾向于癌变，恶变风险高达30%～40%，可视为癌前病变。

3）诊断。通过询问病史及查体发现乳头溢液，在排除生理性溢液、药物性溢液和内分泌性溢液后，须进行相应检查以排除导管内肿瘤。中央型导管内乳头状瘤典型表现是单侧、单孔、自发性溢液。血性溢液则和导管内乳头状癌密切相关，Fajdic分析，其中91.4%的血性溢液与乳管内恶性病变有关。

导管溢液的辅助检查手段有多种。彩超检查可以发现3mm左右的病变，表现为扩张导管内的占位病变。通过溢液的乳孔进行逆行乳管造影，也可以较好地显示病变"导管树"，导管内出现充盈缺损可判断为导管内占位，并能确定占位病变所在的位置，但导管造影对于微小病灶及平坦型病灶检出能力较低。乳腺专用MRI检查也可能观察到扩张导管及导管内部肿瘤病变。溢液细胞学涂片检查是常用的检查手段，其操作简便，费用低廉，可反复操作，一旦发现阳性结果，可成为直接手术的指征，但假阴性率较高。乳管镜在直视下观察导管内病变，对病灶大小、形态、分布、体表定位给出详细的评估，可以在同一时间对多个乳孔进行检查，对于乳头段及一、二级大乳管内病变的检查优势明显，其缺点在于难以进入末梢乳管，无法通过被肿瘤占据的管腔，如出现此种情况，可行乳管造影作为补充。

有明确手术指征者，可以通过对切除标本做病理检查，确诊是否为导管内乳头状瘤，排除癌前病变或导管内乳头状癌。

4）处理。一旦确定存在导管内新生物，应该进行病理活检以明确其性质。单凭临床症状、体征和辅助检查，可能会遗漏导管内乳头状癌等恶性病变。目前的研究发现，导管内乳头状瘤本身具有较高的恶变风险，有学者将其列为癌前病变，如合并非典型增生时，恶变概率将更高。外科手术切除，可以避免未来发生恶变，也具有预防目的。

手术方式主要有瘤体切除活检、溢液导管切除活检等方式。对临床可触及或彩超可见病变，可以定位切除活检；对小的瘤体，可以在乳管镜引导下摘除或定位活检；也可通过溢液乳管逆行注入蓝染料标记手术切除区域，指导术中切除范围，切除可疑病变。

（7）乳腺放射状瘢痕（radial scar，RS）

1）病因。RS又称为复杂硬化性病变（complex sclerosing lesion，CSL），于1928年被Semb报道为"无包膜的硬化性病变或硬结乳腺病"。RS是一种少见的上皮增生性病变，其发病机制尚不明确，可能和乳腺外伤史有关。该类病变可发生良性假浸润性，使小叶的结构扭曲，在临床上难以与乳腺癌鉴别。

2）临床表现。放射状瘢痕好发年龄为40～60岁，罕见发生于30岁前女性。放射性瘢痕多为临床不可触及病变，只有约25%的放射状瘢痕可在临床查体中扪及肿块。放射状瘢痕多发生在一侧乳房，少数病例被查体时发现乳腺不对称增厚或肿块时，进行进一步检查可能发现该病，较多病例则是在乳腺影像学检查时偶然发现的。

3）诊断。超声检查：多为低回声病灶，部分病灶可伴有后方回声衰减、周边毛刺征，BI-RADS分类几乎均为4类及以上病变。超声可以检出大部分放射状瘢痕，但缺乏与恶性鉴别能力。

乳腺X线检查：病灶常表现为腺体结构扭曲，周围存在毛刺影，在中心见小结节影，部分可合并点、簇状钙化灶，同样难与乳腺恶性肿瘤相鉴别。

该病影像特异性低，确诊主要依赖于活检后病理诊断。需要注意的是，多达50%的放射状瘢痕合并原位癌或浸润性癌。在病理诊断时，对于癌变成分的确认尤其重要，镜下分辨困难时，应加用免疫组化染色技术。

4）处理。放射状瘢痕和乳腺癌在查体及影像学上都难以鉴别，对影像学检查发现的放射状瘢痕都应该进行活检确诊。

仅空心针穿刺活检确诊的放射状瘢痕，建议切除整块病变并标记各切缘后再进行活检。2016年在瑞士进行的第一届国际乳腺不确定性病变专家共识会议上，对于粗针穿刺活检发现的放射状瘢痕，85%的专家认为应进行进一步切除活检，以明确是否合并有恶性肿瘤成分。46例经过旋切技术切除后活检证实的放射状瘢痕，在进一步的开放手术中，仍发现了4例（8.7%）导管原位癌，1例（2.2%）浸润性癌。因此，微创旋切术后病理诊断为放射状瘢痕时，应与患者进行充分的沟通，决定是否进一步行开放手术，如患

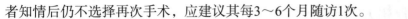

者知情后仍不选择再次手术，应建议其每3～6个月随访1次。

开放手术时，应尽量整块切除肉眼可见病灶以及结构、质地异常腺体，并做好切缘标记，必要时可结合术中冰冻检查，尽可能完整切除病变组织，保证阴性切缘。

（8）其他在筛查中可能碰到的乳腺问题。①与发育和形态相关的乳腺疾病，如乳房不发育、乳头不发育、乳头凹陷、单侧乳房不发育、巨乳症、副乳等；②隆乳后相关并发症，如假体移位、包膜挛缩、假体破裂等；③与乳房损伤相关的并发症，如脂肪坏死等。

（四）乳腺癌患者治疗后的筛查及管理

有乳腺癌病史者，其另一侧乳腺罹患乳腺癌的风险增加，治疗后仍属于乳腺癌高危个体，其治疗后按乳腺癌诊疗常规在乳腺专科随访检查10年。

乳腺专科检查：乳腺癌术后有两个复发高峰时间，一是术后2～3年，二是术后6～7年。专科医生通常建议浸润性乳腺癌术后5年内每3～6个月全面复查1次，早、中期乳腺癌5年后可每年复查1次。对于复发风险大的乳腺癌类型，需延长定期复查时间并增加复查频率。复查内容常包括血常规、肝功能、血脂、肿瘤因子、肝脏超声或肝脏核磁共振/肝脏CT、X线胸片（或胸部CT）、骨扫描（有症状的骨、长骨和承重骨扫描异常时需行X线检查或CT检查或磁共振检查以确诊是否存在骨转移），必要时加头部核磁共振，对受体不明者推荐行ER、PR、HER-2检测确认；服用他莫昔芬的女性若有子宫，需每半年进行1次子宫附件超声检查。服用芳香化酶抑制剂（AI）的女性或继发于治疗的卵巢衰竭女性应监测骨密度。如发现有局部复发病灶或全身转移，根据乳腺癌诊疗指南进行相应方案的综合精准治疗。

乳腺癌患者10年无复发转移者可判定治愈，以后每年接受1次健侧乳腺筛查。具体筛查计划同乳腺癌高风险患者。

（五）一般风险女性的筛查管理

在筛查中排除乳腺癌高风险、乳腺良性疾病、乳腺无症状且临床查体阴性、影像检查均为阴性，归于一般风险女性。

一般风险女性后期筛查计划如下。

1.20岁≤年龄＜35岁者

（1）每2～3年进行1次机会性乳腺筛查。

（2）鼓励定期乳腺自检。

2.35岁≤年龄＜60岁者

（1）每年进行1次乳腺筛查。

（2）每年进行1次乳腺超声检查（致密型乳腺），大于45岁者可每2年加1次乳腺X线检查。

（3）鼓励定期乳腺自检。

3.年龄≥60岁者

（1）每1～2年进行1次乳腺筛查。

（2）鼓励定期乳腺自检。

如果在此后的筛查中发现其他高风险因素，则改按高风险个体进行筛查及降低风险管理。

二、乳腺癌筛查相关的健康咨询

（一）全生命周期的乳房健康管理

女性乳房是体内许多内分泌腺的靶器官，垂体、卵巢及肾上腺等分泌的激素对其生理活动有较大影响。在不同的年龄阶段，女性乳房的生理状态有着不同的特点。根据不同时期的特点采取相应的方法进行乳房保健，不仅可以让乳房疾病得到预防和早诊早治，还可以促进女性心理健康和家庭幸福。

1.乳房的生理功能

女性乳房的主要生理功能有哺乳、女性重要性征标志、性器官。

哺乳：哺乳是女性乳房最基本的生理功能。从青春期开始，乳腺逐渐发育成熟，产后在大量激素作用及婴儿的吮吸刺激下，乳房开始规律地产生并排出乳汁，供婴儿成长发育。

第二性征：乳房是女孩最早出现的第二性征，是女性美的重要标识，所以在很多美术作品中，都可发现对乳房美的塑造。

参与性活动：受到爱抚后，乳头可勃起、乳房表面静脉充血、乳房胀满，有利于性生活和谐和男女双方感情维系。

2.妇女各年龄阶段的生理特点和乳房保健

女性的乳房是激素的靶器官，在整个生命周期中女性体内激素水平可发生不同的变化，女性应该了解并进行全生命周期乳房保健。

（1）新生儿期乳房保健。婴儿出生后的4周内称为新生儿期。女性胎儿在母体内受到胎盘及母体卵巢产生的女性激素影响，部分女婴出生时乳房可略呈隆起或少许泌乳，一般持续2～3周后消退，不需要做特殊处理，切忌挤压，以免感染，甚至导致乳头发育畸形或不发育。

（2）儿童期乳房保健。从出生4周到12岁称儿童期。儿童期身体持续增长和发育，在儿童后期（8岁之后），神经内分泌的调节功能也逐渐发展，下丘脑、垂体和卵巢的激素分泌量逐渐增加，乳房的腺管和腺泡开始增生，显现第二性征。初发育的乳腺表现为乳头乳晕后方质韧、圆盘状块状物，有时伴疼痛，是生理现象。此期需要观察乳房发育的时间和速度，如果仅一侧乳房内可触及逐渐长大、质地较硬的肿块，应及时就诊。虽然儿童期乳腺肿瘤少见，但文献中报道的年龄最小的乳腺癌患者仅3岁，儿童乳腺保健工作中也不能忽视罕见情况。

（3）青春期乳房保健。从月经初潮至生殖器官逐渐发育成熟的时期称为青春期。世界卫生组织定义青春期为10～19岁。青春期乳房的发育标志着少女开始成熟，发育至与成人相似。13岁乳房未发育或8岁以前乳房发育，都需到医院检查，排除相关疾病（如青春期发育延迟或性早熟）。青春期女性担心的乳房问题包括是否该佩戴胸罩、乳房过小或过大、两侧乳房不匀称及乳房包块等。乳房保健是女性青春期卫生的重要内容。

1）少女束胸对生长发育和健康均有害。少女束胸的危害：压迫心脏、肺和大血管，使身体内脏器官的正常发育受到影响；影响胸式呼吸，使胸部不能充分扩张，肺组织不能充分舒展，吸入空气量减少，以致影响了全身氧气的供应；压迫乳房，使血液循环不畅，从而产生乳房下部血液淤滞而引起疼痛不适，甚至造成乳头内陷、乳房发育不良，影响美观甚至影响将来哺乳。

2）佩戴合适的胸罩。乳房发育期间，要指导少女及时选戴合适的胸罩。当女孩胸廓和乳房的发育接近成熟，或者用软尺测量乳房上底部经过乳头到乳房下底部的距离，上下距离大于16cm时就应佩戴胸罩。

3）自查乳房。女孩每3～6个月可以自查乳房1次。了解双乳外形、大小是否一致，乳房内有无肿块，必要时请专科医生给予指导。乳房大小与种族、家族等因素有关，性成熟后可判断乳房是否发育不良。

4）乳房的卫生。随着体内激素的周期性变化，青春期少女月经周期前后，可能有乳房胀痛、乳头痒痛等现象，有时会有少量乳头分泌物。清洗乳头时要把乳头凹陷部分翻出来，用清水清洗掉分泌物，不要经常用肥皂、香皂等脱脂较强的清洁剂洗乳房，特别是乳头乳晕皮肤。不能随便挤弄乳房、抠剔乳头，以免造成破口而发生感染。乳晕腺（乳晕皮肤局部的小突起）分泌的油脂样物质，既可以保护乳头乳晕皮肤，也可沾染污垢，因而要保持其清洁卫生。

（4）性成熟期乳房保健。性成熟期又称生育期，一般自18岁左右开始，历时约30年。女性乳房在此期发育成熟。女性乳房每个月随体内激素周期性变化而变化，在妊娠哺乳期乳房变化更明显。

1）月经前后乳房的变化及保健。激素在每个月经周期中规律地变化。乳房随月经周期不同时期激素的变化而发生相应的变化。月经周期第7日左右，体内的雌、孕激素对乳房的影响最少，此时是乳房查体和影像学检查的最佳时机；卵泡期体内雌激素逐渐增高，乳腺间质稍充血，乳房变化不大；排卵以后孕激素水平升高，乳腺腺泡开始发育，催乳素使小叶内导管上皮细胞肥大，叶间和末梢导管内分泌物也增多，因此，月经前可感到乳房发胀，乳房变大，紧张而结实，甚至有不同程度的疼痛和触痛、乳头溢液，可触及块状物；月经来潮后，雌激素和孕激素水平迅速降低，乳腺导管上皮细胞分泌减少，细胞萎缩、脱落，水肿消退，乳腺小叶、腺泡的体积缩小，这时乳房变小、变软，疼痛和触痛消失，块状物也随之缩小或消失，称为乳腺复旧。

每个月规律的增生、复旧的变化为生理现象，不用特别关注和处理。其增生变化称为生理性的增生。但随着年龄的增长，部分腺体可能持续增生不复旧或不完全复旧，出现病理性增生（如不典型增生）。

因此，性成熟期女性每个月自查乳腺时，如果发现月经后乳房内肿块持续存在，甚至逐渐长大，一定要请专科医生检查。

2）妊娠期和哺乳期乳房保健。排卵后卵子受精，体内的雌、孕激素将逐渐升高，还可能产生一些新的维持健康妊娠的激素。因此，女性的乳房在妊娠和哺乳期变化最大，乳房小叶增生及导管扩张，组织充血，最显著的是此期乳房可能长大4～5倍，直到哺乳6～9个月后才逐渐变小。此期乳腺变化明显，时间跨度大，更应该注意乳房的保健。

在备孕期间建议到乳腺专科评估排除乳腺潜在病变。乳腺癌或部分乳腺纤维瘤等病变的生长速度与激素正相关，妊娠期体内雌激素和孕激素快速增长数十倍，可导致不明显肿块的快速生长进展。妊娠期因乳房长大、变硬，致肿块不容易被发现，导致延误诊断时机，故妊娠期乳腺癌确诊时经常已经到中、晚期，治疗效果和预后较差。高龄妊娠、有乳腺癌家族史、有乳腺内良性疾病的女性更应该及时进行专科咨询。

妊娠中、晚期应做哺乳准备，清洗乳晕和乳头很有必要，但过多地使用香皂或为了清洁而使用酒精会破坏蒙氏腺分泌的油脂保护层，导致干痒甚至皮疹，皮肤干裂时可以涂抹橄榄油或者润肤露，清洗及按摩乳房乳头时动作要轻柔，刺激过强易诱发宫缩，引起早产，如果感觉腹部发紧或者疼痛，要立即停止。

产后坚持母乳喂养，增加宝宝吮吸的次数，刺激建立射乳反射。婴儿吸吮时易破损，造成感染，可使用生理盐水擦洗乳头和乳晕，以增加角质层的厚度，如果乳头已经有损伤或者皲裂，可以在哺乳后在乳头上涂抹乳汁，并保持乳房清洁，避免因细菌入侵而引起乳腺炎。在哺乳期，患者可能发生乳腺炎、乳房包块、腋窝包块、乳头溢血、乳头糜烂等问题，需及时就诊。

离乳期乳房保健：应该掌握科学的方法，可适当延长断奶的时间，酌情减少喂奶的次数，并逐步增加辅食的品种和数量，尽量不采取突然离乳。离乳时如果乳房胀痛明显，可以排出部分乳汁以缓解症状，观察是否有红、肿、热、痛及逐渐长大的包块出现，若出现需及时就医。

离乳后乳房保健：离乳后，因体内激素下降，腺泡萎缩，原间质中的纤维结缔组织由于在妊娠晚期和哺乳期被乳汁充盈而延伸、拉长，停止哺乳后，纤维结缔组织回缩不全，可能导致乳房下垂；乳房由腺体组织和脂肪组织填充，离乳后如果体重明显下降，脂肪快速减少，皮肤相对较松弛，也会加重乳房下垂。预防的方法：更换适当大小的胸罩，在坐、站、运动时托起乳房，避免因重力作用使下垂加重；每日用有紧致功能的按摩油双手配合托按乳腺20min以帮助皮肤收缩；避免快速减肥；配合适当的扩胸运动和饮食调理。如果长期下垂不能纠正，可咨询乳腺专科医生或美容医生用手术等方法矫正。需要说明的是，离乳后不需要常规"排残乳"。

（5）更年期乳房保健。中老年女性的乳房会随着卵巢功能的衰退而萎缩塌陷，同时多种乳房疾病也易在此时发生。更年期女性情绪波动大，长期不良情绪可能导致抵抗力下降，增加罹患肿瘤的风险。近年来，我国女性乳腺癌发病率呈上升趋势，其中45～60岁的围绝经期女性和65～75岁老年女性为两个发病高峰年龄段。更年期女性乳腺保健应关注以下几点。

1）注意饮食结构，提高生活规律性，控制高脂肪和糖类的摄入，多吃水果、蔬菜以及粗粮，适量增加鱼、虾和豆类食品的摄入，注意补充矿物质。低脂肪摄入是保持体形以及防止乳房发生恶性疾病的有效方法。

2）保持健康乐观的生活态度，以乐观、积极的心态对待老年的来临，善于调节情绪，营造一份快乐的心情。提倡适当的体育锻炼、形体锻炼，控制好体重，以减少乳房疾病的发生。

3）定期进行乳房自我检查和到专科医生处就诊是早期发现乳房疾病的有效方法。

4）正确认识绝经激素补充治疗与乳腺癌的关系。激素补充治疗导致乳腺癌的风险很小，治疗结束后风险逐渐降低。乳腺癌增加风险主要与雌激素治疗中添加的合成孕激素有关，并与孕激素应用的持续时间有关。激素替代治疗期间要在医生的指导下定期检查乳房。

5）拒绝吸烟、酗酒等不健康的生活方式，避免长期大量使用保健产品。

（6）老年期乳房保健。随着人体的衰老，恶性肿瘤的发病率增高，乳腺癌也不例外。流行病学数据显示：在美国乳腺癌发病患者群中，65岁以上老年患者占近50%，70岁以上占47%。我国乳腺癌发病高峰年龄较美国提前了近10年。随着生活方式的改变、大量保健品的长期使用、肥胖人群比例增高，城市内的老年乳腺癌发生率也有上升趋势。老年期乳房保健方法参见更年期乳房保健。

3.乳房的中医保健

女性乳房的中医保健可概况为4点：畅情志，节饮食，避外邪，勤自检。女性需保持心情舒畅，情绪稳定，使肝气调达；少食辛辣、刺激、肥甘厚腻之品，使脾胃健运，以维持乳房正常功能；哺乳期需保持乳头清洁，不使婴儿含乳而睡，定时将乳汁吸空，断奶时逐步减少哺乳时间和次数，再行断乳；女性应常进行乳房自查，增强乳房保健意识。

（二）乳腺癌的三级预防"九问"

世界卫生组织国际癌症研究机构发布的数据显示，乳腺癌已成为全球第一大癌症。我国每年乳腺癌新发病例达42万，死亡人数达12万，且发病率逐渐趋于年轻化。乳腺癌的早期发现和诊断，对患者的治疗和预后非常重要。以下"九问"有利于乳腺癌的早期诊断和治疗。

问一：患乳腺癌对患者及家庭的影响？

患者个人：可能失去乳房，可能影响生活质量甚至可能失去生命。

患者家庭：中、晚期乳腺癌经济支出大，治疗时间较长，影响夫妻感情。

问二：乳腺癌三级预防是什么？

乳腺癌的三级预防：病因预防（一级预防），早诊早治（二级预防），延长乳腺癌患者的寿命并提高生活质量（三级预防）。

问三：乳腺癌发病原因？

内因：有乳腺癌基因或发生基因突变，如部分患者有乳腺癌家族史。

外因：长期暴露于致癌高风险因素，如长期雌激素暴露等。

问四：生活中有哪些预防乳腺癌的方法？

（1）保持健康的饮食习惯。减少热量的摄入、避免肥胖，控制脂肪和动物蛋白的摄入，多吃水果、蔬菜、豆类、蘑菇类、鱼类食品，限制烟熏、食盐腌制的食物，远离含农药高的食物。

（2）减轻生活、工作压力，保持愉快心境，远离汽车尾气，生活要有规律。

（3）适龄生育，尽量母乳喂养。

（4）勿长期、大量食用含雌激素高的食物或药物，如蜂王浆、花粉、避孕药、部分补肾的中药等；勿长期大量食用同一类保健品（特别是推荐功效为美白、保持年轻的保健品）。

（5）及时治疗乳腺的良性疾病（如长期固定部位的乳腺组织增厚、乳头状瘤、囊性增生症等），并按医嘱进行定期随访。

（6）减少乳腺X线照射。

（7）不吸烟，少饮酒。

问五：有没有可以预防乳腺癌的药物？

有。例如可采用他莫昔芬或芳香化酶抑制剂预防高危人群的乳腺癌。因为这些药物使用时间较长，有一定的不良反应，所以在人群中不能广泛使用。

化学药物预防适用于有乳腺癌基因的患者或患癌风险高的患者，可以在专业医生的指导下选用。

问六：为什么某国际影星要采取切除乳腺预防乳腺癌的方法？

她的基因检测明确存在乳腺癌基因，其患乳腺癌风险高达70%以上，所以选择预防性乳房切除。为了不影响切除乳腺后的外形，她选择了切除同时进行乳腺假体植入，在降低患癌风险的同时保持了乳房外形完美。

问七：怎样才能做到有癌早发现呢？

（1）定期接受筛查：常规每1～2年到乳腺专科或妇幼保健机构接受1次筛查，高危患者主张每半年检查1次。接受医生查体，选择医生推荐的乳腺彩超、乳腺钼靶、乳腺磁共振等检查。

（2）定期自查：平常关注内衣上有无污渍。建议每月月经干净后3～7日自查1次，重点关注乳房外观有无变化、乳房及腋下有无包块、乳头有无溢液。

（3）出现以下情况应及时到乳腺专科就诊。

乳痛：月经前出现的周期性乳痛属于正常生理反应。但当长时间、无规律乳痛或同一部位长时间疼痛时就应该就诊。

乳房外形变化：大小或形态发生改变、乳头外形或位置变化都应找原因，如局部突起、酒窝、发红、糜烂、橘皮样改变。

乳头溢液：自发性溢液，特别是水样、血性、浆液性溢液要就医，单孔溢液更应该重视。

腋窝肿块：发现腋窝肿块要排除肿瘤转移可能。

问八：怎样才能做到乳腺癌早期确诊？

（1）通过筛查、自查或体检，发现异常及时就诊。

（2）选择适当的早期诊断设备，如高频彩超、高质量的乳腺钼靶机、乳腺磁共振、乳管镜等。

（3）医院具备相应的乳腺专科医务人员及技术。

（4）医院具备多种活检技术，如超声定位下活检（粗针活检、真空旋切、钩针定位等），钼靶定位下活检，磁共振下定位活检，乳管镜下活检，开放活检等。

问九：乳腺癌早治疗有什么好处？

早期乳腺癌约95%可以治愈。早期乳腺癌保乳率高，如果腋窝前哨淋巴结检查无转移，可以避免腋窝清扫及清扫后上肢水肿等严重并发症，术后外形良好、生活质量高。部分患者可以不用放疗、化疗，维持治疗时间短，医疗花费少。

（李　辉）

第三节　乳腺癌切除术围手术期护理

一、适应证

（1）较大的乳管内乳头状瘤。

（2）乳腺原位癌。

（3）乳腺癌患者。

二、术前准备

（一）术前访视

（1）由巡回护士于手术前1d落实。

（2）巡回护士持《手术室护理记录单》《手术室压疮风险评估单》和《手术室术前健康教育单》到病区护士站查阅病历，了解患者的一般情况（重点生命体征），病史，术前诊断，拟定手术名称，手术部位，手术体位，麻醉方式，既往手术史，药物过敏史，手术前输血前九项检查项目结果，重要脏器的功能状态，血常规项目等。

（3）巡回护士到病房访视患者。①自我介绍、说明访视目的，告知手术时会陪伴患者，帮助患者消除紧张、恐惧心理，态度和蔼。②询问患者有无过敏史，包括药物、食物、乙醇、碘酒、麻醉药品等；了解有无活动的义齿及隐形眼镜；有无假肢、金属植入物、心脏起搏器等；女性患者是否处于月经期，男性患者有无前列腺增生。③查看患者的血管情况；评估需要穿刺的部位，确定是否需要做深静脉穿刺。④进行压疮风险评估，评分在9分及以上者告知其压疮风险因素及采取的措施，并请患者或家属签字。⑤女性不化妆，不涂口红；如果指甲上涂有颜色（红、黑、蓝等）需请其清除，否则影响指脉氧监测数据，影响手术中病情的监测。⑥告知患者遵医嘱禁食、水的时间；告知次日手术室会有轮椅接送，请患者提前排空大、小便，穿好病号服，将贵重物品交给家属保管。⑦询问患者有无其他手术护理相关疑问并给予解释。⑧发放《手术室术前健康教育单》。

（二）接患者至手术床

（1）由手术室护士于手术当日推轮椅到病房接患者。

（2）手术室护士持《手术患者交接记录单》，病区护士持患者病历与患者共同查看"腕带"进行身份确认，询问是否禁食、水，有无发热，贵重物品交给家属。手术室护士与病区护士共同查看患者皮肤清洁情况、有无手术部位标识及皮肤的完整性；交接有无术中用药，检查并携带影像资料、腹带、病历等，并在《手术患者交接记录单》上签字，为患者佩戴手术间号码牌后送往手术等待室。转运途中，轮椅固定，保证患者安全，并注意保暖。

（3）巡回护士、器械护士在等待室接患者，问候并安慰患者，介绍自己将陪伴患者手术，再次核对患者病历、腕带，进行身份确认。

（4）准备室护士或巡回护士建立静脉通路（一般用20号静脉留置针）。贴膜固定，标记留置时间。接至手术间并安全平移到手术床上。

（5）有术前用药（抗生素）者，核对皮试结果、身份信息无误后及时输注，开皮前30～60min输注完毕。

（三）巡回护士术前准备

1.物品准备

（1）一次性物品：慕丝线（4号），6×14圆针，7×17皮针，2-0丝线，吸引器管1个，钡线纱布，导尿包，灯把套，45×9贴膜（杂物袋），23号刀片。

（2）无菌器械：腺体包，中单，腹口包，手术衣。

（3）高值物品：3-0可吸收线，压疮贴，美容缝合线。

（4）仪器设备：电刀，吸引器。

2.摆放手术体位

患者采取仰卧位。

（1）仰卧位，患侧胸部稍微垫高。

（2）颈部垫小方巾，防止悬空。

（3）固定头部，避免晃动，头下垫头圈。保持头正中位，充分暴露手术部位，以利于操作。

（4）患侧上肢自然外展，健侧放于身体一侧伸直并固定肘部。双下肢伸直，双腘窝及足跟下可放软垫。

（5）约束带轻轻固定膝部。

3.留置尿管

（1）患者仰卧位，双腿屈曲外展。

（2）护士站在患者的右侧，打开导尿包第一层取出清洁包。清洁会阴部皮肤。打开导尿包内层，铺无菌区，第二次消毒。连接接尿袋，用镊子夹取液体石蜡棉球润滑导尿管，置入需要的长度，见尿液时注射器注入水10～15mL（防止尿道损伤）。整理用物。

（3）如患者有前列腺增生，尿管不易置入，请泌尿外科医生协助。

（四）器械护士术前准备

1.摆台

（1）选择近手术区较宽敞区域铺置无菌器械台。

（2）将无菌包放置于器械车中央，检查无菌包名称、灭菌日期和包外化学指示物，包装是否完整、干燥，有无破损。

（3）打开无菌包的外层包布后，洗手护士进行外科手消毒，由巡回护士持无菌持物钳打开内层无菌单，顺序为先打开近侧，检查包内灭菌化学指示物合格后，再走到对侧，打开对侧，四周无菌单垂于车缘下30cm以上，并保证无菌单下缘在回风口以上。协助洗手护士穿无菌手术衣、戴无菌手套。再由巡回护士或洗手护士打开无菌敷料、无菌物品。

（4）洗手护士按照器械物品使用的顺序、频率分类摆放在无菌器械台面，方便拿取物品。

2.铺单

（1）铺4块治疗巾于切口处（第1块治疗巾1/3对折置于头部，之后以切口为中心逆时针铺剩余的3块治疗巾），患侧胳膊板铺双层治疗巾。

（2）手术床下方放置托盘，铺托盘巾，然后洗手护士与手术医师（已穿好手术衣、戴好手套）共同以切口为中心铺洞巾、切口上1个中单、切口下2个中单。

（3）分别在手术开始前、关闭体腔前、关闭体腔后、缝合皮肤后4个时刻，巡回护士与洗手护士对手术台上的所有物品清点两遍，准确记录。

（4）清点纱布、纱单时，要完全展开，确认纱布和钡线是否完整。

（5）清点棉球时，将药杯里的棉球全部取出，依次摆开清点，并与巡回护士共同确认药杯已空，再将棉球依次放回药杯内。

（6）注意器械的完整性：注意扣克钳和镊子的齿是否完整，缝针的针鼻是否完整，精细器械尤其需注意其完整性。

（7）术中增加的物品，两人核对后及时记录。

（五）第一次手术安全核查

麻醉开始前，由手术医生主持，麻醉医生、巡回护士按照《手术安全核查表》共同进行"三方"核查，手术医生查看病历，麻醉医生查看医生工作站，巡回护士查看患者腕带，共同核对患者身份信息、手术方式、知情同意书、手术部位与标识，检查皮肤是否完整及术野皮肤准备情况，查看影像资料、麻醉前物品准备情况等，核查无误后手术医生签字。

三、术中配合

（一）麻醉方法

全身麻醉，麻醉过程中，手术室人员需陪同在患者身边，防止患者发生坠床。

（二）第二次手术安全核查

手术开始前，由麻醉医生主持，与手术医生、巡回护士共同进行第二次"三方"核查，再次核对患者身份信息、手术部位与标识等，核查无误后由麻醉医生签字；手术物品准备情况的核查由手术室护士执行，并向手术医生和麻醉医生报告。

（三）手术步骤及配合要点

乳腺手术步骤及配合要点见表4-4。

表 4-4　乳腺手术步骤及配合要点

手术步骤	手术护理配合	注意事项
1.消毒及铺巾	1.消毒范围：以切口为中点消毒四周皮肤，包括颈部和胸部 2.常规铺单	1.消毒的范围、顺序合格；保护眼 2.注意铺单顺序
2.切开皮肤、皮下组织	1.递皮镊夹，75%乙醇棉球消毒切口皮肤 2.递23号刀片切开皮肤，纱布拭血	注意刀片放置
3.分离皮肤、皮下组织	数把艾丽丝钳依次牵拉皮瓣	—
4.游离胸大肌、胸小肌，并将其抬起，以大弯钳钝性分离肌肉后间隙。游离淋巴组织	递拉钩，暴露术野	随时备2-0钳线结扎止血
5.充分游离出乳腺肿物，精细解剖及探查神经走向	用中弯止血钳夹解剖剪分离，电凝或2-0丝线结扎止血	钳、线准备充分
6.清点器械、敷料数目，缝合切口	递中针持3-0可吸收线；4号慕丝线，7×17皮针	—
7.消毒皮肤，覆盖切口	递血管钳、乙醇棉球、小贴膜	敷贴无皱褶，皮肤无血迹

四、术后

（一）第三次手术安全核查

患者离开手术室前，由巡回护士主持，与手术医生、麻醉医生共同进行第三次"三方"核查，包括患者身份信息、实际手术方式，确认手术标本、物品清点结果，检查皮肤完整性、动—静脉通路、引流管，确认患者去向等内容，核查无误后巡回护士签字。

（二）送患者至麻醉复苏室

安置患者尿管，去除监护线，保护静脉，整理患者病号服，加盖棉被，将患者从手术床移至对接车，与麻醉医生一起将患者送至麻醉复苏室，交由麻醉护士看管。

（三）送患者回病房

（1）搬运患者时应注意采用适宜的体位及保暖。

（2）转运过程中，保持液路及各种引流管的通畅，防止脱落，严密观察患者的病情变化。

（3）手术医生、麻醉医生及手术室护士带齐患者物品，并约束好患者，共同将患者安全、稳妥地送回病房，与病房护士交接患者生命体征、皮肤、引流、输血、输液（麻醉师交代）等情况，经病房护士核对正确后，与手术室护士在《手术患者交接记录单》上双签字；与家属交接患者衣物等。

（四）手术后访视

（1）向患者及其家属自我介绍。

（2）询问患者及其家属：对手术室工作是否满意？有什么意见或建议？

（李　辉）

第四节　乳腺癌放疗患者的护理

一、放疗前准备

（一）心理准备

协助家属做好患者心理安抚工作，尤其是乳腺缺失后，需要家属的关心和体贴。放疗后可能出现皮肤色素沉着、皮肤破损等反应，也需要配合做好相应护理。

（二）身体准备

多吃富含维生素等营养素的食物，提高身体对放疗的耐受性，术后伤口愈合后方可放疗。

二、主要护理问题

（1）上肢水肿。

（2）潜在并发症：骨髓抑制、放射性皮炎、放射性肺炎等。

三、护理

（一）放疗期间的护理

1.心理护理

不少患者认为癌症是不可治愈的，表现出烦躁、忧郁、恐惧的情绪，甚至绝望、放弃治疗。

护理人员应主动介绍先进的放疗设备和放疗技术，提前告知患者放疗注意事项，帮助患者消除紧张、焦虑情绪，积极配合并顺利完成放疗。

2.饮食护理

个别患者听信传言，盲目忌口，以致不能保证放疗期间的营养供应，导致抵抗力下降。

护士要科学引导，鼓励患者多吃蔬菜、水果，进食清淡、易消化、富含高蛋白饮食，少食多餐，尤其是放疗前不宜过饱、过急，减轻不适症状。鼓励每日饮水2 000mL以上。

3.皮肤护理

乳腺癌患者放疗部位皮肤组织较薄，皮肤弹性差，容易发生皮肤反应，所以做好乳腺癌放疗部位的皮肤护理，预防很关键。

穿纯棉、宽松、质地柔软的衣服，免戴胸罩，尽量穿开衫，便于腋下通风、干燥。保持乳房、腋窝处皮肤清洁、干燥、透气，避免潮湿。用温度适宜的清水清洗，用干燥、柔软的毛巾轻拍沾干，不用肥皂、沐浴乳。如无医嘱，不要在放疗部位涂任何护肤品，不能贴胶布（胶布内的氧化锌为重金属，可加重皮肤反应）。修剪指甲，避免抓伤皮肤，若出现干性脱皮，切忌撕剥。遵医嘱轻涂皮肤保护剂或芦荟胶，若条件允许，患者可选择软聚硅酮敷料以预防放射性反应。

当出现Ⅲ级及以上放射性皮炎时应暂停放疗，并严格按照无菌操作要求清创换药，抗感染治疗。根据伤口情况选用合适的敷料，如美皮康、藻酸盐、爱多肤、银离子、水胶体等，也可行氦氖激光照射甚至手术治疗。

4.上肢水肿的护理

（1）观察患侧肢体的皮肤颜色、皮纹变化，测量并记录臂围。

（2）不在患侧手臂测血压、打针、输液，不配戴首饰，避免过度的运动，如用力拖地、甩臂等，选择合适的内衣，切忌过紧。

（3）循序渐进，科学锻炼，如"爬墙"、梳头、摸对侧耳朵等，每日1～3次，每次15～20min，坚持患肢的功能锻炼至少1年。

（4）穴位按摩，常用穴位有少商穴、内关穴、天泉穴和尺泽穴4个。

（5）空气压力波治疗。

（6）淋巴引流：通过手法按摩，改变淋巴液的流动方向，减轻肿胀。

（二）康复护理

患者出院后应保持心情舒畅，情绪稳定，注意休息，不要疲劳，注意饮食调节，适当锻炼身体。保护好放疗部位的皮肤，放疗结束后，继续使用皮肤保护剂至少1个月。如有干咳、胸痛等不适症状，随时就诊。5年内避孕，学会乳房自检的方法。建议MAM筛查起始年龄为40岁，建议20～39岁女性每3年接受1次CBE筛查，40岁以后每年先后各参加1次CBE和MAM筛查。已知BRCA突变、未检出BRCA突变但有BRCA突变直系亲属或乳腺癌终生风险在20%以上的女性，应参加MRI筛查。

（李　辉　孙东梅）

第五节　乳腺癌化疗患者的护理

一、症状的观察与护理

乳腺癌的病因尚未阐明，研究表明，雌激素与乳腺癌的发生密切相关。主要的临床表现为无痛性肿块。皮肤改变，乳晕和乳头异常及腋窝淋巴结肿大。

（一）乳房肿块的观察与护理

乳房肿块是乳腺癌最常见的症状，大多数患者是在无意中发现肿块而就诊的。

（1）观察乳房肿块的部位：乳腺癌以外上象限区域癌变多见。

（2）观察肿块的数目：乳腺癌单侧乳房单发肿瘤多见。单侧乳房多发肿块及双侧乳腺癌在临床中较为少见。

（3）观察肿块的大小：早期乳腺癌肿块一般较小。

（4）观察乳房肿块的形态和边界：乳腺癌多数呈浸润性生长，边界不清。

（5）观察肿块的硬度：多数乳腺癌肿块质地较硬，少数肿块质地较软，如细胞髓样癌、囊性乳腺癌等。少数肿块周围被较多的脂肪组织包裹，触诊时可有柔韧性。

（6）乳房肿块的活动度：肿块较小时，活动度大，活动时与周围组织一起活动，与纤维瘤活动度不同。若肿瘤侵犯胸大肌筋膜，活动度减弱。进一步累及胸大肌时，活动度消失。

（二）疼痛的观察和护理

疼痛是乳腺癌的常见症状。良性或恶性乳腺肿瘤通常是无痛的。肿瘤伴有炎症时可有胀痛或压痛。晚期乳腺癌患者若侵及神经或腋窝淋巴结肿大、压迫或侵犯臂丛神经，可出现肩部胀痛。

（1）观察、评估患者疼痛的部位、性质及疼痛强度，给予适当的心理安慰，教会患者转移疼痛的方法，必要时遵医嘱给予止痛药物，告知患者注意事项及不良反应的处理方法。

（2）体表止痛法：可通过刺激疼痛部位周围的皮肤或相对应的健侧皮肤达到止痛目的。刺激方法包括按摩、涂清凉止痛药等，也可采用各种温度的刺激，或用65℃热水袋放在湿毛巾上做局部热敷，每次20min。

（3）保持情绪稳定，焦虑易引起疼痛加重。转移注意力，可看小说、漫画等分散注意力。

（4）保持环境安静舒适，执行保护性医疗制度，耐心听取患者倾诉，给予适当安慰，减轻患者心理负担，提高痛阈。

（三）皮肤改变、乳头和乳晕异常的观察和护理

乳腺癌引起的皮肤改变与肿瘤的部位、深浅及侵犯程度有关。累及乳腺悬韧带时，

形成"酒窝征"；累及乳头时，乳头变平、回缩；累及皮下淋巴管时，淋巴液回流受阻，出现水肿，形成"橘皮样"病变；皮肤形成结节时，形成溃疡；乳房有时出现不同程度的抬高，双侧乳头不在同一水平面上。乳头糜烂是湿疹样乳腺癌的典型症状，同时伴有乳头瘙痒。乳头溢液者为5%～10%。早期乳腺癌可见乳头增厚、变红、粗糙、结痂、脱屑、少量分泌物，进一步发展会侵犯乳晕，形成糜烂，整个乳头被侵犯甚至消失。

（四）腋窝淋巴结肿大的观察和护理

乳腺癌进一步发展侵犯淋巴管。最常见的淋巴转移部位是同侧腋窝淋巴结。淋巴结肿大会侵犯、压迫腋静脉，出现同侧上肢水肿；侵犯臂丛神经会出现肩部酸痛。

二、治疗时的护理

乳腺癌患者的主要治疗手段是手术治疗、放疗、化疗、内分泌治疗、生物靶向治疗。这里主要介绍放疗和化疗时的护理。

（1）乳腺癌在治疗和康复时患者会有不同的心理表现。因乳房缺失、术后瘢痕及不对称的胸壁使很多患者失去生存的信心。患侧肢体活动受限使患者自理能力减退。化疗引起的食欲减退造成体力下降而致性欲下降、性生活减少，使患者担心婚姻状况。出院后患者担心被排斥而不愿与人接触和沟通。应帮助和指导患者融入社会，纠正患者的负面情绪，佩戴合适的假发、头巾或义乳等。鼓励家属多与患者沟通和交流，共同度过治疗和康复阶段。

（2）乳腺癌使用的化疗药物中多为发泡剂，容易发生静脉炎。合理地选择输液导管，避免术后患者在患侧上肢进行静脉输液。

（3）多柔比星对心脏毒性大，用药前要进行心电图检查，用药过程进行心电监护监测生命体征，加强巡视，如有不适，及时报告医生给予处理。

（4）告知患者放疗时可能出现皮肤黏膜损害等不良反应及应对方法，放疗后皮肤局部可能有发黑、红肿、糜烂现象，要用温水轻轻清洁（不要用肥皂、沐浴露等擦拭皮肤），然后涂以抗生素软膏，穿柔软的棉质内衣。注意观察呼吸，因为放疗会引起喉部黏膜充血、肿胀，使气道变窄，如患者出现呼吸困难，可先行气管切开，再行放疗。

（5）患者在治疗过程中会因畏食、味觉迟钝、口干、腹胀、便秘等症状影响营养的摄入，可以通过膳食和药物减轻以上症状带来的不良影响。

（李　辉　孙东梅）

第五章

女性恶性肿瘤患者的护理

第一节　子宫颈癌患者的护理

子宫颈癌（又称宫颈癌）病例大多数与感染高危型人乳头瘤病毒（主要为HPV16、HPV18等）有关，鳞状细胞癌是宫颈癌最主要的组织学亚型。近年来，宫颈腺癌所占比例有所上升，为5%~15%。

一、诊断要点

（一）临床表现

1.症状

早期宫颈癌一般无明显症状，也无特殊体征，与慢性宫颈炎无明显区别。宫颈浸润癌的症状主要是阴道分泌物增多、阴道不规则出血，部分患者伴腰痛、下腹痛或腿痛，有时伴有大便和（或）小便异常症状。

2.体征

阴道检查可见宫颈表面有结节、菜花样肿物，中、晚期患者宫颈原形丧失，被肿瘤所取代，有的呈溃疡或空洞状，并可累及阴道壁。

（二）特殊检查

1.细胞学涂片

采集宫颈脱落细胞涂片、染色，于显微镜下观察有无癌细胞，是最常用的辅助诊断方法，也是在大规模普查时简便、准确地筛选早期病变的方法。

2.阴道镜检查

阴道镜可将病变放大，可在直视下早期发现宫颈癌的癌前病变及细小癌灶，提高宫颈活检的阳性率。

3.宫颈活检

早期宫颈癌应在阴道镜指引下取样活检，以提高活检阳性率。所有宫颈癌都必须有病理组织切片证实癌的诊断，并区分肿瘤的病理类型和分级。

（三）FIGO宫颈癌分期

宫颈癌的分期方法很多，一直采用FIGO的国际临床分期法，2018年进行了最新一版修订，见表5-1。

表 5-1　FIGO 2018 年宫颈癌分期标准

分期	肿瘤范围
Ⅰ期	肿瘤仅局限于宫颈（不考虑肿瘤向宫体侵犯）
ⅠA期	仅能由显微镜诊断为浸润癌，任何大体所见病灶甚至表皮浸润都属于ⅠB浸润。限制于可测定的间质内浸润范围：最大垂直深度≤5.0mm。垂直浸润深度应从表皮或腺体的基底层起不超过5.0mm，脉管（静脉或淋巴管）累及不改变分期
ⅠA1期	测定的间质浸润深度≤3.0mm
ⅠA2期	测定的间质浸润深度＞3.0mm且≤5.0mm
ⅠB期	临床可见肿瘤限于子宫颈，或临床前肿瘤大小超出ⅠA范围
ⅠB1期	临床可见肿瘤＜2.0cm
ⅠB2期	临床可见肿瘤≥2.0cm且＜4.0cm
ⅠB3期	临床可见肿瘤≥4.0cm
Ⅱ期	宫颈癌侵犯超出子宫，但未累及骨盆壁或阴道下1/3
ⅡA期	无明显宫旁侵犯
ⅡA1期	临床可见肿瘤≤4.0cm
ⅡA2期	临床可见肿瘤＞4.0cm
ⅡB期	明显宫旁侵犯
Ⅲ期	肿瘤已侵犯盆壁，直肠检查发现宫颈肿瘤与盆壁之间无间隙，或肿瘤已累及阴道下1/3，或肿瘤累及盆腔和（或）腹主动脉旁淋巴结。所有的肾积水或无功能肾均包括在内，除非这些肾异常有已知的其他原因可解释
ⅢA期	肿瘤累及阴道下1/3，但未侵犯盆壁
ⅢB期	盆壁累及，或肾积水，或无功能肾
ⅢC期	无论肿瘤大小和扩散程度。累及盆腔和（或）腹主动脉旁淋巴结，需注明（影像学）或（病理学）证据
ⅢC1期	累及盆腔淋巴结
ⅢC2期	累及腹主动脉旁淋巴结
Ⅳ期	肿瘤扩散的范围已超出真骨盆，或经活检证实膀胱或直肠黏膜受侵。黏膜泡状水肿不属于Ⅳ期
ⅣA期	肿瘤累及邻近器官
ⅣB期	肿瘤转移到远处脏器

二、治疗原则

早期宫颈癌患者可行手术治疗（年轻宫颈癌患者手术后仍可保留生育功能、卵巢功能和性功能）或放疗，这一观点已经获得医学界的广泛认同。ⅠA期宫颈癌患者的标准治疗仍为手术治疗（锥切活检、子宫切除术），对于不适合手术的ⅠA1期合并淋巴脉管浸润（LVSI）或ⅠA2期患者可考虑EBRT联合腔内放疗。ⅠB～ⅡA期患者可行根治性子宫切除和盆腔淋巴结加（或不加）腹主动脉旁淋巴结切除术，或者接受放疗，有生育要求者可行根治性宫颈切除术。肿块较大的ⅠB3、ⅡA2期患者首选同步化疗/放疗。初次手术后有淋巴结转移、手术切缘阳性、或者有宫旁肿瘤浸润的患者往往预后不佳，术后需要给予辅助放疗联合铂类为基础的同步化疗，有助于改善这类患者的预后。淋巴结阴性但肿瘤体积大、具有脉管瘤栓和间质浸润深也是影响早期宫颈癌预后的不良因素，有研究者推荐术后根据具体的病理情况给予辅助盆腔放疗，降低复发风险，可参考Sedlis推荐（表5-2）。

表 5-2　Sedlis 推荐

LVSI	间质浸润	肿瘤大小（根据妇科检查）
+	深1/3	任意大小
+	中1/3	≥2.0cm
+	浅1/3	≥5.0cm
−	中或深1/3	≥4.0cm

局部晚期（ⅡB～ⅣA）患者目前标准的治疗方法：同步应用以铂类为主的化疗和放疗。一系列随机临床研究结果表明，这一联合治疗手段能更好地控制盆腔局部病灶，与单纯放疗相比，可显著提高生存率。推荐以铂类为基础的同步化疗方案。以CT为基础的计划设计和适形遮挡技术是目前EBRT的标准治疗方法。在使用调强放疗等适形放疗技术时，应仔细考虑细节和治疗的重复性（包括靶区和正常组织的勾画、患者身体和内脏器官的运动、软组织形变、严格的剂量和放射物理质量保证）。每日治疗均常规进行图像引导，如锥形CT（CBCT），以保证软组织的移位校准。MRI是判断晚期宫颈癌肿瘤浸润周围软组织和宫旁的最佳辅助影像检查手段。目前3D图像（MRI/CT）引导的近距离放疗技术致力于优化肿瘤靶区的覆盖，同时减少邻近膀胱、直肠和肠管的照射，推荐采用高危临床靶区（HR CTV）给予处方剂量。然而，肿瘤治疗结果及大部分现行的临床实践仍是建立在A点剂量系统的基础上。在使用图像引导的近距离放疗改善剂量分布时，应该特别注意不要使肿瘤治疗剂量低于传统A点系统的推荐剂量。未接受手术的初治宫颈癌患者，根治性EBRT中原发肿瘤和区域淋巴结引流区的照射剂量为45Gy（40～50Gy）。如前所述，放疗靶区应根据手术或影像学检查确定的淋巴结状态而定。原发宫颈肿瘤采用近距离放疗配合外照射进行推量补量照射时，A点一般再接受30～40Gy（LDR等效剂量）。根据指南建议，A点总剂量对于体积小的肿瘤要达到80Gy（EQD2），体积大的肿瘤照射剂量要达到≥85Gy（EQD2）。存在明显增大且未切除的淋巴结，需要使用高适形度的EBRT加量照射，额外给予10～15Gy。高剂量照射尤其使用EBRT时，需要特别注意正常组织的放疗耐受剂量，严格控制位于高剂量区内正常器官的照射剂量，避免过量照射。

同步化疗/放疗或根治性手术（盆腔除脏术）可使局部复发且没有远处转移的患者获益。晚期（ⅣB期）病例、肿瘤持续或复发的患者，手术切除或放疗已经不再有效，故预后仍然很差。这些患者需要姑息性化疗。顺铂单药使用或顺铂联合其他活性药物（如异环磷酰胺、紫杉醇、吉西他滨、喜树碱、去甲长春碱）可以作为姑息性化疗的基础，但是姑息性化疗的标准方案目前尚无定论。

宫颈腺癌与宫颈鳞癌相比预后更差。腺癌对于放射线及大多数细胞生长抑制剂不敏感，而且即使是很早期的腺癌也可能有淋巴管播散的倾向。

三、治疗策略

（一）新辅助化疗

多年来，宫颈癌新辅助化疗应用于早期局部肿瘤较大的宫颈癌的综合治疗。对于ⅠB2～Ⅱ期宫颈癌，新辅助化疗＋根治术明显优于单用放疗。临床研究数据提示，新辅助（诱导）化疗后给予根治性手术，可能有利于手术的进行，可减少术后因不良预后因素需要辅助治疗的应用，但将这一方案作为标准治疗尚需更多的临床研究验证。

1.PP方案

紫杉醇175mg/m²，静脉滴注（3h），第1日；顺铂50mg/m²，静脉滴注，第1日。每3周重复。

2.PC方案

紫杉醇175mg/m²，静脉滴注（3h），第1日；卡铂（AUC为5.0～7.5），静脉滴注（1～3h），第1日。每3周重复。

3.TC方案

紫杉醇175mg/m²，静脉滴注（3h），第1日；拓扑替康0.75mg/m²，静脉滴注，第1～3日。

4.BIP方案

博来霉素15mg/m²，静脉滴注，第1～3日；顺铂20mg/m²，静脉滴注，第1～3日；异环磷酰胺1 200mg/m²，静脉滴注，第1～3日。每3～4周重复，共2～3个周期。

具有以下特征者可进行新辅助化疗：年龄≤35岁；ⅠB2～Ⅱ期宫颈鳞癌；特殊的组织类型，如宫颈腺癌、腺鳞癌、透明细胞腺癌和宫颈小细胞癌等。此方案也可作为辅助化疗或晚期宫颈癌的挽救方案，至今仍在使用。

（二）同步放疗/化疗

同步放疗/化疗可以起到协同抗癌作用，主要适用于ⅠB3期以上的局部晚期宫颈癌的同步放疗/化疗，以及早期宫颈癌术后具有高危因素的术后辅助同步放疗/化疗。

1.顺铂＋氟尿嘧啶联合

顺铂50～75mg/m²，静脉滴注（4h），第1日；氟尿嘧啶1 000mg/（m²·d），静脉注射，第1～4日。每3周1次，共3次。

2.顺铂单药

顺铂40mg/m²，静脉滴注，第1日。每周1次，共5～6次。

同步疗/化疗通常以顺铂为主，或与氟尿嘧啶联合应用，但加用氟尿嘧啶后不良反应增加，可能会影响放疗进程。

（三）转移和复发性宫颈癌

对于盆腔外转移或复发宫颈癌，化疗常成为不能手术或放疗患者的治疗选择。化疗有效者可能疼痛减轻、症状缓解。但患者对化疗的有效反应持续时间不长，挽救化疗的客观反应期很短（4～6个月），只有少数患者生存期超过1年，生存质量也没有得到显著改善。多项Ⅲ期研究结果发现，如果之前放疗时采用单药顺铂作为增敏方案，则复发转移疾病中铂类联合方案优于单药，其余大部分是探索性的。

1.顺铂＋紫杉醇

紫杉醇135mg/m²，静脉滴注（24h），或175mg/m²，静脉滴注（3h），第1日；顺铂50mg/m²，静脉滴注，第1日。每3周重复。

2.拓扑替康＋紫杉醇

紫杉醇135mg/m²，静脉滴注（24h），或175mg/m²，静脉滴注（3h），第1日；拓扑替康0.75mg/m²，静脉滴注，第1～3日。每3周重复。

3.卡铂＋紫杉醇

紫杉醇175mg/m²，静脉滴注（3h），第1日；卡铂（AUC为5～6），静脉滴注（1～3h），第1日。每3周重复。

4.顺铂＋拓扑替康

顺铂50mg/m²，静脉滴注，第1日；拓扑替康0.75mg/m²，静脉滴注，第1～3日。每3周重复。

5.说明

（1）顺铂＋紫杉醇和卡铂＋紫杉醇是转移性或复发性宫颈癌应用最广泛的方案。GOG240研究比较了贝伐单抗联合两种化疗方案（顺铂＋紫杉醇＋贝伐单抗或拓扑替康＋紫杉醇＋贝伐单抗），结果显示，接受贝伐单抗的患者总生存期有改善，根据此研究结果，美国FDA批准贝伐单抗联合紫杉醇＋顺铂或联合紫杉醇＋拓扑替康用于治疗持续性、复发性或转移性宫颈癌。

（2）基于GOG240和JGOG0505的研究结果，卡铂＋紫杉醇＋贝伐单抗作为复发和转移性宫颈癌的另一治疗推荐方案（2A类）。卡铂＋紫杉醇（1类推荐）作为接受过顺铂治疗的患者首选，而既往未使用过顺铂的患者推荐顺铂联合紫杉醇（2A类推荐）。

（3）对于不能使用紫杉醇的患者，可采用顺铂＋拓扑替康或顺铂＋吉西他滨替代。无铂方案可作为无法耐受铂类化疗患者的选择。

（4）其他已被证实有效或能延长无进展生存期（PFS）可用于二线治疗（2B类推荐）的药物包括贝伐单抗、多西他赛、5-FU、吉西他滨、异环磷酰胺、伊立替康、丝裂霉素、白蛋白结合型紫杉醇、拓扑替康、培美曲塞和长春瑞滨。目前基于KEYNOTE158的研究（NCT02628067）结果，美国FDA批准帕博利珠单抗治疗化疗期间或化疗后疾病进展的PD-L1阳性复发或转移性宫颈癌。

四、术前护理常规

（一）术前综合评估

护理人员综合评估患者心理状况、身体状况、对手术的知情情况等，实施护理时做到心中有数、有的放矢。

1.心理状况

评估患者对疾病的认识程度、有无焦虑、是否知晓病情、自我形象接受程度。

2.一般评估

评估患者的意识、生命体征、皮肤完整性、饮食、排泄、睡眠情况等。

3.专科评估

评估阴道有无流血，流血量、颜色和状态，既往妇科检查发现，宫颈细胞学检查结果。

4.营养状况

评估患者有无贫血、消瘦、低蛋白血症等。

5.了解有无并发症

评估患者有无高血压、心脏病、糖尿病及慢性支气管炎等。

6.安全评估

评估患者跌倒、坠床、压疮、导管滑脱等高危因素。

（二）相关知识宣教

如患者已知患有恶性肿瘤，则对手术范围、围手术期可能发生的并发症进行解释，帮助患者树立战胜疾病的信心；如患者不知道所患疾病情况，可侧重于对手术本身相关知识宣教，不对疾病具体情况进行解释。

（三）心理护理

患者对手术普遍存在恐惧、焦虑等心理，加之恶性肿瘤的影响，容易出现一系列心理变化，护理人员要善于和患者交流，引导患者说出担忧和恐惧的问题，有针对性地进行心理干预，开导患者正确面对。

（1）建立良好的护患关系，鼓励患者说出心理感受，给予心理支持。

（2）向患者介绍治疗概况和手术成功案例，帮助患者增强信心，保持心情舒畅。

（3）告知术前、术后注意事项，帮助患者以良好的心态接受手术。

（4）指导患者戒烟、戒酒，练习深呼吸、有效咳嗽、床上排便、踝泵运动等。

（5）术前有慢性贫血、体质较差的患者，可指导其进食高能量、高营养、易消化饮食，改善营养状况。

（6）常规进行肝、肾等重要脏器的功能检查及评估，协助医师完善各项必要的检查和化验，如宫颈活检、阴道清洁度检查、心电图、B超、胸部X线、MRI、CT检查等。

（四）术前常规准备

（1）经腹子宫全切术者，术前3d每日用0.5%的碘伏溶液擦洗阴道，每日1次，共3次；手术当日须再次用碘伏擦洗阴道，避免发生术后感染。

（2）术前1d进半流质饮食，晚饭减量，22：00后禁食、水，睡前常规清洁灌肠，保证肠道清洁。

（3）术前1d遵医嘱完成抗生素皮试，进行术前准备，如备皮、备血、沐浴等。

（4）手术当日晨排空大、小便，更换衣服，去除身上的饰物及义齿等。

（5）根据术中需要留置胃管、尿管，并告知留置目的，取得患者配合。

（6）术晨测生命体征，与手术室护士核查手术部位，做好身份识别。生命体征如有异常，及时报告医生并记录。

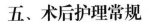

五、术后护理常规

（一）全身麻醉体位护理

（1）患者术后给予去枕平卧，头偏向一侧，防止呕吐引起窒息。

（2）给予持续低流量吸氧及心电、血氧饱和度监测，保持呼吸道通畅，观察有无舌后坠及痰液堵塞情况，术后4h保持患者意识清楚，可采取呼唤、轻拍或按摩等方式刺激患者保持清醒，以免患者熟睡后影响呼吸功能。

（二）病情观察

（1）术后0.5～1h观察并记录患者的生命体征及液体出入量，术后6h平稳后转为常规观察护理，术后24h内严密观察生命体征变化，出现异常及时告知医生进行处理。

（2）密切观察切口及阴道出血情况，注意腹部切口有无渗出、敷料是否干燥、阴道流血情况。

（3）术后注意合理固定引流管，观察腹腔引流管及阴道T管，导尿管引流物颜色、性质、量等，有异常及时告知医生；腹腔引流管局部每日消毒1次，外阴部每日消毒2次；能进食后指导患者多饮水，起到自然冲洗尿道的作用；术后留置尿管需保留7～14d，期间指导患者做盆底肌锻炼；拔管前3d每隔1～3h开放尿管1次，以促进膀胱功能的恢复。

（4）根据患者的情况，认真听取患者主诉，及时给予止痛处理，教会患者正确使用止痛泵，安抚患者，转移患者注意力，必要时给予止痛药物。

（5）术后观察阴道及切口位置有无出血，拔除导尿管后有无尿潴留发生，可指导患者自行排尿、听水声排尿等；术后肠胀气等并发症发生多因术中肠管受到激惹而使肠蠕动减弱所致，术后患者呻吟可咽入大量气体而加重腹胀，可鼓励患者早期下床活动，以促进胀气排出及吸收。

（三）用药护理

告知患者药物的名称、作用及不良反应。

（四）饮食护理

术后早期禁食，肠道通气恢复后可进食少量高蛋白、高热量、易消化的流质饮食；根据需要逐渐开始进食半流质饮食；术后24h鼓励患者下床活动，以改善胃肠功能，预防或减轻腹胀。

（五）术后活动指导

鼓励患者早期活动，讲解术后早期活动的意义，指导卧床患者进行踝泵运动，深呼吸，多翻身，以防发生压疮、肺部感染及下肢静脉血栓等并发症。嘱患者渐进性地增加活动量。

（六）出院指导

出院后患者可根据身体恢复状况进行适当运动；鼓励患者参加力所能及的社会活动；性生活可根据术后身体恢复状况进行；嘱定期复查，需要行放、化疗的患者要指导其及时来院。

（董小晶　倪亚丽）

第二节　子宫内膜癌患者的护理

腺癌是子宫内膜癌的主要病理类型。基于临床和组织学的不同，可将子宫内膜癌分为两种类型：Ⅰ型肿瘤，组织学上通常分化良好，其中以子宫内膜样腺癌最为常见；Ⅱ型肿瘤，组织学分化差，组织学类型为浆液性乳头状或透明细胞癌。Ⅰ型肿瘤占病例的绝大部分，通常患者预后较好。

一、诊断要点

（一）临床表现

70%～75%为绝经后妇女。早期患者可无明显症状，仅在普查或其他原因进行妇科相关检查时偶然发现。

绝经后阴道出血或出现血性白带者、40岁以后有不规则阴道出血者、40岁以前有长期功血及不孕史者应怀疑子宫内膜癌。晚期患者可出现下腹痛、腰痛、贫血及恶病质。早期患者盆腔检查无明显异常，子宫体大小和症状往往正常（约占40%）。子宫体的增大在一定程度上取决于肿瘤的扩散，但更多取决于所伴有的肌瘤或宫腔积脓。

（二）特殊检查

1.细胞学检查

宫颈管或宫腔吸片细胞学检查有助于早期诊断。

2.影像学检查

阴道B超是一项重要的无创辅助检查，不仅可以观察宫腔及内膜的病变，还可观测内膜癌肌层浸润深度。MRI检查对宫颈受累及肌层浸润深度的预测准确度优于CT，是近年来较首选的检查方法。对疑有宫外病变的高危患者还可选用PET/CT检查。

3.宫腔镜检查

宫腔镜检查能较早地发现子宫内膜癌变，有助于子宫内膜癌的定位和分期。

4.组织学检查

内膜组织学检查是内膜癌确诊的最终依据，对宫颈管可疑者应常规进行分段诊刮，以确定癌的发生部位及临床分期。

5.肿瘤标志物

子宫内膜癌无特异敏感的标志物。部分患者可出现CA125或CA19-9、CEA、CA153、HE4等异常，与组织学类型、肌层浸润深度及子宫外受侵等因素具有相关性，对疾病诊断及术后病情监测有一定的参考价值。

（三）FIGO子宫内膜癌分期标准

子宫内膜癌通常采用国际妇产科联合会（FIGO）的国际临床分期法，目前手术病理分期统一采用的是2009年FIGO分期，见表5-3。

不是所有的子宫内膜癌患者都适合目前推荐的手术—病理分期，如部分年轻、希望保留生育功能的患者；有严重内科疾病且有手术禁忌证的患者：单纯放疗或因宫颈肿瘤累及无法直接手术而需要术前放疗的患者，仍采用FIGO 1971年发布的临床分期标准（表5-4）。

表 5-3　子宫内膜癌临床分期（FIGO 2009）

分期	肿瘤范围
Ⅰª期	肿瘤局限于子宫体
ⅠAª期	肿瘤浸润肌层深度＜1/2
ⅠBª期	肿瘤浸润肌层深度≥1/2
Ⅱª期	肿瘤侵犯宫颈间质，但无宫体外蔓延ᵇ
Ⅲ期	肿瘤局部和（或）区域的扩散
ⅢAª期	肿瘤侵犯子宫浆膜层和（或）附件ᶜ
ⅢBª期	阴道和（或）宫旁受累
ⅢCª期	盆腔淋巴结和（或）腹主动脉旁淋巴结转移ᶜ
ⅢC1ª期	盆腔淋巴结阳性
ⅢC2ª期	主动脉旁淋巴结阳性和（或）盆腔淋巴结阳性
Ⅳª期	肿瘤侵犯膀胱和（或）直肠黏膜和（或）远处转移
ⅣAª期	肿瘤侵犯膀胱和（或）直肠黏膜ª
ⅣBª期	远处转移，包括腹腔内和（或）腹股沟淋巴结转移

注　a.适用于所有G1、G2、G3级；b.宫颈管腺体累及分期为Ⅰ期，侵犯间质为Ⅱ期；c.细胞学阳性必须单独报告，但不改变分期。

表 5-4　子宫内膜癌临床分期（FIGO 1971）

分期	肿瘤范围
Ⅰ期	肿瘤局限于宫体
ⅠA期	子宫腔深度≤8cm
ⅠB期	子宫腔深度＞8cm
Ⅱ期	肿瘤累及子宫颈
Ⅲ期	肿瘤侵及宫体以外，但未超出真骨盆；盆腔内，阴道、宫旁组织可能受累，但未累及膀胱、直肠
Ⅳ期	肿瘤扩散至真骨盆外，或明显侵犯膀胱、直肠黏膜（泡样水肿不属Ⅳ期）

子宫内膜癌还应根据组织学分化程度分级，如下所述。

（1）G1：5%或以下非鳞状或桑葚样实体生长形态。

（2）G2：6%～50%非鳞状或桑葚样实体生长形态。

（3）G3：50%以上非鳞状或桑葚样实体生长形态。

二、治疗原则

子宫内膜癌的治疗以手术治疗为主，辅以放疗、化疗和激素等综合治疗。应根据病理诊断和组织学类型，以及患者的年龄、全身状况、有无生育要求、有无手术禁忌证、有无内科合并症等综合评估来制订治疗方案。手术是子宫内膜癌最主要的治疗手段，除不能耐受手术或晚期无法手术的患者外，都应进行全面的分期手术。对于伴有严重内科并发症、高龄等不宜手术的子宫内膜癌患者，可采用放疗和药物治疗。严格遵循各种治疗方法指征，避免过度治疗或治疗不足。强调有计划、合理的综合治疗，并重视个体化治疗。

早期患者的初次治疗主要是手术。临床Ⅰ期患者手术包括全子宫、双附件切除＋盆腔和腹主动脉旁淋巴结切除术。但对于术前全面评估病灶局限于子宫内膜层或浅肌层，且为高、中分化的子宫内膜癌患者，淋巴结转移概率低，是否需行淋巴结切除尚有争议。临床Ⅱ期则需先行宫颈活检或MRI检查，证实存在子宫内膜癌侵犯宫颈间质，否则按临床Ⅰ期处理。术式为改良广泛/广泛性子宫切除术＋双侧附件切除术＋盆腔及腹主动脉旁淋巴结切除术。可以应用开腹、经阴道、腹腔镜、机器人腹腔镜等技术，但应避免用粉碎器或分块取出子宫。

根据病理结果选择术后辅助治疗。大多数诊断为Ⅰ期的子宫内膜癌患者可以经手术治愈，但对于术后病理有危险因素的患者，如肿瘤3级、肌层外1/2受侵、淋巴血管侵犯、宫颈受累等，或Ⅲ期以上患者，需要根据不同情况考虑给予术后体外和（或）腔内放疗，加或不加系统化疗以减少局部及远处复发，改善预后。

对于有生育要求且符合保留生育功能条件的子宫内膜样腺癌患者，初次治疗可先试用内分泌治疗替代手术治疗。但是必须向患者告知内分泌治疗的风险及手术治疗的情况，且需定期监测。完成生育后或内膜取样发现疾病进展即行手术治疗。

晚期或复发患者根据个体预后因素、肿瘤播散和初次治疗情况选择单独或联合应用手术、化疗和放疗。建议行包括全子宫＋双附件切除在内的肿瘤细胞减灭术。手术目标是尽可能达到没有肉眼可测量的病灶，也可考虑新辅助化疗后再手术。ⅢA～C期术后推荐的方案为全身化疗和（或）EBRT＋腔内放疗。病变超出子宫但局限在盆腔内（转移至阴道、膀胱、肠/直肠、宫旁、淋巴结）无法手术切除者，可先行单纯化疗后再次评估是否可以手术治疗，或可行EBRT和（或）阴道近距离放疗＋化疗之后手术治疗；或根据治疗效果仍无法手术选择放疗。ⅣA/ⅣB期可行化疗和（或）EBRT和（或）激素治疗，也可考虑姑息性子宫＋双附件切除术后，再行辅助化疗和（或）EBRT和（或）激素治疗。对孕激素受体阳性或雌激素受体阳性的晚期或复发患者给予孕激素或抗雌激素的内分泌治疗可以提高生存率，但两种内分泌治疗联合应用的临床疗效未必优于单一的孕激素治疗。

三、治疗策略

（一）放疗

放疗包括EBRT和（或）近距离放疗。EBRT主要针对盆腔和（或）腹主动脉旁淋巴结区域。近距离放疗主要针对子宫（术前或根治性放疗）及阴道（子宫全切术后的辅助治疗）。

EBRT针对原发肿瘤和盆腔内转移实体肿瘤部位，还要包括髂总、髂外、髂内淋巴结引流区及宫旁、上段阴道和阴道旁组织。宫颈受侵者还应包括骶前淋巴结区，延伸野应该包括盆腔野，同时还要针对髂总和腹主动旁淋巴结区域。延伸野的上界取决于具体的临床情况，至少达到肾血管水平。对于放疗野亚临床病灶剂量为45～50Gy者，建议采用以CT图像为基础的多个适形野技术的放疗计划。

近距离放疗的剂量也与患者的具体临床分期和肿瘤情况相关。如果宫颈受侵，除了子宫体肌层剂量参考点，还要考虑A点剂量。可参考宫颈癌A点放疗总剂量。如果近距离放疗采用MRI影像勾画靶区，GTV区域的EQD2总剂量≥80Gy。根据不同分期，联合EBRT，GTV及CTV区域的EQD2总剂量分别达到80～90Gy和48～75Gy。而OAR限量建议，乙状结肠和直肠D2cc：不超过75Gy，膀胱D2cc：80～100Gy，肠管D2cc：65Gy。

对于术后辅助近距离放疗，只要阴道残端愈合就可以开始，一般在手术后12周内进行。剂量参考点在阴道黏膜表面或黏膜下0.5cm。针对阴道上段，采用高剂量率近距离治疗。EBRT后补充近距离放疗者，常用剂量为（4～6）Gy×（2～3）f（黏膜表面）。术后只补充近距离放疗者，通常方案为7Gy×3f（黏膜下0.5cm处）或6Gy×5f（黏膜表面）。

（二）化疗和靶向治疗

1.全身化疗

全身化疗主要应用于晚期（Ⅲ～Ⅳ期）或复发患者，以及特殊病理类型患者；也可用于一些具有高危因素（ⅠB期、G3级）的早期患者的术后辅助治疗。研究表明，对于这类患者，即使行辅助放疗后，仍有相当一部分出现远处转移，故大多数学者认为应该加用辅助化疗。此类患者化疗方案推荐为紫杉醇＋卡铂。

若患者能耐受，推荐多药联合化疗方案。推荐药物见表5-5。使用细胞毒性药物仍然不能控制病情的患者可考虑加用贝伐珠单抗靶向治疗。

2.新型靶向治疗

随着个体化肿瘤治疗和靶向治疗研究进展，几种新型疗法已被开发和应用于子宫内膜癌的治疗，特别是在Ⅰ型子宫内膜癌治疗中。依维莫司、西罗莫司已获批为子宫内膜癌Ⅱ期临床试验的单药治疗药物，目前在联合治疗方案中正在进行评估。血管内皮生长因子（VEGF）的过表达导致血管增生、肿瘤供氧和营养增多。贝伐单抗是一种针对VEGF的单克隆抗体，GOG在复发子宫内膜癌妇女中已将其作为应用药物之一。索拉非尼和舒尼替尼是两种阻断VEGFR的化合物，舒尼替尼已被证明部分缓解率为15%，VEGFR抑制剂的效用仍待评估。表皮生长因子受体（EGFR）和人表皮生长因子受体-2（HER-2）抑制剂完成了复发或转移性子宫内膜癌的Ⅱ期临床试验。目前对于HER-2阳性的子宫浆液性癌复发患者可应用卡铂＋紫杉醇＋曲妥珠单抗。

（三）激素治疗

孕激素能使异常增生的子宫内膜转变为分泌期或萎缩性子宫内膜，从而可导致子宫内膜腺瘤样增生或腺瘤的萎缩、逆转，激素治疗仅用于子宫内膜样腺癌。孕激素制剂约对1/3的晚期或复发子宫内膜癌患者有效，尤其对肺转移者效果最好，对约85%的患者有显著反应，但对盆腔内复发或持续存在的病灶治疗效果不佳。近来报道其对原发肿瘤为雌激素受体阳性的复发病变有效，当孕激素治疗失败时，应用他莫昔芬有效。

表5-5　子宫内膜癌常用方案

治疗类型	分期	常用方案	疗程
术后辅助化疗或姑息化疗	Ⅲ～Ⅳ期或复发转移	多药联合方案： ·卡铂＋紫杉醇（或多西他赛） ·顺铂＋多柔比星 ·顺铂＋多柔比星＋紫杉醇（因未改善总体生存率且毒性较大而未被广泛使用） ·卡铂＋紫杉醇＋贝伐珠单抗 ·异环磷酰胺＋紫杉醇（推荐用于癌肉瘤，Ⅰ类证据） ·顺铂＋异环磷酰胺（用于癌肉瘤） ·依维莫司＋来曲唑（用于子宫内膜样癌） 单药方案：顺铂、卡铂、多柔比星、脂质体多柔比星、紫杉醇、白蛋白结合紫杉醇、免疫检查点抑制剂帕博利珠单抗（用于MSI-H/dMMR肿瘤）、拓扑替康、贝伐珠单抗、多西他赛（ⅡB类证据）、西罗莫司、异环磷酰胺（用于癌肉瘤）	3～6个周期
激素治疗	主要用于低级别子宫内膜样癌	甲地孕酮/他莫昔芬（交替使用）、孕激素、芳香化酶抑制剂、他莫昔芬、氟维司群	

1.孕激素

（1）醋酸甲羟孕酮200～400mg/d，口服，持续用药直至出现不可接受的毒性或疾病进展，予以更高剂量无益。

（2）醋酸甲地孕酮160mg/d，口服，持续用药直至出现不可接受的毒性或疾病进展，不建议予以更高剂量。

2.三苯氧胺

20～40mg/d，口服。

（四）Ⅱ型子宫内膜癌治疗

1.子宫浆液性癌

较少见，恶性程度高。早期可发生脉管浸润、深肌层受累、盆腔和腹腔淋巴结转移、腹膜转移等，预后差。子宫内膜透明细胞癌的预后也差。

治疗原则：无论临床诊断分期的早晚，均应进行同卵巢癌细胞减灭术的全面手术分期，包括盆腹腔冲洗液细胞学检查、全子宫双附件切除术、盆腔淋巴结及腹主动脉旁淋巴结清扫术、大网膜切除术及腹膜多点活检术，晚期则行肿瘤细胞减灭术。术后治疗以化疗为主，除部分ⅠA期患者（子宫标本术后病理无残存肿瘤）可观察外，其余ⅠA～Ⅳ期患者均应化疗＋EBRT＋腔内放疗。子宫浆液性癌术后宜选用与卵巢浆液性癌相同的化疗方案，如紫杉醇＋卡铂等。对于晚期患者，可采用术前新辅助化疗，再行肿瘤细胞减灭术，之后再行化疗。放疗可考虑应用盆腔外照射＋阴道腔内照射控制局部

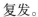

复发。

2.子宫癌肉瘤

WHO于2003年提出子宫癌肉瘤归于子宫内膜癌的范畴，2010年NCCN病理分类中将子宫癌肉瘤列入子宫内膜癌Ⅱ型。其恶性程度高，早期即可发生腹腔、淋巴、血液循环转移。

治疗原则：无论临床诊断分期的早晚，均应进行同卵巢癌的全面分期手术，晚期行肿瘤细胞减灭术。与子宫浆液性癌相同，术后除部分ⅠA期患者可选择观察外，其余ⅠA～Ⅳ期患者均应化疗＋盆腔外照射放疗＋阴道腔内放疗。推荐化疗方案为紫杉醇＋异环磷酰胺。如患者无法耐受，可应用单药异环磷酰胺化疗。异环磷酰胺是子宫内膜癌肉瘤最有效的单药，缓解率达29%～36%。联合治疗方案还可以采用异环磷酰胺＋顺铂的化疗方案。术后盆腔外照射放疗＋阴道腔内放疗可有效控制复发，提高生存率。

四、术前护理

（一）术前综合评估

（1）健康史收集。收集病史时应高度重视患者的高危因素，如老年、肥胖、绝经期推迟、少育、不育以及停经后接受雌激素补充治疗等病史；询问近亲家属中是否有乳腺癌、子宫内膜癌、林奇综合征等病，高度警惕育龄期妇女曾用激素治疗效果不佳的月经失调史。对确诊为子宫内膜癌者，需详细询问并记录发病经过、有关的检查治疗及出现症状后机体反应等情况。

（2）心理—社会状况评估。评估患者心理反应、对疾病及治疗的了解程度等，以及患者家属对患者的关心程度。

（3）一般评估。评估患者的意识、生命体征、皮肤完整性、饮食、排泄、睡眠情况等。

（4）营养状况评估。晚期癌症患者常伴全身症状，表现为贫血、消瘦、恶病质、发热及全身衰竭等情况。

（5）观察要点。①观察患者阴道出血量、颜色及持续时间，有无腹部胀痛。②观察患者生命体征。③告知术前、术后注意事项，帮助患者以良好的心态接受手术。早期患者妇科检查时无明显异常。随病程进展，妇科检查可发现子宫增大，绝经后阴道流血则是最典型的症状，通常出血量不多，绝经后患者可表现为持续或间歇性出血。约有25%的患者因阴道排液异常就诊。

（二）术前准备

（1）接受手术者于术前1d完成沐浴、更衣等个人卫生后开始进行手术区域皮肤准备。备皮范围为上至剑突下，下至两侧大腿上1/3包括外阴部、两侧至腋中线。备皮完毕，用温水洗净、拭干，如行子宫全切术，在备皮的同时进行阴道准备。在术前3d开始进行阴道冲洗，常用0.5%的碘伏。如行腹腔镜手术，还需注意脐部的卫生清洁，用松节油清洁，用清水擦洗。

（2）术前1d进半流质饮食，晚饭减量，22：00后禁食、水，睡前常规清洁灌肠，保证肠道清洁。或根据手术情况口服泻剂，部分患者术前1d需进行清洁灌肠，直至排出的灌肠液中无大便为止。

（3）经腹子宫全切术者，术前3d每日用0.5%的碘伏溶液擦洗阴道，每日1次，共3次；手术当日需再次行碘伏擦洗阴道，避免发生术后感染。

（4）术前1d遵医嘱完成抗生素皮试，行术前备血、沐浴等。

（5）手术当日晨排空大、小便，更换衣服，去除身上的饰物及义齿等。

（6）根据术中需要留置胃管、尿管，并告知留置目的，取得患者配合。

（7）术晨测生命体征，与手术室护士核查手术部位，做好身份识别。生命体征如有异常，及时报告医生并记录。

五、术后护理常规

（一）体位护理

患者术后给予去枕平卧，头偏向一侧，防止呕吐引起窒息。给予持续低流量吸氧及心电、血氧饱和度监测，保持呼吸道通畅，观察有无舌后坠及痰液堵塞情况，术后4h保持患者意识清醒，可采取呼唤、轻拍或按摩等方式刺激患者保持清醒，以免患者熟睡后影响呼吸功能。

（二）术后遵医嘱给予心电监护

术后密切监测患者生命体征，返回病房立即测量体温、呼吸、心率、血氧饱和度、血压；之后30min、1h、2h、3h再次测量呼吸、心率、血氧饱和度、血压。停心电监护后，小夜班、大夜班、次日白班各测量体温、呼吸、脉搏、血压1次。观察切口敷料有无渗血、渗液等。

（三）心理和社会护理

心理护理是临床舒适护理中必不可少的一环。癌症患者不仅面对巨大的生理疼痛，加上对于癌症的恐惧，对巨额医疗费用的担心，还会有焦虑、恐惧、抑郁心理，护理时首先要对患者的生理、心理、社会状况进行全面评估，因人而异，针对性地加强对患者的护理，对于患者的不适及压力要耐心、细致地倾听，并且要给患者讲解疾病相关知识，让患者能够正确面对疾病，还可以向患者介绍已经成功治愈的病例，帮助患者树立战胜疾病的信心，积极治疗。

（四）病情观察

（1）术后0.5h观察并记录患者的生命体征及液体出入量，术后6h病情平稳后转为常规观察护理，术后24h内严密观察生命体征变化，出现异常及时告知医生进行处理。

（2）密切观察切口及阴道出血情况，注意腹部切口有无渗出、敷料是否干燥及阴道流血情况。

（3）导管护理。患者术后常留置引流管，插管不仅给患者带来生理痛苦，还会增加术后感染率。对患者要有耐心，要熟练掌握插管步骤，严格按规程插管，最大限度地减轻插管所带来的痛苦。观察腹腔引流管、阴道T形管及导尿管引流物的颜色、性质、量等，有异常时应及时告知医生；腹腔引流管局部每日消毒1次，外阴部每日消毒2次；能进食后指导患者多饮水，起到自然冲洗尿道的作用；术后留置尿管需保留7～14d，期间指导患者做盆底肌肉锻炼；拔管前3d每1～3h开放尿管1次，以促进膀胱功能的恢复。

（4）疼痛护理。根据患者的情况，认真听取患者主诉，及时给予止痛处理，教会患者正确使用止痛泵，安抚患者，转移患者的注意力，必要时给予止痛药物。在子宫内膜癌手术治疗过程中给予围手术期整体护理干预，能够有效地提高护理满意率，缓解疼痛。

（5）并发症的观察及护理。术后要观察阴道及切口位置有无出血；注意拔除导尿管后有无尿潴留发生，可指导患者自行排尿、听水声排尿等；鼓励患者早期自主活动，预防术后肠胀气、下肢静脉血栓等并发症的发生。

六、健康教育

（1）术中肠管受到激惹使肠蠕动减弱可致腹胀，术后患者呻吟可咽入大量气体而加重腹胀；鼓励早期下床活动，促进腹中气体的排出及吸收。术后鼓励患者主动或被动活动肢体，穿弹力袜，预防下肢深静脉血栓。观察患者下肢有无肿胀、疼痛等症状，遵医嘱使用抗凝药等。

（2）指导患者保持个人卫生，如注意会阴清洁，勤换卫生垫、内裤，术后3个月禁止性生活及盆浴。

（3）向患者讲解随访的重要性，术后2～3年每3个月随访1次，3年后每6个月1次，5年后每年1次。

（董小晶　倪亚丽）

第三节　卵巢肿瘤患者的护理

一、早期卵巢恶性肿瘤

（一）早期卵巢恶性肿瘤的诊断

早期卵巢恶性肿瘤一般无典型的临床表现，缺乏特异性的肿瘤标志物，基层医院对于此类患者也缺乏足够的重视，极易出现漏诊，延误患者的诊断与治疗。CA125、HE4与B超检查简单易行，大多数基层医院均可检查，可根据CA125、HE4及B超检查结果，通过评估系统，如恶性肿瘤风险指数（risk of malignancy index，RMI）、罗马指数和哥本哈根指数等进行评估，以提高恶性肿瘤的术前诊断率。

1.恶性肿瘤风险指数

RMI＝超声评分×绝经状态×CA125。

未绝经1分，绝经3分；超声评分有0分、1分、3分；多房性、实性区、累及双侧、腹水、腹腔内有转移病灶，各占1分，超过1分的均计为3分，正常值RMI＜200。

2.罗马指数的运算

绝经前：系数＝12.0＋2.38×ln（HE4）＋0.0626×ln（CA125）。

绝经后：系数＝8.09＋1.04×ln（HE4）＋0.732×ln（CA125）。

指数预测值＝e系数/（1＋e系数）×100%。

e为自然对数的底数，绝经前指数正常值＜13.1%，绝经后指数正常值＜27.7%。

3.哥本哈根指数的运算

系数＝14.0647＋1.0649×log2（HE4）＋0.6050×log2（CA125）＋0.2672×年龄/10。

指数预测值＝e系数/（1＋e系数）×100%。

e为自然对数的底数，指数正常值＜7%。

注：因罗马指数及哥本哈根指数计算繁琐，推荐使用RMI指数评估。B超检查若显示囊性肿块内有血流信号，患者应做好术前检查及准备，警惕恶性的可能性。

（二）早期卵巢恶性肿瘤的治疗

1.术前影像学检查

（1）对于腹水的患者进行胸部、盆腹腔CT检查，以排除广泛转移的可能性（若提示晚期，则建议按照晚期恶性肿瘤进行术前准备）。

（2）肝、胆、胰、脾、双肾、泌尿系B超。

（3）心电图如有异常，需完善动态心电图；室性期前收缩或房性期前收缩＞5 000次/24h，请心内科治疗；1周后复查动态心电图，降低后再行手术治疗。

（4）年龄大于65岁者：超声心动图检查，肺功能评估，双下肢静脉血管B超检查，经腹部、阴道、直肠专科检查，评估乳腺、腹股沟、锁骨上区，进行肺部听诊。

2.并发症的处理

（1）合并其他内科疾病患者需请相关科室会诊。

（2）口服抗凝药物，如阿司匹林、氯吡格雷等，需停药5～7d为宜（请相关科室会诊决定是否需要替代药物）；华法林停止使用3～5d，若国际标准化比值（INR）≤1.5，手术可进行；若INR在2～3，需于术前24h口服维生素$K_1$1～2mg。

3.实验室检查

（1）若D-二聚体升高，血小板水平升高：进行四肢及颈部血管彩超；若D-二聚体＞3.5μg/mL或肢体有血栓，进行肺CTA检查；若为肺栓塞：小分支栓子，予抗凝1周后复查肺CTA，再行手术；大分支栓子，请介入科或血管外科会诊，评估是否可行滤器置入后再行手术。

（2）肿瘤标志物：CA125、HE4；对年轻女性或影像学提示黏液性肿瘤、其他特殊类型卵巢恶性肿瘤或附件区以外部位出现肿瘤者，则须完善CA199、CEA、AFP、CA724、LDH、HCG、E2、T（睾酮）；若CA125/CEA比值小于25，或患者年龄大于70岁，则考虑消化系统肿瘤来源可能，完善结直肠镜及胃镜检查。

（三）手术（分期术）

（1）全面探查：包括上腹部膈肌表面腹膜、肝脏表面、胃部、大网膜、脾脏、空回肠、阑尾、结直肠、腹膜后淋巴结、子宫、双附件等，有生育指征的患者保留子宫及对侧附件。

（2）手术范围：包括腹水（腹腔冲洗液）、全子宫双附件（附件血管高位结扎）切除、大网膜切除、腹主动脉旁淋巴结切除（肾静脉水平，最低达肠系膜下水平）、骶前淋巴结切除、双侧盆腔淋巴结切除、阑尾切除（黏液性肿瘤者或术中冰冻无法判断病理类型者）、腹膜可疑部位多点活检。

（3）手术以经腹手术为宜，也可行腹腔镜手术，术中注意无瘤原则。

（四）术后管理

（1）监测患者体重、生命体征、24h引流液性状及定量。

（2）切口保持干燥。

（3）患者要术后第1日下床活动，第2日走廊活动（每日3次，每次30min）；咀嚼口香糖，练习吹气球，锻炼呼吸肌功能。

（4）避免术后肺部感染，患者取半仰卧位。

（5）患者的补液量维持在2 000mL以内，并注意电解质，如钾、钙等的补充（禁食、禁水患者每日钾补充量为4～5g，注意肾功能及尿量）；中心静脉压（CVP）控制在7～10cmH$_2$O。

（6）给长时间禁食、禁水患者补液的同时应注意能量的补充。

（7）患者每日需要能量：葡萄糖100g、脂肪乳250mL、氨基酸250mL、钾4g（结合尿量增减）。

（8）饮食指导：术后告知患者不能喝萝卜汤、豆浆、牛奶等容易产气、引起腹胀的食物。

（9）对于创伤大、手术时间长的患者应定期复查白蛋白，必要时进行补充。

（10）术后D-二聚体升高的患者，可皮下注射低分子肝素。

（11）术后进行镇痛处理，加速患者恢复。

二、晚期卵巢肿瘤

晚期卵巢癌需进行广泛的病灶切除，包括盆腹腔的多脏器联合切除，若术前准备不充分，术中发现卵巢癌广泛转移，无法进行满意减瘤，仅行肿瘤部分切除，会为后续治疗带来巨大的困难。术前精准评判转移部位可提高手术的满意度。

晚期卵巢恶性肿瘤患者一经明确诊断，应立刻进行营养风险筛查和营养不良的评估。现阶段应用最广泛的恶性肿瘤营养风险筛查工具为NRS2002，入院后24h内完成。对NRS≥3分的患者，进一步进行营养评估和综合评估，了解营养不良的原因及严重程度，给予营养干预。对NRS＜3分未发现营养风险的患者，应在住院期间每周筛查1次。严重营养风险或营养不良的患者，如NRS≥5分、PGSGA定性C级或定量≥9，建议每周评估，直至营养状态改善。

术后计划进入ICU的重症患者，采用胰岛素控制血糖＜6.1mmol/L；CRP/白蛋白可反映患者术后的代谢恢复情况。

需要术前营养干预的指征：正常进食不能达到能量需求，存在营养不良或营养风险；预计围手术期超过5d不能进食或者预计摄入能量不足需要量50%且超过7d者。

存在营养不良或严重营养风险的大手术患者，术前应该给予7～14d营养治疗，严重营养风险的患者，建议推迟手术；重度营养不良或者严重营养风险的大手术患者，经口进食和肠内营养均无法获得充足营养时，推荐肠内营养联合肠外营养。

（一）晚期卵巢恶性肿瘤的术前评估系统

1.肿瘤标志物检查

CA125、HE4。对年轻女性或影像学提示黏液性肿瘤、其他特殊类型卵巢恶性肿瘤或附件区以外部位出现肿瘤者，则须完善CA199、CEA、AFP、CA724、LDH、HCG、E2、T（睾酮）；CA125/CEA比值小于25者，则考虑消化系统肿瘤来源可能，完善结直肠镜及胃镜检查；年龄大于70岁者，术前常规做胃镜、肠镜（70岁以上者多为胃肠道转移来源）。

2.妇科检查

确定直肠是否受累，必要时完善肠镜；明确部分卵巢癌患者是否同时合并子宫颈癌；相关专科检查包括经腹部、阴道、直肠检查；同时评估乳腺、腹股沟、锁骨上区，进行肺部听诊。

3.影像学检查

（1）B超检查：建议完善术前泌尿系B超，确定是否存在输尿管压迫、积水，必要时，术前行双J管置入。注意输尿管受压及结石情况；注意尿常规中白细胞及细菌数的结果，若有异常，建议抗感染后再行手术，作为输尿管结石患者，术中切开取石可能导致感染性休克。

（2）CT检查：盆腹腔增强CT检查包括1.25mmCT及三维重建，能够清晰显示盆腹腔转移范围。目前国际上有多种CT预测模型（表5-6、表5-7、表5-8），其中美国Suidan模型应用较为广泛。Suidan模型评估在4分以上的患者一般初始满意减瘤率低，故多半建议行新辅助化疗。每个医院需要结合本医院普外科、ICU、麻醉科团队的整体水平选择采用何种模型进行评估预测。

表 5-6　Suidan 评估模型

评分项目	分值
年龄≥60岁	1
CA125≥500U/mL	1
ASA分级3~4	3
肾门以上的腹膜后淋巴结（包括膈上）转移＞1cm	1
小肠弥漫性粘连或增厚	1
脾周病灶＞1cm	2
小肠系膜病灶＞1cm	2
肠系膜上动脉根部病灶1cm	2
小网膜囊病灶＞1cm	4

注　评分≥4分患者初始满意减瘤率低，多建议进行新辅助化疗。

表 5-7　梅奥诊所 Dowdy 评估模型

评分项目	敏感性（%）	特异性（%）	PPV（%）	NPV（%）	P
弥漫性腹膜增厚（DPT）	64	81	57	85	0.0001
DPT、腹水	52	90	68	82	＜0.0001
DPT、腹水、膈	44	95	79	81	0.0001

注　DPT是预测不满意减瘤的独立影响因子；对于DPT和大量腹水患者可以行新辅助化疗。

表 5-8 约翰霍普金斯 BRISTOW 评估模型

评分项目	分值
腹膜增厚	2
腹膜种植病灶≥2cm	2
小肠转移病灶≥2cm	2
大肠转移病灶≥2cm	2
大网膜病灶浸润累及胃、脾脏或网膜囊	2
蔓延至侧盆壁及宫旁，或有输尿管积水	2
大量腹水（所有层面均可见）	2
状态评分≥2分	2
肾动脉上方淋巴结≥1cm	2
膈肌或胸膜面病灶≥2cm或可见融合病灶	1
腹股沟转移灶或淋巴结≥2cm	1
肝表面受累病灶≥2cm或肝实质受累	1
肝门部或胆囊窝肿块≥1cm	1
肾下方主动脉旁淋巴结≥2cm	2

注 评分≥4分的患者初始满意减瘤率低，多建议进行新辅助化疗。

（3）PET-CT：若经济情况允许，门诊完成；重点评估是否有骨转移、肺转移及其他部位远处转移，这些均须列为手术禁忌。脑转移需要通过核磁共振平扫＋增强＋弥散检查扫描完成评估。

4.其他检查

（1）心电图检查：如有异常，须完善动态心电图；室性期前收缩或房性期前收缩＞5 000次/24h，请心内科治疗；1周后复查动态心电图，降低后再行手术治疗。

（2）年龄大于65岁者：超声心动图、肺功能评估。

（3）胸腔积液患者术前进行肺功能检测，并在预住院期间进行吹气球等呼吸功能锻炼；必要时在呼吸治疗师指导下进行呼吸功能康复锻炼。

（4）华法林停止使用3～5d，若INR≤1.5，可进行手术；若INR在2～3，需于术前24h口服维生素$K_1$1～2mg。

（5）营养风险筛查和评估：NRS≥3分时患者有营养风险，需要进行全面的营养评估和综合评估，必要时需要营养支持治疗1周后再行手术。

5.实验室检查

（1）D-二聚体升高，血小板水平升高：进行四肢及颈部血管彩超；若D-二聚体＞3.5μg/mL或肢体有血栓，疑有肺栓塞者进行肺CTA检查；若为肺栓塞：小分支栓子，予抗凝1周后复查肺CTA，再行手术；若大分支栓子，请介入科或血管外科会诊，评估是否可行滤器置入后再行手术，肺栓塞患者一般情况差者建议先行新辅助化疗。

（2）糖化血红蛋白和C反应蛋白，明确糖尿病及感染风险。

6.术前评估其他注意事项

（1）可疑黏液来源肿瘤：10袋500mL的10%葡萄糖注射液带入手术室（警惕高血糖引起酮症酸中毒）；术前联系普外科医生进行台上会诊，若累及肝脏，术前联系胆胰外科医生进行台上会诊。

（2）任何存在合并症或大于55岁的患者，术前需请麻醉科医生会诊。

（3）白蛋白低于35g/L或中大量腹水患者，入院即补充白蛋白10g，每日2次，连续3d，注意利尿，并重视术前吹气球锻炼呼吸肌。

（4）手术复杂性评分中度以上及腹水1 000mL以上：红细胞4U、血浆4U、白蛋白20～40g带入手术室；存在弥散性血管内凝血（disseminated intravascular coagulation，DIC）等异常的患者需带氨甲环酸20～30g入手术室。

（5）手术前1d予舒乐安定2片口服（尤其是高血压、抑郁倾向以及睡眠障碍的患者）；术前评估需要切除肠管者，加用抗厌氧菌抗生素。

（6）低磷血症提示严重营养不良。

（二）晚期卵巢恶性肿瘤的术后医嘱

（1）监测体重、生命体征、24h引流液的性状及量；切口保持干燥；术后第1日下床活动，第2日走廊活动（每日3次，每次30min）；呼吸肌锻炼（吹气球，每小时1次，每次10min）。

（2）心电监护、24h出入量；中心静脉压（central venous pressure，CVP）维持在7～10mmHg；血压100～120/70～80mmHg；监测血糖（计算胰岛素用量）；65岁以上患者术后血氧饱和度维持在94%以上；术后心电监护3d（尤其冠心病病史患者）；输血800mL以上时需补充葡萄糖酸钙。

（3）饮食指导：告知患者不能喝萝卜汤、豆浆、牛奶等容易产气、引起腹胀的食物。

（4）Mg^{2+}过低可诱发心律失常，10%葡萄糖注射液50mL＋$MgSO_4$ 2～3支微泵注入，5mL/h，并密切监测呼吸抑制情况。

三、复发性上皮性卵巢癌

初始手术未达到R0标准是复发的重要因素，复发性卵巢癌的诊治是卵巢恶性肿瘤治疗的难点，争论也最为热烈。

（一）复发性卵巢癌的分型

（1）生化复发：仅血清CA125水平升高，无临床及影像学证据。

（2）铂敏感型复发：初治后达到完全缓解，停止治疗6个月后复发。

（3）铂耐药型复发：初治后达到完全缓解，停止治疗6个月内复发。

（4）难治性卵巢癌：经连续两种化疗方案治疗，无持续的临床获益。

（二）复发性卵巢癌的诊断

（1）实验室检查：CA125、HE4或其他敏感指标，如CA199等。

（2）影像学检查：①PET-CT：能够提示是否有远处转移的证据；②盆腹腔增强CT

（薄层扫描及三维重建为宜），PET-CT不能替代；③有骨转移风险时行ECT检查；④脑转移行MRI平扫＋增强＋弥散3.0T检查。

（三）复发性卵巢癌的治疗

目前尚无统一的标准，主要以改善症状及提高生活质量为目的。NCCN指南推荐：生化复发患者可以等到临床复发再治疗或立即治疗，或参加临床试验。

1.手术（再次肿瘤细胞减灭术）

需综合考虑临床受益与风险利弊以及医院综合实力。NCCN指南推荐手术指征：行化疗6～12个月后复发，孤立病灶，无腹水。

2.化疗

（1）患者化疗需评估2～4个疗程，若无临床获益，则考虑方案治疗无效。

（2）铂敏感复发的患者可选择进行6个周期的以铂为基础的化疗，铂耐药的考虑无铂药物＋贝伐单抗治疗。

（3）靶向治疗、维持治疗（PARP抑制剂的维持治疗）、免疫治疗等，部分需要临床试验。

四、卵巢癌围手术期护理

（一）术前护理

1.评估和观察要点

（1）健康史：早期患者无特殊症状，通常妇科检查中发现肿块而入院，评估患者年龄、婚育史、月经史情况；是否合并其他疾病，如肥胖、高血压、糖尿病等。

（2）心理—社会状况评估：评估患者心理反应，介绍手术对疾病治疗的重要性、优点、实施的原因及手术成功率，了解患者对疾病与治疗的了解程度以及患者家属对患者的关心程度，消除患者焦虑、恐惧的心理。

（3）一般评估：意识、生命体征、皮肤完整性、饮食、排泄、睡眠情况等。

（4）营养状况评估：有无贫血、消瘦、低蛋白血症等。

（5）观察要点：①观察患者有无腹部胀痛及胃肠不适等症状；②观察患者血压、血化验结果；③告知术前、术后注意事项，帮助患者以良好的心态接受手术。

2.术前健康教育

（1）指导患者戒烟、酒，练习深呼吸，有效咳嗽，床上排便，踝泵运动等。

（2）介绍疾病相关知识。

（3）术前有慢性贫血、体质较差患者，可指导进食高能量、高营养、易消化饮食，改善营养状况。

3.术前常规准备

（1）手术者于术前1d完成沐浴、更衣等个人卫生后开始进行手术区域备皮，范围为上至剑突下，下至两侧大腿上1/3包括外阴部两侧至腋中线。备皮完毕，用温水洗净、擦拭。

（2）术前3d，每日用0.5%的碘伏溶液擦洗阴道，每日1次，共3次；手术当日需再次用碘伏擦洗阴道，避免发生术后感染。

（3）术前1d进半流质饮食，晚饭减量，22：00后禁食、水，睡前常规清洁灌肠，保证肠道清洁。

（4）术前1d遵医嘱完成抗生素皮试，术前行充分备血。

（5）手术当日晨排空大、小便，更换衣服，去除身上的饰物及义齿等。

（6）根据术中需要留置胃管、尿管，并告知留置目的，取得患者配合。

（7）术晨测生命体征，与手术室护士核查手术部位，做好身份识别。生命体征如有异常，及时报告医生并记录。

（二）术后护理

1.体位护理

（1）患者术后去枕平卧，头偏向一侧，防止呕吐引起窒息。

（2）给予持续低流量吸氧及心电监护加血氧饱和度监测。

（3）保持呼吸道通畅，观察有无舌后坠及痰液堵塞情况。

（4）术后4h保持患者意识清醒，可采取呼唤、轻拍或按摩等方式使患者保持清醒，以免患者熟睡后影响呼吸功能。

2.心理和社会护理

心理护理是临床舒适护理中必不可少的一环。癌症患者不仅面对巨大的生理疼痛，加上对于癌症的恐惧，对巨额医疗费用的担心，还会有焦虑、恐惧、抑郁心理。

（1）护理时首先要对患者的生理、心理、社会状况进行全面评估，因人而异地加强针对性护理。

（2）对于患者的不适及压力要耐心、细致地倾听，并且要给患者讲解疾病相关知识，让患者能够正确面对疾病。

（3）向患者介绍已经成功治愈的病例，帮助患者树立信心，积极治疗。

（4）给予患者充分的尊重，动员患者家属及社会的支持力量，使患者感受到来自家庭和社会的温暖。

3.生理舒适护理

（1）确保病房环境、光线、温度、湿度、声响适宜，确保患者对周围环境的舒适感。

（2）帮助患者清理身上的血迹、碘迹，保持患者病床和皮肤干燥、清洁。

（3）帮助患者采取舒适体位，并根据病情和耐受程度及时更换体位。

（4）鼓励患者尽早下床活动，促进胃肠蠕动，降低并发症发生率。

4.呼吸护理

患者采用全身麻醉方式，术后易出现肺部感染等呼吸问题。

（1）护理时要密切观察患者的呼吸频率、节律，并注意缺氧征兆。

（2）术后患者返回病房后要先取平卧位，待其清醒且生命体征稳定后可半卧位，床旁备吸痰器。

（3）对痰黏稠不易咳出者，可行雾化吸入。定时协助患者翻身，并指导患者有效咳嗽、咳痰、深呼吸，防止发生肺不张。

5.疼痛护理

疼痛是卵巢癌患者术后常见症状，会严重影响患者的术后恢复。护理时应根据患者疼痛程度采取不同措施。

（1）疼痛较轻时可通过转移注意力、交谈、听音乐并保持病室内环境温馨、舒适等方式予以缓解，必要时可采用药物对症处理。

（2）舒适护理是一种整体的、高效的、个体化的新型护理模式，可降低患者的不愉快程度，不仅能帮助患者减轻生理疼痛，缓解压力，增加患者的安全感、被尊重感，帮助患者在生理、心理、精神上达到一种舒适、愉悦状态，而且有利于患者积极配合治疗。

6.导管护理

卵巢癌患者术后常留置引流管。插管不仅给患者带来生理痛苦，还可增加术后感染率。对患者要有耐心，要熟练掌握插管步骤，严格按规程插管，最大限度地减轻插管带来的痛苦。

（1）观察腹腔引流管及阴道T形管、导尿管引流物的颜色、性质、量等，如有异常及时告知医生。

（2）腹腔引流管局部每日消毒1次，外阴部每日消毒2次。

（3）能进食后指导患者多饮水，起到自然冲洗尿道的作用；术后留置尿管需保留7～14d，期间指导患者做盆底肌锻炼。

（4）拔管前3d，每隔2h开放尿管1次，以促进膀胱功能的恢复。

7.并发症的观察及护理

（1）术后要观察腹部切口位置有无出血。

（2）观察拔除导尿管后有无尿潴留发生，可指导患者自行排尿、听水声排尿等。

（3）术后肠胀气等并发症发生多因术中肠管受到激惹使肠蠕动减弱所致，术后患者呻吟时可咽入大量气体而加重腹胀，应鼓励患者尽早活动，促进胃肠蠕动，减轻肠胀气。

五、卵巢癌肿瘤细胞减灭术术中护理配合标准流程

（一）常规护理

1.用物准备

（1）常规器械：剖腹器械、胸腔止血钳、S拉钩、全子宫补充、简易三叶拉钩。

（2）特殊器械：金属吸引器、静脉拉钩。

（3）备用器械：腹腔自动拉钩（21件）、肠荷钳、妇科减瘤器械（85件）、减瘤血管器械（27件）。

（4）敷料：剖腹包、手术衣、大敷料（中单2块、中包布1块、治疗巾2块）。

（5）常规一次性物品：小纱布、长条纱布和盐水垫若干，电刀，15cm电刀头吸引器连接管，成人套针，10×20胖圆针，1号、4号、7号丝线若干，冲洗器，20号三腔导尿管，引流袋，双极电凝镊，短超声刀头，灯罩，11号、22号刀片，3L显微镜套，输液管，备28号双套管，乳胶管，硅胶引流球，8号、10号硅胶管各2根，小纱布10块，长条纱布50条，盐水垫3块。

（6）特殊缝线：可吸收线（0号段装、20号段装、30号段装、40号段装、0号可吸收线、20号可吸收线、0号PDS、40号PDS）、血管缝线（40号滑线、30号滑线、50号滑线）、荷包线、减张缝合套件备用。

（7）特殊耗材：卵巢癌肿瘤细胞减灭手术套盒、涤纶心脏修补材料、智业HX45、

智业直线切割闭合器75/100、美外CDH25/29、双丁管及导丝。

卵巢癌肿瘤细胞再次减灭术时无须全子宫补充，需8×20圆针，其他同初次减灭术物品准备。

2.术中体位——人字形分腿仰卧位

（1）适用手术类型：卵巢癌肿瘤细胞减灭术。

（2）目的：癌症累及肠道或膀胱、输尿管时，为进行肠道手术吻合肠管或进行膀胱镜、输尿管镜做准备。

（3）人字形分腿仰卧位手术床单位的准备。①手术床上铺中单后，于中单上呈菱形铺一块80cm×80cm中包布，用于固定双上肢。②于患者骶尾部区域距离手术床背板下缘5cm处，再于菱形中包布上加铺1块4折包布，用于臀下铺巾时协助抬高臀部，方便臀下无菌巾的铺入。

（4）操作规范：麻醉前让患者臀部下移至骶尾部超出手术床背板5cm处，骶尾部垫啫喱垫；双上肢功能位放置固定在身体两侧；双下肢分别放置并妥善固定于两腿板上，调节腿板，使双下肢分开约60°；眼自然闭合，使用眼贴保护；枕部垫头圈。

（5）人字形分腿仰卧位的消毒范围：上至两乳头连线，下至大腿上1/3包括会阴部，两侧至腋中线。

（6）人字形分腿仰卧位的铺巾。①臀下垫1块中包布加1块治疗巾。②大腿根部各铺1块治疗巾，肛门部铺1块治疗巾，并用巾钳固定。③以切口为中心，从阴阜开始逆时针铺4块手术巾。④双下肢包裹中单，先盖大腿内侧，再盖外侧，上缘覆盖至大腿根部。⑤头侧、尾侧各铺1块中单，尾侧中单双折。⑥铺洞巾，床尾部分反折至患者踝关节，于升降台上套显微镜套。⑦将升降台置于床尾并铺上中包布，使之与洞巾无缝衔接。铺巾完成。

3.简要手术步骤与配合方法

（1）手术医生、麻醉医生、巡回护士进行切皮前三方核查后方可开始手术。

（2）切开皮肤、进腹探查。弯盘内置有齿镊、22号刀片传递至传递区，取下腹正中纵切口左侧绕脐长约20cm。电刀切开皮下组织、腹直肌前鞘，分离腹直肌，打开腹膜一小口，吸引器深入腹内吸出盆腹腔腹水。充分打开腹膜，洗手探查肿瘤大小及与周围组织粘连情况，递血管钳，超声刀取少量卵巢病灶送冰冻病理检查，若冰冻病理检查提示不排除恶性肿瘤，并于大网膜、肠管、肝脏表面等多脏器发现可疑病灶，可行肿瘤细胞初次减灭术，遂上沿切口至剑突下，暴露肝圆韧带，递双大弯钳钳夹，组织剪离断，7号线套扎或大圆针7号线缝扎，安装腹腔自动拉钩暴露术野。

（3）处理子宫韧带。递大弯钳钳夹两侧圆韧带，组织剪离断，10×20圆针7号线或0号段装线缝扎，血管钳钳夹远端缝线作牵引，长组织剪剪开阔韧带前叶，推开膀胱侧窝和直肠侧窝，处理骨盆漏斗韧带，下推膀胱。

（4）处理两侧卵巢动静脉。10×20圆针7号丝线或0号段装线缝扎血管残端。递超声刀打开膀胱腹膜反折处，下推膀胱，暴露宫颈，充分游离盆壁腹膜并暴露两侧输尿管。暴露子宫血管，递血管钳钳夹，剪刀离断，近端10×20圆针7号线缝扎，并用7号线结扎加固，最后进行远端缝扎，同法处理对侧。

（5）切开阴道穹隆。递直角钳钳夹阴道壁，11号刀片或穹隆剪剪切阴道，艾利斯钳钳夹宫颈后唇，超声刀沿宫颈凝切阴道穹隆及两侧骶主韧带，取出全子宫＋双侧附件标本。卵圆钳钳夹碘伏长条纱布塞入阴道（术后取出），碘伏小纱布消毒阴道残端，0号可吸收线缝合阴道残端。

（6）盆腔淋巴结清扫。递盐水垫上推肠管，递S拉钩、静脉拉钩显露髂血管、髂内动脉、髂外动脉，递弯组织剪锐性分离淋巴结，并用胸止钳钳夹，递1号丝线结扎或小圆针1#线缝扎止血。

（7）切除大网膜。助手持血管钳牵引大网膜，电刀打开网膜囊，递血管钳，沿胃大弯及横结肠肝区至脾区依次钳夹，组织剪剪断，1号或4号线套扎网膜断端，取下大网膜，洗手护士将其放置于干燥容器妥善保管。

（8）若累及侧腹膜及盆底腹膜，递海绵钳夹持小纱布块钝性分离壁腹膜，用库克钳和超声刀切下腹膜上的病灶，双极电凝止血。

（9）若累及肝脏，递长无损伤镊和超声刀切下肝脏表面病灶，双极电凝止血。小血管出血可用40号滑线缝合，若行肝脏部分切除，用肝针缝合断面。

（10）若累及膈肌，递艾利斯钳和超声刀切开膈肌，切下病灶，若膈肌开口较小，可递0号PDS线缝合；若开口较大，备涤纶心脏修补材料；若剥离膈肌病灶，用海绵钳夹持小纱布块钝性分离，术后置胸腔闭式引流管。

（11）若累及部分结肠，行全结肠切除＋空肠直肠吻合术，递温盐水垫包绕小肠并推向下方。直线切割闭合器自回肠末端离断升结肠。超声刀沿右结肠弯沟游离升结肠与腹膜，继续向左分离至脾曲，沿左结肠沟向下游离至乙状结肠末端，结肠系膜内血管予1号丝线结扎，直线切割闭合器于乙状结肠与直肠交界处，离断肠管，取下全结肠，递电刀打开空肠侧壁，碘伏小纱布消毒，7×17圆针4号线或荷包线缝合荷包，放入抵钉座。摆开人字位，充分扩肛，碘伏水冲洗肛门，石蜡油润滑吻合器，行回肠、直肠吻合。吻合口予40号段装线加固，空肠末端依据术中情况做预防性造瘘口。

（12）若累及脾门，递超声刀，继续切开胃结肠韧带和胃脾韧带，进入小网膜腔，显露胰体、尾部。于胰上缘触及脾动脉，递胸腔止血钳游离脾动脉周围组织，暴露脾动脉后，递直角钳勾出，7号线于脾动脉上间隔0.5cm结扎两次，超声刀离断，超声刀分别凝切脾结肠韧带、脾肾韧带、脾膈韧带及脾蒂周围结缔组织，暴露脾门动静脉，递胸腔止血钳，剪刀离断，4号线套扎，40号滑线缝血管断端。

（13）关腹：肉眼检查无明显病灶，温蒸馏水（43～45℃）浸泡5～10min，再次检查无出血。所有手术人员更换手套，放置引流管，逐层关腹，必要时置入切口引流管或皮片引流。

（14）再次减灭术：省略步骤（3）和（4），其他步骤同初次减灭术。

4.器械护士配合要点

（1）器械护士提前15min洗手，标准化整理摆放器械车/台，严格执行术前原位清点原则。

（2）术中严格执行无菌无瘤原则。无菌器械台严格分区，污染或疑似污染物应及时更换、放置指定区域，无菌区域潮湿，及时加盖无菌巾或更换，接触过阴道或宫颈的器械放在相对污染区。用43℃蒸馏水冲洗盆腹腔，冲洗前弃去术中使用过的纱布并更换吸引器头。弃用接触过瘤体的器械并放置在器械台指定区域。

（3）标本管理。术中切下的标本妥善放置，标识清楚、及时送检。较大标本，如网膜、直肠、子宫双附件、部分肝、脾等，可由巡回护士准备标本袋，收集标本后逐一核对标识；较小淋巴结可由台上器械护士准备弯盘，按照解剖位置放置。

（4）电外科器械管理。术中用到的电外科设备包括电刀、双极电凝镊、超声刀等。台上器械护士在电外科器械不用时应及时收回，预防误触发引起电烧伤。术中妥善固定线路，避免缠绕，及时擦除刀头焦痂和血渍，并检查超声刀垫片的完整性。

（5）术中纱布、缝针去向管理。注意及时从术野回收消毒阴道残端的小纱布，并妥善放置，提醒医生手术后取出阴道内塞的碘伏长条纱布；切口周围切忌堆积纱布，及时了解纱布填塞位置、数量和去向；缝针放置固定位置，做到针不离持，眼不离针，及时收回缝针。

（6）器械预处理。手术结束与巡回护士清点台上一切物品，检查器械性能完好、数目准确后，经器械护士预处理后送污洗间并与供应室交接。

（7）污敷料处理。器械护士术后将污敷料内杂物清除后，将全部污敷料用清洁布巾包裹打包后投入污敷料收集袋内，由洗衣房集中回收处理。

5.巡回护士配合要点

（1）术前访视。手术前1d去病区和手术医生沟通，了解患者手术方式和手术风险，针对性进行宣教。

（2）严格执行三方核查。麻醉实施前、手术开始前、患者离开手术前严格执行三方核查内容。

（3）手术间管理。合理规划手术间布局和人员定位及线路布局，限制手术间人数，减少进出人员次数，严禁术中开启后门。

（4）"路径式"综合保温护理。术前60min手术床铺保温毯覆盖小棉被预保温，术中在鼻温监测下采取综合保温，如使用输液加温仪、暖风机、保温毯等，术后与PACU交接体温并注意延续性保温。

（5）术中压力性损伤的预防。术前手术床枕部垫头圈，骶尾部垫啫喱垫或康惠尔贴；双足跟垫啫喱足跟垫；术中眼用贴膜闭合；双侧肢体管道处皮肤贴敷贴保护，预防压力性损伤。

（6）标本管理。术中收集腹水，及时标记送检。术中及时与送检医生核对冰冻标本并在提示墙标注，病理标本需手术医生、洗手护士、巡回护士核对无误后送检，由送检医生做好登记，巡回护士至病理间再次核对病理申请单、病理标签与登记信息是否一致。

（7）术中巡视。术中每小时巡视1次，观察患者的生命体征、体温、出血量、尿量、腹腔引流液，以及仪器设备的工作状态；密切观察手术进程，肿块邻近重要脏器和血管时，清扫腹主动脉和盆腔淋巴结时备血管器械和滑线，根据出血量和动脉血气分析及时通知专人取配血制品；遵医嘱使用白蛋白、氨甲环酸、输血制品等，并注意调节液体滴速。

（8）术中管理。及时在可视化提示墙填写术中添加物品及术中关注重点内容和交接班项目，并确保护理文书与麻醉单、手术记录单的一致性。

（9）严格执行清点原则。及时把控清点时机，根据术中情况增加清点次数，并将清点结果告知手术医生，特别注意阴道内填塞长条纱布是否取出。

（10）安全搬运患者。术前、术中、术后搬运患者注意人员分工和定位，确保患者

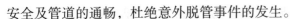

安全及管道的通畅，杜绝意外脱管事件的发生。

（11）严格交接班。患者转运前确认患者转归，转入PACU时，注意交接皮肤情况、术中病情、患者携带用物、引流管、手术方式及术后关注重点等；如转入ICU，提前30min电话告知并通知准备呼吸机，同时确保转运物品性能完好。

（二）专科护理

1.术前访视

（1）术前1d，访视者首先介绍身份，说明目的，派发术前访视卡，图文展示术前的各项准备工作、手术间的图片及常规设备、入手术室的流程图、麻醉方式、手术流程、术后相关注意事项；鼓励患者乐观地面对手术，积极地应对手术及术后康复。

（2）宣教结束，告知患者手术体位为"人字形分腿仰卧位"，指导患者于床上尝试摆放，评估其肢体活动度。

（3）依据患者情况填写低体温风险评分表、压疮风险评估表、Caprini评分表。

2.低体温的预防

（1）为进一步减少妇科手术过程中发生低体温，术中应加强对患者体温的监测，及时探知体温变化情况，维持体温稳定在36℃或以上，若发现体温持续降低，应及时采取措施。

（2）控制手术室环境温度、湿度，术前60min主动预保温，手术床上半部铺置保温毯、暖风机、加温小棉被，调节室温至25℃。

（3）术中及时覆盖非手术部位，尽量减少裸露面积，防止热量散失；采用加温设备对术中冲洗液加温，冲洗液加温至38～40℃；术中输液、输血加温至37℃，药物、血液处于这一温度时，性质所受影响较小，且有助于维护机体温度，减少机体热量丧失，避免低体温，降低术后出现寒战的概率。

（4）严格控制手术时间，完善术前物品准备，保障手术顺利进行，减少不必要的时间浪费，避免长时间低体温对患者机体造成伤害。

（5）注意转运途中的保暖，交接延续保温的患者。

3.深静脉血栓的预防

妇科恶性肿瘤的深静脉血栓发病率比良性疾病更高，且在术中、术后3d、术后1周的发病比率为10：5：1，因此，对于高危患者应采取相应的护理干预，注意加强预防，这对于减少下肢深静脉血栓的发生是有必要的。

（1）术前访视，对患者进行病情评估，填写Caprini评分表，对高危患者进行重点护理，采用机械物理预防加药物预防。机械物理预防包括穿静脉曲张弹力袜及空气波加压治疗。药物预防包括使用低分子肝素和低剂量肝素。

（2）向患者介绍下肢深静脉血栓的形成原因、预防方法以及会引起的严重后果，鼓励患者尽早下床活动。下床活动是预防下肢深静脉血栓形成的最有效措施，患者如不能下床活动需按摩肢体，尤其是下肢腓肠肌及比目鱼肌，也可进行相关活动，如屈曲关节、抬腿运动、足踝转动等。定期在踝部、髌上及髌下部位测量腿围，定期检查患侧肢体的皮肤颜色有无变化；要求患者忌烟、忌酒，控制血糖、血脂。

（3）B超显示双下肢血管通畅的患者，术中可以使用空气波压力泵。下肢压力设置为80～120kPa，时间60min。空气波压力泵治疗系统是间歇地利用压力泵循环压缩空气，使血液单向向近心端流动，提高血液流速，激发纤维蛋白溶解，避免静脉瓣受损，同时利用气囊压力按摩血管、肌肉，使血管、肌肉扩张和收缩，改善深静脉、淋巴管循环，有利于血液循环，加速新陈代谢，改善肢体水肿。

（4）术中密切关注患者的生命体征，对手术时间较长的患者可将其头部降低；也可在其双下肢垫梯度海绵垫，以利于下肢静脉血液回流。

（5）手术室温度要维持在22～25℃，保持患者双下肢肢端温暖，减少寒冷刺激，避免因全身小动静脉痉挛而加重患者疼痛。

4.压力性损伤的预防

（1）术前巡回护士根据《手术患者压疮评分表》对手术患者进行压疮风险评估。

（2）对压疮评分≥13分的压疮高风险手术患者，根据其初始具体评估项目制订相应的护理计划。

（3）根据访视规定拟订的护理计划采取适当的护理干预措施。①极度消瘦患者受压骨隆突处衬啫喱垫。②患者体位安置妥当后在身体空隙处垫软枕，以增加受力面积，减少骨隆突处的压迫。③摆放体位、搬动患者时动作协调、轻柔，忌拖、拉、拽动作。④保持床单清洁、平整、干燥、无皱褶；必要时在受压骨隆突处贴上渗液吸收贴。⑤术中密切关注受压部位皮肤情况，在不影响手术的情况下，适当调整体位以缓解局部压力。⑥采取合适的保暖措施，促进局部皮肤血液循环。⑦针对手术时间超过3h的患者，在不影响手术操作的前提下，巡回护士可通过调整手术床角度来缓解局部压力。

（4）术中变换体位时，应采取适当措施，确保患者安全。

（5）对压疮高风险患者，护士在摆放体位后及手术进程中随时督查患者体位是否安全，发现隐患及时纠正。

（6）术后及时检查患者全身皮肤情况，特别是受压部位皮肤的颜色，发现异常应及时采取相应护理措施。

（7）术后送患者至复苏室时与复苏室护士详细交接患者受压部位皮肤异常情况，使受压部位能得到持续护理直至痊愈。

（8）术后对压疮评分≥13分的压疮高风险手术患者及发生术中压疮的患者进行回访时，要注意观察其压疮进展与转归，必要时与病区责任护士沟通，以共同探讨进一步的护理措施。

（9）发生术中压疮的患者由巡回护士及时上报护士长，与病区严密交接，积极采取进一步护理措施的同时认真填写《压疮上报评估追踪表》。

5.手术部位感染的预防

（1）抗菌药物主要是常规预防性用药，切除肠管者加用抗厌氧菌药物。

（2）术前30min、手术时间超过3h或出血量＞500mL的情况下及时追加术中抗生素，切除肠管手术术中追加抗厌氧菌抗生素，如甲硝唑。

（3）术前使用氯己定沐浴，以减少皮肤细菌，推荐手术室备皮。

（4）手术过程中严格执行无菌操作，手卫生规范，控制手术间人数，关闭前后门。

（5）随机对照试验（randomized controlled trial，RCT）研究证实，维持正常体温可以降低外科伤口感染（surgical site infection，SSI）。

（6）避免不必要的留置胃管、引流管，因为留置胃管2h内就可发生感染。

（7）控制患者围手术期血糖水平＜11mmol/L。

六、卵巢恶性肿瘤术后造口管理

卵巢恶性肿瘤可以浸润至邻近器官，常见的是结直肠、膀胱等器官，若在确诊后拟行造口术，应征求患者同意，但在手术中决定行肠造口术的除外。造口是因治疗需要，将一段肠管拉出腹腔，并将开口缝合于腹壁切口上，以排泄粪便或尿液，根据用途分为永久性肠造口术和暂时性肠造口术，根据造口形式分为单腔造口术、双腔（袢式）造口术和分离造口术；根据造口肠段分为回肠造口术、盲肠造口术、升结肠造口术、横结肠造口术、降结肠造口术和乙状结肠造口术。肠造口术后管理很重要，一般有以下几个方面内容。

（一）术前肠造口定位

1.目的

方便患者术后造口袋等用品的使用、患者肠造口的护理（特别是自我护理）；有效收集肠排泄物、保护造口周围的皮肤；预防造口并发症，提升患者的生活质量，顺利回归社会角色。

2.原则

一般取在脐部下方脂肪最高点的腹直肌内，应注意尽可能避开瘢痕、皱褶、皮肤凹陷、骨隆突处，受患者体位变化的影响小；如果同时做两个造口（泌尿造口和结肠造口），建议左、右两侧各一个肠造口，泌尿造口在右下腹位置略高，结肠造口在左下腹位置略低，避免两个肠造口在同一高度。

（二）肠造口高度

高度为拉出肠管断端长度，一般高出皮肤1.0～2.5cm，也可以与皮肤平齐。

（三）术后造口护理

注意有无外绕的碘仿纱条，结肠袢式造口有无支架玻璃棒或塑料管。

（四）术后观察与造口护理教育

注意检查造口有无出血及排泄情况，结肠造口尽可能一起开放，教育患者及其家属早期进行造口护理，术后造口的一般护理见表5-9。

表5-9 术后14d肠造口观察及护理内容

时间	护理内容
术毕0～2d	①评估造口及造口周围皮肤情况，观察造口有无出血、水肿；②用生理盐水清洗造口及造口周围皮肤，粘贴造口袋；③组织家属观看及学习换袋方法
术毕3～4d	①指导家属观看及学习换袋方法；②让患者尝试观看及触摸自己的肠造口；③鼓励患者观看及学习换袋方法；④拆除造口周围外绕的碘仿纱条
术毕5～8d	①指导家属及患者参与换袋过程，学会造口及造口周围皮肤的清洁方法，使用造口尺测量造口大小；②教会患者及其家属判断造口袋底板渗漏及揭除造口底板、裁剪粘贴造口袋的方法；③观察进食与造口排便的关系
术毕9～14d	①评估患者及其家属造口护理技能掌握情况，及时纠正错误；②为患者提供造口专业护理意见及寻求合适患者造口的护理方法；③去除造口周围缝线，去除袢式造口支撑棒；④告知患者及其家属定期到造口门诊进行访视的重要性

（五）术后造口类型、造口黏膜、造口周围皮肤、造口排泄物情况

判断患者造口类型是单腔造口还是袢式造口，以及造口的形状、高度及大小。观察造口黏膜的颜色，可判断造口的血运情况：黏膜正常的颜色是粉红色、淡红色或肉红色；黏膜表面光滑湿润，造口外观苍白，提示患者血红蛋白水平低；黏膜颜色青紫发黑，提示造口黏膜缺血。手术后造口黏膜轻度水肿，6周内逐渐减退。若造口黏膜颜色异常，须及时通知医生。观察造口黏膜与皮肤缝线处有无出血、脱落及分离。回肠或结肠袢式造口的支架一般7～14d拔除，观察支架是否松脱或太紧压伤皮肤和肠黏膜。观察造口周围皮肤：正常情况下，造口周围皮肤完整则无损健康，如出现潮红、湿疹或破损，应及时通知造口治疗师给予对症处理。观察造口排泄物：术后造口排出黏液；进食后排泄物最初较为稀薄，排泄次数多，以后逐渐趋于正常；排泄物将逐渐成形或固体状，排泄次数减少。注意观察造口排泄物的颜色、性、质、量。观察造口排气情况：造口排气说明肠蠕动恢复，建议术后患者使用透明密闭的造口袋。泌尿造口最初2～3d排出尿液呈淡红色，以后恢复至正常的黄色。

（六）心理护理及家庭、社会支持

疾病打击、手术创伤、造口的形成，会给患者带来巨大的心理、生理挑战，患者常见的心理问题有：病耻感、自我孤立、哀伤与丧失、自尊受损、抑郁等。这些问题的产生与患者的性别、年龄、职业、文化程度、民族、经济、婚姻状态、性格特征等因素有关。心理护理的目的是帮助患者正视现实，适应现状，恢复其对生命的热情及生活的希望。提供安静舒适的环境及轻松的氛围，可增加患者的安全感，有利于减轻患者的焦虑情绪，逐步增加对造口的认知。术后造口护理技术的支持和家庭支持同样重要，应尊敬和爱护患者，鼓励患者家属多陪伴并积极参与患者术后造口护理，对患者术后心理重建极为重要。另外，其他造口患者以其亲身体验与患者沟通，对患者的康复也能起到重要的作用。

（七）术后造口更换造口袋用物及步骤

1.用物准备

造口测量尺、透明造口袋、造口护肤粉、皮肤保护膜、剪刀、垃圾袋、纸巾、换药盒、棉球、纱布、生理盐水。

2.步骤

解释更换造口袋的目的、方法，要求患者家属全程参与，鼓励患者参与及配合。先揭去患者腹部的造口袋，自上而下，一手揭造口底盘，另一手按压皮肤，动作轻柔，揭除困难时可用黏胶去除剂或用温水毛巾湿敷，再慢慢揭下；清洁肠造口及其周围皮肤，用生理盐水棉球轻拭并擦去黏液及粪便，清洁造口周围皮肤，周围皮肤清洁的直径约为10cm，观察造口周围皮肤缝线及肠黏膜与皮肤的贴合情况，后以消毒纱布或纸巾擦干，操作动作宜轻柔；根据造口大小、形状，修剪造口袋底盘备用，使用造口护肤粉、皮肤保护膜保护造口周围皮肤，在肠黏膜与皮肤交界处放置防漏膏；接着粘贴造口袋，按压造口底盘，让黏胶与皮肤充分接触，粘贴牢固后，封闭造口袋尾部；最后整理用物，处理垃圾，注意造口袋不能扔在马桶内。泌尿造口需接引流袋，以保持造口袋的空虚，更换造口袋的时间为：一旦造口袋出现渗漏需立即更换，其他情况常规每2～3d更换1次。造口袋更换时间可选择在排泄相对较少时，如泌尿造口患者可选择早晨，肠道造口患者

可选择进食2h后。造口袋中的粪便有1/3～1/2即可排放，再以温水冲洗、清洁造口袋及肠造口黏膜，以纸巾擦干造口袋，保持造口袋的清洁、空虚状态。

（八）术后常见造口特殊情况的处理

1.造口水肿

造口水肿是术后最常见的并发症，早期和晚期均可发生，术后水肿一般在6～8周后自行消退，无须特殊处理；手术创伤、肠道应激、低蛋白血症也可引起造口黏膜水肿；修剪造口底盘时，开孔小，影响肠管血液循环及淋巴管回流也可造成造口水肿。处理方法：用3%氯化钠或25%硫酸镁湿敷15min，每日2次；避免腹带、支撑棒等压迫造口黏膜；修剪造口袋底盘时选择合适孔径，可略大于肠管直径0.5mm。其他情况遵医嘱给予对症处理。

2.造口出血

出血位置在肠黏膜或肠腔，可能因患者疾病因素、手术因素、创伤、门静脉高压等因素导致，观察出血量的大小。小量出血时用纱布、纸巾、棉球轻压即可；出血量多时应查明原因，对症处理；平时注意保护造口，预防造口受伤。

3.造口坏死

手术后即可发生，48h内加重，造口黏膜部分或全部呈黑色，坏死黏膜脱落时臭味明显，严重者需及时行肠造口重建。

4.造口周围皮肤黏膜分离

一般在术后1～3周内发生，根据分离的程度采用不同的治疗护理方法：浅表的分离，无须特别处理，注意维护分离创面的清洁，收集造口排出的粪便，避免污染，即可愈合；较深的分离，可填塞藻酸盐或亲水性敷料，隔离造口排泄物的污染，一般1～2周内达到愈合；分离深且有潜行的，可用负压治疗。

5.潮湿相关性皮炎

原因是造口袋不能或无法有效收集造口排出的粪便，或造口底板渗漏没有及时更换，使肠造口周围皮肤受到刺激及浸润性损伤，发生粪水性或尿源性皮炎，这在临床上极为常见。预防方法：根据患者造口状况，选择合适的造口袋、造口护理辅助用品，有效收集排泄物；造口发生渗漏时及时更换造口袋。发生潮湿相关性皮炎时，要及时到造口门诊就诊。

（九）术后造口出院护理指导

（1）衣着：以宽松、舒适为主，避免压迫造口，建议女性穿裙装，男性穿背带裤。

（2）饮食：均衡饮食，基本与正常人相同。规律节制的饮食可控制体重，减轻肠道负担。

（3）饮水量：每日2 000mL以上，泌尿造口患者适当增加至3 000mL以上。

（4）禁忌：不宜大量进食生蔬菜、菠萝、芹菜、竹笋、干果、玉米、坚果类等食物，以防阻塞造口。

（5）工作、社交、运动：患者康复后可参加力所能及的工作、社交活动、旅游；适当参加运动，避免剧烈、搏击类运动，以免造口受伤。必须随身携带足够量的造口袋等用品，以便渗漏时可及时更换。

（6）沐浴：患者术后切口愈合后可正常沐浴，建议采用淋浴。沐浴时，可揭除造口袋，也可佩戴造口袋，佩戴造口袋的患者需适当折叠造口袋，并以保鲜膜固定好防水。避免淋浴水压过大损伤造口黏膜。造口周围皮肤可用中性沐浴露，温水可直接清洁造口及周围皮肤，不建议长期使用消毒液擦拭造口周围皮肤。

七、卵巢恶性肿瘤静脉血栓栓塞症（VTE）的管理

（一）卵巢恶性肿瘤VTE的预防

1.基本预防

（1）术前预防：术前指导患者低脂饮食，多饮水（每日不少于2 000mL），保持大便通畅；经常下床活动，避免久卧、久蹲、久坐。向患者及其主要照顾者进行VTE知识宣教；遵医嘱用药控制血压、血糖、血脂等。

（2）术中预防：手术操作应轻巧，减轻组织损伤和对血管的牵拉、挤压、挫伤；尽量不用纱布填塞压迫静脉止血，避免粉尘；慎用止血剂，尽量少输血，尽量缩短手术时间等；术中穿弹力袜、使用空气波压力泵促进下肢深静脉回流。

（3）术后预防：术后尽早于床上活动双下肢，经常更换体位，做深呼吸和咳嗽练习；下肢抬高20°～30°，保持膝关节伸直位；病情允许时尽早下床活动或离床坐位；注意保暖，避免下肢输液等。

2.物理预防

（1）梯度压力弹力袜（GCS）：在排除禁忌证如下肢皮肤疾病等情况下使用。膝下型（短筒）、大腿型（长筒）均可。认真测量腿围以选择大小合适的型号，才能达到预防效果。白天、晚上均可穿着，每日至少2次检查压力是否适合，并脱下检查患肢皮肤情况，做好皮肤清洁护理，1h后再穿上。穿着时需加强不良反应观察，尤其夜间。

1）下肢血液循环观察。GCS在大腿及腋窝处均易翻卷，形成类似"止血带"效果，影响下肢血液循环及造成患者不适，穿着时需经常检查其是否平整，注意观察皮肤颜色、温度改变及有无肿胀、疼痛情况。

2）皮肤过敏观察。部分患者对GCS袜边防滑硅胶材质过敏，接触的大腿周围皮肤发红，形成多个密集小水疱，甚至出现皮肤溃烂，需加强观察及预防。可将该防滑硅胶区域翻折，使之不直接与皮肤接触。

（2）间歇充气加压装置（IPC）：需根据医嘱使用，使用禁忌与GCS禁忌证相近，但如果患者已经出现DVT、PTE或PTS，则禁止使用。

3.药物预防

抗凝药物治疗期间需观察有无血尿、血便、切口渗血及血肿、牙龈出血、皮肤瘀斑、意识改变等。

4.具体预防方案

卵巢癌手术患者为VTE风险中、高危患者，均需采取以下综合预防措施：基本预防＋物理预防＋药物预防，持续时间4周为宜。

（二）卵巢癌手术患者预防VTE的健康教育

病房张贴预防VTE资料，责任护士给予讲解及演示，使患者及其主要照顾者能够掌握。健康教育的目的是使患者了解相关知识，高度重视预防血栓工作，积极正确配合各项干预措施。

八、营养管理

卵巢癌患者发生营养不良的概率较高，必须对患者进行规范的营养管理。

（1）预住院时对卵巢癌患者进行营养风险筛查和评估，营养筛查工具为NRS2002，NRS＜3分为没有营养风险，根据患者饮食结构进行营养教育和膳食指导。

（2）预住院时NRS≥3分为具有营养风险，并行PGSGA评分，如评分≥4分，需进行营养干预，首选口服肠内营养（ONS）。

（3）对于超重患者（BMI＞24kg/m²），需在术前评估是否有糖尿病及高血压等合并症。

（4）患者正式入院时，对预住院时检查有营养风险并进行营养干预的患者，需再进行营养风险筛查及评估。NRS≥5分、PGSGA C级，每周需进行评估，直至营养状态改善。

（5）对存在营养不良或严重营养风险的大手术患者，推荐术前给予7～14d营养治疗。严重营养风险的患者建议延迟手术。

（6）减少肠道准备，术前2h给予含碳水化合物饮料。

（7）对于肠内营养不耐受或不可行时，应尽早实施肠外营养。肠外营养采用全合一或预装多腔袋制剂。一旦肠道功能恢复，应尽早利用肠道，从肠外营养转换为肠内营养，但需排除肠梗阻、血流动力学不稳定及肠缺血等肠内营养的禁忌证。

（8）严重影响摄食者，可通过管饲来维持营养状态。需要长期管饲时（＞4周），建议行经皮内镜下胃造瘘（PEG）。

（9）手术、化疗结束后推荐定期进行营养筛查，每2周随访1次，至少6周。

（董小晶　全　铭）

第四节　外阴癌患者的护理

外阴恶性肿瘤相对少见，占女性生殖道恶性肿瘤的3%～5%，主要为鳞状细胞癌（简称鳞癌），另外还有恶性黑色素瘤、基底细胞癌、腺癌、疣状癌、肉瘤及其他罕见的外阴恶性肿瘤。外阴肿瘤的恶性程度，以基底细胞癌恶性程度最低，腺癌和鳞癌次之，恶性黑色素瘤和肉瘤恶性程度较高。

外阴鳞癌是最常见的外阴恶性肿瘤，占外阴恶性肿瘤的90%，好发于绝经后妇女，发病率随着年龄的增长而升高。近年发病率有上升的趋势。主要表现为长时间持续久治不愈的外阴瘙痒和各种不同形态的肿块，合并感染或较晚期癌可出现疼痛、渗出和出血。

外阴恶性黑色素瘤较少见，多见于成年妇女，好发于阴蒂和小阴唇，可表现为外阴瘙痒、出血、色素沉着范围增大。

外阴基底细胞癌少见，常发生于大阴唇或会阴联合，也可在小阴唇、阴蒂和阴唇系带处出现。症状为局部瘙痒或烧灼感，也可无症状。

外阴鳞状细胞癌治疗以手术为主，辅以放疗及化疗。外阴黑色素瘤恶性程度高，采取手术为主的综合治疗。外阴基底细胞癌为低度恶性肿瘤，治疗以局部病灶切除为主。

一、诊断

（一）健康史

1.一般情况

患者的年龄，主诉的外阴部位症状、体征，病情进展。

2.既往史

有无不明原因的外阴瘙痒史、外阴赘生物史等。外阴癌多发生于老年人，注意评估有无糖尿病、高血压、冠心病等症状。

（二）身体状况

1.生命体征

监测患者的血压、体温、脉搏等，评估疼痛等级。

2.临床体征

早期外阴部位有瘙痒、烧灼感等局部刺激症状，表皮表现为凸起的小结、肿块，呈菜花状，搔抓后破溃、出血。稍晚期，肿瘤向深部浸润，出现明显疼痛，基底皮肤变硬，易出现溃烂、感染。有脓性或血性分泌物，感染后可伴有红、肿、热、痛。当血管被浸润时存在大出血的危险。肿瘤侵犯直肠或尿道时，产生尿急、尿频、尿痛、排尿困难、血尿、便秘、便血等症状。

（三）相关检查

妇科检查、外阴活体组织检查及B超、CT、MRI等检查。

（四）诊断要点

外阴癌主要依据临床症状及活体组织病理检查。对外阴的病变应进行详细的观察，如发现经久不愈的溃疡、丘疹样疣或白色病变，经治疗效果不明显时，应采取活体组织检查。除极早期类似良性病变而难以确诊外，一般诊断均无困难，活检为唯一可靠的鉴别方法，在甲苯胺蓝染色后的不脱色区处取活检，可获得较准确的诊断结果，必要时还需多次、多处活检方能最后确诊。

二、护理措施

（一）心理护理

评估患者对疾病的心理承受能力，鼓励患者表达内心的想法及对疾病、治疗手段的认识，确定其主要的心理问题。向患者及其家属讲解疾病知识，让其了解治疗方案的可信性，以增强疗效，减少外界环境不良刺激，减轻患者自卑心理。详细解释患者担忧的各种问题，帮助患者树立战胜疾病的信心。

（二）严密观察病情变化

注意观察肿瘤生长及破溃情况，做好随时可能出现肿瘤侵破血管出现大出血的风险准备。

（1）密切观察有无出血症状，减少患者不必要的大幅度动作。

（2）破溃出血时，立即建立静脉通路，做好输血准备。

（3）备齐填塞压迫所需物品，需要时配合医生做填塞压迫止血，并安慰患者，予以保暖。填塞后，让患者卧床休息，保持外阴清洁，严密观察生命体征，及早发现感染及休克先兆，遵医嘱使用抗生素。填塞的纱布必须于24～48h取出，取出时必须做好输液、输血及抢救的准备。若出血未止，可用无菌纱布重新填塞，记录取出和再次填入的纱布数量。若压迫止血效果不明显，可在介入手术下行血管栓塞止血。

（三）做好治疗配合

做好会阴区域的皮肤护理及清洁工作，保护创面，减少不必要的损伤，有效收集渗液，防止周围皮肤浸渍破溃。因外阴癌清扫腹股沟淋巴结后患者需较长时间卧床以便于皮肤创面愈合，故需指导患者练习术后床上活动等，并注意预防术后便秘。如需植皮，需做好供皮区皮肤护理。术后加压包扎应做好皮肤保护，避免皮肤破溃。放疗患者护理参照妇科放疗护理操作规范。

（四）预防感染

保持外阴清洁、干燥，及时更换卫生垫；同时注意观察患者的肿瘤渗出、出血及破溃程度，如有异常，及时向医生汇报，遵医嘱给予抗生素。

（五）疼痛护理

创造良好、舒适的环境，保持适宜的温度、湿度，保持室内安静、整洁，减少不良刺激。评估患者疼痛程度，可采用分散注意力、音乐疗法等缓解患者疼痛，必要时遵医嘱给予药物止痛。

（六）健康教育

（1）讲解术后活动方式、创面护理对切口愈合的重要性，确保切口愈合良好。

（2）指导患者摄取高蛋白、富含维生素A、易消化的食物，尽量多吃新鲜蔬菜和水果；适当活动，保证充足的睡眠，提高机体免疫功能。

（3）保持外阴区域清洁，以防感染。

（4）确保患者明确随访的重要性，患者应于外阴根治术后3个月返回医院复诊，在全面评估术后恢复情况的基础上，医生与患者一起商讨治疗及随访计划。

外阴癌放疗后80%的患者约2年内复发，约90%的患者5年内复发，故随访时间应在放疗后1个月、3个月、6个月各1次，以后每半年1次，2年以后每年1次，随访5年，以全面评估治疗效果。

（董小晶　李沈杰）

第五节　妊娠滋养细胞肿瘤患者的护理

妊娠滋养细胞肿瘤（gestational trophoblastic neoplasia，GTN）是滋养细胞的恶性病变，包括侵蚀性葡萄胎、绒毛膜癌及胎盘部分滋养细胞肿瘤。妊娠滋养细胞肿瘤约60%继发于葡萄胎妊娠，约30%继发于流产，约10%继发于足月妊娠或者异位妊娠。从发病的时间来看，继发于葡萄胎排空后半年内的妊娠滋养细胞肿瘤，其组织学诊断多数为侵蚀性葡萄胎，1年以上的多数为绒毛膜癌。继发于流产、足月妊娠及异位妊娠的患者组织学诊断大多为绒毛膜癌。侵蚀性葡萄胎全部继发于葡萄胎之后，具有恶性肿瘤行为，但是恶性程度不高，大多数为局部侵犯，仅4%的患者有远处转移，预后较好。绒毛膜癌恶性程度极高，早期即可通过血行转移至全身，在化疗药问世前，病死率达90%以上。

GTN的治疗采用以化疗为主、手术和放疗为辅的综合治疗方案。

一、诊断

GTN继发于各种不同类型的妊娠，包括葡萄胎、流产、宫外孕以及产后等。其主要的临床表现为出现阴道流血和（或）转移灶及其相应症状和体征；最终的诊断需要根据患者的病史和症状、妇科查体、血清hCG检测和影像学检查结果进行确定，必要时结合病理结果进行诊断。

（一）病史询问

病史询问是诊断的重要基础。除了常规的病史询问之外，还应重点询问患者的孕产史，尤其是末次妊娠的性质和时间，以及末次妊娠终止时间与本次发病的间隔时间，了解本次发病与前次妊娠可能的相关性。如根据前次妊娠的性质以及葡萄胎的排出时间，可帮助诊断侵蚀性葡萄胎或绒毛膜癌。同时，重视询问患者的症状，如阴道流血的多少等。除了重视患者的妇科相关症状外，还有一部分患者以转移灶的症状为首发症状，如合并多发肺转移的患者以呼吸衰竭、咯血为首要表现；合并脑转移的患者以颅内出血，甚至脑疝为首要表现。不同的临床表现都应引起足够的重视。

（二）妇科查体

妇科查体在GTN的诊断中同样重要。妇科检查过程中可以发现有无阴道转移病灶；明确子宫的大小、形态及是否存在宫旁血管搏动；明确盆腔有无包块及包块的位置。

（三）血清hCG的检测

血清hCG是GTN特异及敏感的肿瘤标志物，也是GTN诊断与治疗期间病情监测的主要参照指标。当血清hCG升高时应首先排除妊娠，然后考虑诊断为GTN的可能。当血清hCG呈低水平升高、无临床疾病证据时，还需除外假阳性血清hCG（如phantom hCG体内的异源性抗体和测试药盒中的抗体相互作用而导致）。需要注意的是，血清hCG的检测结果受多种因素影响而不同（如不同厂家制备药盒采用的抗体各异、应用的测定方法不同、各实验室条件不同、实验者水平各异等）。因此，临床医师应对此有足够了解，综合分析结果。另外，游离β-hCG（F-β-hCG）及高糖化hCG在GTN中明显高于正常妊娠，可作为判断正常妊娠或GTN的一项指标。

（四）影像学检查

影像学检查不仅有助于GTN的诊断、临床分期和预后评分，还有助于治疗前评估。目前，常用的检查方式包括超声检查、胸部X线摄片及CT或MRI检查。

GTN的超声表现通常为子宫轻度或明显增大，肌层回声不均，有不均质回声肿块；合并有丰富的血流信号和低阻血流，部分可形成动静脉瘘。侵蚀性葡萄胎的超声表现主要有与肌层分界不清，有血窦形成或小囊状无回声水疱结构。绒毛膜癌的早期病灶表现为边界不清或血流信号异常紊乱；晚期病灶表现为实性回声，中心可无血流。部分患者可能还会合并有黄素化囊肿或盆腔包块。

GTN很早就可通过血运发生转移，尤其是以肺转移最常见。胸部X线摄片是诊断肺转移的重要检查方法，通常肺转移最初表现为肺纹理增粗，而后发展为片状或小结节阴影；典型的肺转移表现为棉球状或团块状阴影，以右肺及中下部较为多见。CT对肺、脑及肝脏等部位的转移灶有较高的诊断价值，尤其是肺部CT检查可以发现肺部2～3mm微小转移病灶。文献报道，经胸部X线检查未发现肺转移的患者中约有40%经胸部CT检查可证实有肺部微小转移，因此目前建议进行胸部CT检查。MRI主要用于脑和盆腔病灶诊断。若影像学检查提示肺部转移灶≥3cm或有多发转移，则建议进一步行脑、肝等部位CT或MRI检查，以明确有无其他远处转移。

其他检查方法包括选择性动脉造影帮助诊断子宫原发病灶和相关部位转移病灶，存在消化道出血症状应行消化道内镜检查，存在血尿症状者应行静脉肾盂造影和膀胱镜检查以明确诊断。

（五）组织病理学诊断

虽然组织病理学诊断并不是GTN诊断所必须的，但是只要有组织病理学结果就一定要遵循组织病理学诊断。如果子宫肌层内或子宫外转移灶组织中见到绒毛或退化的绒毛阴影，则诊断为侵蚀性葡萄胎；若仅见成片滋养细胞浸润及坏死出血，未见绒毛结构者，则诊断为绒毛膜癌；当原发灶和转移灶诊断不一致时，只要在任一切片中见绒毛结构，均诊断为侵蚀性葡萄胎。

（六）宫腹腔镜检查

宫腹腔镜检查用于诊断困难、不能明确诊断的患者，能直观、准确地定位子宫表面、宫角以及盆腹腔脏器病变，不仅可以取得标本来获得病理诊断，还可以进行手术治疗。

二、护理措施

（一）心理护理

评估患者对疾病的心理承受能力，鼓励患者表达内心的想法，提高患者对疾病、治疗手段的认识，确定其主要的心理问题。向患者及其家属讲解疾病知识，了解治疗方案的可信性，以增强疗效，减少不良反应。详细解释患者担忧的各种问题，减轻其心理压力，帮助患者树立战胜疾病的信心。

（二）严密观察病情

观察和评估腹痛及阴道流血的情况。严密观察腹痛的位置、程度、持续时间及疼痛后是否有压痛及较多的阴道流血等，出血多的患者应注意观察血压、脉搏及呼吸等生命体征的变化。注意阴道排出物，一旦发现水泡状组织需立即送检。识别转移灶症状，发现异常时立即通知医生并配合处理。

（三）做好治疗配合

葡萄胎一般应在确诊之后尽快清宫，因此，护理人员必须积极做好治疗配合。术前准备包括配血，建立静脉通路，以及根据需要备好药品和物品。滋养细胞肿瘤患者按照妇科手术前后护理常规进行护理，化疗患者按照化疗患者的护理规范进行护理。

（四）预防感染

保持外阴清洁、干燥，及时更换卫生垫；同时注意观察患者的体温，如有异常，及时向医生汇报，遵医嘱给予抗生素。

（五）有转移灶患者的护理

1.阴道转移患者的护理

（1）密切观察阴道有无出血，禁止做不必要的阴道检查。

（2）破溃出血时，立即建立静脉通路，做好输血准备。

（3）备齐阴道填塞所需物品，需要时配合医生做阴道填塞，并安慰患者，予以保暖。阴道填塞后，让患者卧床休息，保持外阴清洁，严密观察生命体征，及早发现感染及休克先兆，遵医嘱使用抗生素。填塞的纱布必须于24~48h取出，取出时必须做好输液、输血及抢救的准备。若出血未止，可用无菌纱布重新填塞，记录取出和再次填入的纱条数量。

2.肺转移患者护理

（1）出现呼吸困难时，给予半卧位，吸氧。

（2）遵医嘱给予镇静剂及实施化疗。

（3）大咯血时，有发生窒息的危险，应立即使患者取头低患侧卧位，并保持呼吸道通畅，轻叩背部，排出积血，迅速通知医生，配合医生实施止血、抗休克处理。同时注意安慰患者，避免患者因烦躁不安而加剧咯血的结果。

3.脑转移患者的护理

（1）让患者尽量卧床休息，起床应有人陪伴，以防瘤栓期的一过性脑缺血症状发生造成的意外损伤。

（2）严密观察脑瘤期颅内压增高的伴随症状，一旦发现异常，立即通知医生。记录出入液量，严格控制补液总量和速度，以防颅内压升高。若颅内压升高，需输入脱水剂，记录出入液量，并给予吸氧、化疗，采取必要的护理措施，预防因昏迷、抽搐引起的一系列并发症。如患者昏迷，应专人守护，采取一些安全防护措施，如放置床挡，做好口腔、皮肤、黏膜护理，预防咬伤、吸入性肺炎、压疮等发生。

（3）做好hCG测定、腰椎穿刺等项目的检查配合。

（六）健康教育

（1）向患者及其家属讲解坚持正规治疗和随访的重要性及必要性。葡萄胎患者随访内容如下。①定期hCG测定，葡萄胎清宫术后每周1次血、尿hCG检测，连续3次阴性后每月检测1次，共6个月；然后每2个月1次，共6个月。自第1次阴性后共计1年。②平时自我观察阴道流血情况，有无不明原因的咳嗽、胸痛、血痰、咳血等症状，若出现上述症状，应及时到医院就诊。③定期进行妇科检查、盆腔B超及胸部X线检查等。

（2）指导患者摄取高蛋白、富含维生素A、易消化的食物，尽量多吃新鲜蔬菜和水果；适当活动，保证充足的睡眠，提高机体免疫功能。

（3）保持外阴清洁，每次清宫手术后禁止性生活及盆浴1个月，以防感染。

（4）避孕指导：葡萄胎患者随访期间必须严格避孕1年。首选避孕套，也可选择口服避孕药，一般不选用宫内节育器，以免混淆子宫出血的原因或造成穿孔。

（5）滋养细胞肿瘤患者有阴道转移者应卧床休息，以免破溃引起大出血，并注意保持外阴清洁，防止感染。节制性生活，做好避孕指导。出院后严密随访，2年内随访同葡萄胎患者，2年后仍需每年1次随访，持续3~5年。随访内容同葡萄胎。随访期间需严格避孕，应于化疗停止12个月以上方可妊娠。

（董小晶　倪亚丽）

第六章

普外科肿瘤患者的护理

第一节　胃癌患者的护理

胃癌是最常见的恶性肿瘤之一，2020年居世界恶性肿瘤发病率第五位，死亡率居第四位。2020年全球胃癌新发病例约为108.9万，中国胃癌新发病例是47.8万，占全球的43.9%。我国近半数患者确诊时已为晚期。

尽管近年来胃癌一级和二级防治工作的开展使早期胃癌的检出率提高，但中、晚期患者仍占70%左右。中、晚期胃癌无根治性手术指征，5年生存率低。因此有必要了解胃癌的临床特点及诊疗规范，提高早诊早治率，改善胃癌患者的生存状况。

一、诊断

（一）临床表现

早期胃癌大多数无明显症状，随着病情进展，可逐渐出现非特异性的、类似胃炎或胃溃疡的症状，包括上腹部饱胀不适或隐痛、泛酸、嗳气、恶心、偶有呕吐、食欲减退、黑便等。

1.食欲减退

食欲缺乏伴体重减轻，逐渐消瘦，或食后饱胀嗳气、厌恶肉食等，这些是胃癌比较常见的症状。

2.胃痛疼痛

疼痛部位以心窝部为主，有时仅为上腹部不适或隐痛，较典型的是无规律的疼痛，进食也不缓解。

3.恶心呕吐

由于大部分胃癌位于幽门窦部，故幽门梗阻症状颇为多见。早期梗阻可引起食后膨胀感，轻度恶心、反胃等，典型的机械性幽门梗阻则引起胃扩张和呕吐。呕吐物多为在胃内停留过久的隔宿食，有腐败酸臭味。弥漫性胃癌常无明显的呕吐症状。

4.上消化道出血

早期胃癌即可出现出血，常表现为柏油样便。晚期胃癌出血量大，若合并有幽门梗阻，常在呕吐物中混杂咖啡色或暗红色血液。大便隐血试验呈阳性反应。

5.其他症状、体征

有腹泻、便秘、低热、水肿、全身衰竭。癌肿破溃或引起胃壁穿孔时，可出现大出血、腹膜炎等并发症。

腔内舒缩性极大的囊性器官，当瘤体较小时，常不出现明显体征。因此，胃癌在早期常无明显体征，多数患者仅在腹部扪诊时，有上腹深部压痛或轻度肌张力增强感。当癌肿进展到一定程度时，会出现明显体征。但是一旦出现明显体征，胃癌往往已属晚期。

（1）腹部肿块：晚期患者由于癌肿逐渐增大，或直接蔓延至邻近组织而与大网膜粘连，可在上腹部触摸到一个质地坚硬、表面呈结节状并有轻度压痛的包块，据统计，肿块的出现率以广泛浸润癌最多见，其次为胃体癌和胃窦癌。

（2）转移体征：癌细胞可经淋巴系统转移至左锁骨上淋巴结和腋下淋巴结，此时有的患者尚无明显临床症状。因此，发现肿大的淋巴结对诊断有帮助，也可转移至脐周、盆腔和腹膜，如转移到卵巢，称卵巢克鲁肯贝格瘤肿瘤，可通过盆腔检查发现。还可转移至肝脏引起占位性肿物，压迫肝胆管引起黄疸，转移至肺引起呼吸短促，胸部X线摄片可见转移灶。

（3）腹腔积液和胸腔积液：晚期因腹膜和肝脏转移或门静脉被癌肿阻塞引起腹腔积液。转移至胸膜可引起胸腔积液。腹腔积液和胸腔积液多为血性，有时可从中找到癌细胞。X线和B超检查均能比较准确地发现胸、腹腔积液。

（二）检查手段

1.实验室检查

具有诊断价值的常规实验室检查包括血红蛋白检查、大便隐血试验及胃液分析。对胃癌患者而言，进行血常规、尿常规及大便常规检查，目的在于治疗前后指标的观察及调整治疗方案，对胃液有形成分分析的新方法已引起临床医生关注。

血红蛋白检测对于早期胃癌的诊断价值不大，但随着病情进展则可出现贫血，约50%有缺铁性贫血，是长期失血或营养缺乏所致。如合并有恶性贫血，则见巨幼细胞贫血。白细胞、红细胞和血小板3项指标在胃癌患者的化疗及放疗等治疗方法中的作用在于观察治疗方案实施过程中对于血液系统的影响。在早期胃癌中，大便隐血试验阳性率约为20%，大便隐血试验阳性率随着胃癌的进展，常呈持续阳性，因此检测方便，有辅助诊断意义。有学者将之作为胃癌筛检的首选方法。

胃液分析意义不大，虽进展期胃癌可因累及泌酸区而呈无酸或低胃酸分泌，但这种低胃酸分泌状况可与正常者重叠，故已不列为常规检查。

2.胃镜检查

胃镜检查是目前明确胃癌诊断的最主要手段，特别是对发现早期胃癌具有重要作用。通过胃镜活检可以鉴别良、恶性溃疡，排除胃炎，明确胃癌的病理类型。通过超声内镜检查还可以了解病变范围，有助于术前分期，协助确定手术的可行性和方式。

3.CT和MRI检查

增强CT或MRI检查可清晰地显示胃壁侵犯的范围、肿瘤侵犯邻近组织的程度、淋巴结转移情况、是否存在腹盆腔转移。胸部CT检查可以帮助了解是否存在肺转移。CT或MRI检查应该作为胃癌术前常规检查。

4.PET-CT检查

肝转移、淋巴结转移时18F-FDG摄取往往增加，这可用于鉴别病灶良、恶性，帮助鉴别远处转移，但其对印戒细胞癌腹腔内播散转移，假阴性率可以达到30%。推荐辅助胃癌分期，但不作为常规检查。

5.肿瘤标志物

目前在胃癌诊断中无特异性较高的肿瘤标志物，CEA、CA19-9、CA125等可供参考，对预测复发和评估疗效有一定参考价值。

6.体格检查

胃癌患者体检时应注意锁骨上淋巴结检查，术前还应行直肠指检，以帮助判断是否存在盆腔转移。

（三）TNM分期

1.胃癌TNM分期标准

胃癌TNM分期标准见表6-1。

表 6-1　胃癌 TNM 分期标准

原发肿瘤（T）	区域淋巴结（N）	远处转移（M）
T_x原发肿瘤无法评价	N_x区域淋巴结无法评价	M_0未发现远处转移
T_0切除标本中未发现肿瘤	N_0区域淋巴结无转移	M_1有远处转移
Tis原位癌，肿瘤位于上皮内，未侵犯黏膜固有层	$N_1$1～2个区域淋巴结转移	
T_1肿瘤侵犯黏膜固有层或黏膜肌层，肿瘤侵犯黏膜下层	$N_2$3～6个区域淋巴结转移	
T_2肿瘤侵犯固有肌层	$N_3$7个及以上区域淋巴结转移	
T_3肿瘤穿透浆膜下层结缔组织，未侵犯脏腹膜或邻近结构	N_{3a}7～15个区域淋巴结转移	
T_{4a}肿瘤侵犯浆膜（脏腹膜）	N_{3b}16个及以上区域淋巴结转移	
T_{4b}肿瘤侵犯邻近组织结构		

注　AJCC为美国癌症联合委员会，UICC为国际抗癌联盟。

2.胃癌TNM分期

临床分期见表6-2，病理分期见表6-3，新辅助治疗后分期见表6-4。

表 6-2　临床分期（cTNM）

分期	T	N	M
0期	Tis	N_0	M_0
I 期	T_1	N_0	M_0
	T_2	N_0	M_0

分期	T	N	M
ⅡA期	T_1	$N_{1\sim3}$	M_0
	T_2	$N_{1\sim3}$	M_0
ⅡB期	T_3	N_0	M_0
	T_{4a}	N_0	M_0
Ⅲ期	T_3	$N_{1\sim3}$	M_0
	T_{4a}	$N_{1\sim3}$	M_0
ⅣA期	T_{4b}	任何N	M_0
ⅣB期	任何T	任何N	M_1

表 6-3　病理分期（pTNM）

分期	T	N	M
0期	Tis	N_0	M_0
ⅠA期	T_1	N_0	M_0
ⅠB期	T_1	N_1	M_0
	T_2	N_0	M_0
ⅡA期	T_1	N_2	M_0
	T_2	N_1	M_0
	T_3	N_1	M_0
ⅡB期	T_1	N_{3a}	M_0
	T_2	N_2	M_0
	T_3	N_1	M_0
	T_{4a}	N_0	M_0
ⅢA期	T_2	N_{3a}	M_0
	T_3	N_2	M_0
	T_{4a}	N_1	M_0
	T_{4a}	N_2	M_0
	T_{4b}	N_0	M_0
ⅢB期	T_1	N_{3b}	M_0
	T_2	N_{3b}	M_0
	T_3	N_{3a}	M_0
	T_{4a}	N_{3a}	M_0
	T_{4b}	N_1	M_0
	T_{4b}	N_2	M_0

分期	T	N	M
ⅢC期	T_3	N_{3b}	M_0
	T_{4a}	N_{3b}	M_0
	T_{4b}	N_{3a}	M_0
	T_{4b}	N_{3b}	M_0
Ⅳ期	任何T	任何N	M_1

表 6-4 新辅助治疗后分期（ypTNM）

分期	T	N	M
Ⅰ期	T_1	N_0	M_0
	T_2	N_0	M_0
	T_1	N_1	M_0
Ⅱ期	T_3	N_0	M_0
	T_2	N_1	M_0
	T_1	N_2	M_0
	T_{4a}	N_0	M_0
	T_3	N_1	M_0
	T_2	N_2	M_0
	T_1	N_3	M_0
Ⅲ期	T_{4a}	N_1	M_0
	T_3	N_2	M_0
	T_2	N_3	M_0
	T_{4b}	N_0	M_0
	T_{4b}	N_1	M_0
	T_{4a}	N_2	M_0
	T_3	N_3	M_0
	T_{4b}	N_2	M_0
	T_{4b}	N_3	M_0
	T_{4a}	N_3	M_0
Ⅳ期	任何T	任何N	M_1

二、治疗原则

胃癌治疗强调多学科合作的综合治疗，确定治疗方案的基础包括患者的年龄、身体状态、胃癌病理诊断、临床分期及分子病理分型等。采取MDT模式（包括胃肠外科、消化内科、肿瘤内科、病理科、内镜中心、放疗科、介入科、影像科、康复科、营养科、分子生物学、生物信息学等），有计划、合理地应用手术、化疗、放疗和生物靶向等治疗手段，达到根治或最大限度地控制肿瘤、延长患者生存期、改善生活质量的目的。

对早期胃癌不伴淋巴结转移者，可根据侵犯深度考虑内镜下治疗或手术治疗，术后无须进行辅助放疗或化疗；对局部进展期胃癌或伴有淋巴结转移的早期胃癌患者应采取以手术为主的综合治疗手段，根据肿瘤病理特征、侵犯深度及是否伴有淋巴结转移等因素综合判断是直接进行根治性手术还是术前进行新辅助化疗，待肿瘤降期后再行根治性手术。对成功实施根治性手术的局部进展期胃癌患者，需根据术后病理及分期决定辅助治疗方案（辅助化疗，必要时考虑辅助放、化疗）；对转移性胃癌患者应采取以化疗为主的综合治疗手段，在恰当的时机给予姑息性手术、放疗、介入治疗、射频治疗等局部治疗手段，同时也应积极给予止痛、心理辅导、营养等最佳支持治疗。临床分期同病理分期存在不一致性或治疗过程中病情发生变化时，不论分期如何，均应在治疗过程中重新评估患者病情，调整治疗目标，采取更适宜的治疗策略和方法。

对早期胃癌和局部进展期胃癌患者应以治愈为治疗目的，而对转移性胃癌患者应以改善生活质量及尽可能延长生存期为治疗目的，因此两者的治疗理念及策略也完全不同。对局限于黏膜层的早期胃癌推荐行内镜下黏膜切除术，对有黏膜下侵犯的患者推荐根治性手术治疗。对于可手术切除的进展期胃癌患者应行根治性切除。对于晚期无法行根治性切除的患者，如果有梗阻、出血或穿孔倾向，可以行姑息性手术干预。

胃癌根治术后的随访：胃癌根治术后应定期随访，访视频率为术后第1～3年每3～6个月1次，第4～5年每6～12个月1次，5年之后视情况每年访视1次。访视内容包括血常规、肿瘤标志物检查，视临床情况行放射影像学或内镜检查；对手术切除的患者监测维生素B_{12}缺乏情况，如有指征，应予治疗；胃癌根治术后患者或内镜黏膜下剥离术（ESD）、EMR术后患者需进行幽门螺杆菌（Hp）检测，如为阳性，则给予清除；全胃切除或复发转移性胃癌患者可不常规检测及清除Hp。

三、适应证

（1）胃窦部癌。

（2）胃体远端癌。

四、术前准备

（一）术前访视

（1）由巡回护士于手术前1d落实。

（2）巡回护士持《手术室护理记录单》《手术室压疮风险评估单》和《手术室术前健康教育单》到病区护士站查阅病历，了解患者的一般情况（重点关注生命体征）、病史、术前诊断、拟订手术名称、手术部位、手术体位、麻醉方式、既往手术史、药物过敏史、手术前医院感染检查项目结果、重要脏器的功能状态及血常规项目等。

（3）巡回护士到病房访视患者。①自我介绍，说明访视目的，告知手术时会陪伴患者，帮助患者消除紧张、恐惧心理，态度和蔼。②询问患者有无过敏史，包括药物和食物、乙醇和碘酒、麻醉药品等；有无活动义齿及隐形眼镜；有无假肢、金属植入物、心脏起搏器等；女性患者是否处于月经期，男性患者有无前列腺增生。③检查患者的血管情况，评估需要穿刺的部位，确定是否需要做深静脉穿刺。④进行压疮风险评估，评分在9分及以上者告知其压疮风险因素及采取的措施，并请患者或家属签字。⑤女性不化妆，不涂口红；如果指甲上涂有颜色（红、黑、蓝等），请其清除，否则影响指脉氧监测数据，影响手术中病情的监测。⑥告知患者遵医嘱禁食、水；告知次日手术室会有平车接送，请其提前排空大小便，穿好病号服，将贵重物品交给家属保管。⑦询问患者有无其他手术护理相关疑问并给予解释。⑧发放《手术室术前健康教育单》。

（二）接患者至手术床

（1）由手术室护士于手术当日推平车（或轮椅）到病房接患者。

（2）手术室护士持《手术患者交接记录单》，病区护士持患者病历与患者共同查看腕带进行身份确认，询问是否禁食、水，有无发热，贵重物品交给家属。手术室护士与病区护士共同查看患者皮肤清洁情况、有无手术部位标记及皮肤的完整性；交接有无术中用药，检查并携带影像资料、腹带、病历等，并在《手术患者交接记录单》上签字，为患者佩戴手术间号码牌后送往手术等待室。转运途中，平车固定护栏，保证患者安全并注意保暖。

（3）巡回护士、器械护士在等待室接患者，问候并安慰患者，介绍自己将陪伴患者手术，再次核对病历、腕带，进行身份确认。

（4）准备室护士或巡回护士建立静脉通路（一般用20号静脉留置针）。贴膜固定，标记留置时间。接至手术间并安全平移到手术床上。

（5）有术前用药（抗生素）者，核对皮试结果、身份信息无误后及时输注，开皮前30～60min输注完毕。

（三）巡回护士术前准备

1.物品准备

（1）一次性物品：加长电刀笔，0号、1号、4号、7号慕丝线，5×12、6×14、13×34圆针，13×34角针，吸引器管（1套），吸引器头1个，钡线纱布，纱垫，导尿包，清洁片，6×9引流管，引流袋，灯把套，切口圈，45×9贴膜（杂物袋），贴膜。

（2）无菌器械：盆，大剖包，肝钩备件，中单，腹口，手术衣。

（3）高值物品：止血材料，可吸收线，皮钉，压疮贴，美容缝合线。

（4）仪器设备：电刀，吸引器，升温毯。

2.摆放手术体位

采取仰卧位。

（1）头部置头枕并处于中立位置，头枕高度适宜。头和颈椎处于水平中立位置。

（2）双上肢自然放于身体两侧胳膊板上，适当约束。远端关节略高于近端关节。肩关节外展不超过90°。

（3）膝下宜垫膝枕，足下宜垫足跟垫。

（4）距离膝关节上5cm处约束带固定，松紧适宜。

3.留置尿管

（1）患者仰卧位，双腿屈曲外展。

（2）护士站在患者的右侧，打开导尿包第一层取出清洁包；清洁会阴部皮肤；打开导尿包内层，铺无菌区，第二次消毒；连接接尿袋，用镊子夹取液状石蜡棉球，润滑导尿管，置入需要的长度，见尿液时注射器注入水10～15mL（防止尿道损伤）；整理用物。

（3）如患者有前列腺增生，尿管不易置入，请泌尿外科医师协助。

（四）器械护士术前准备

1.摆台

（1）选择近手术区较宽敞区域铺置无菌器械台。

（2）将无菌包放置于器械车中央，检查无菌包名称、灭菌日期和包外化学指示物，包装是否完整、干燥，有无破损。

（3）打开无菌包的外层包布后，洗手护士进行外科手消毒，由巡回护士持无菌持物钳打开内层无菌单；顺序为先打开近侧，检查包内灭菌化学指示物合格后再走到对侧打开对侧，四周无菌单垂于车缘下30cm以上，并保证无菌单下缘在回风口以上。协助洗手护士穿无菌手术衣、戴无菌手套。再由巡回护士或洗手护士打开无菌敷料、无菌物品。

（4）洗手护士按器械物品使用顺序、频率、分类将其摆放在无菌器械台上，以方便拿取物品。

2.铺单

（1）将4块治疗巾依次铺于切口周围。

（2）将1块治疗巾铺置托盘上。

（3）将大孔巾对准切口铺置。

（4）中单依次铺置头侧、切口下、尾侧。

（5）建立隔离区域。

3.物品清点

（1）分别在手术开始前、关闭体腔前、关闭体腔后、缝合皮肤后4个时刻，巡回护士与洗手护士对手术台上的所有物品清点两遍，准确记录。

（2）清点纱布、纱单时，要完全展开，确认纱布和钡线是否完整。

（3）清点棉球时，将药杯里的棉球全部取出，依次摆开清点，并与巡回护士共同确认药杯已空，再将棉球依次放回药杯内。

（4）注意器械的完整性：注意扣克钳的齿和镊子齿是否完整，器械的螺丝是否完整，缝针的针鼻是否完整，精细器械尤其需要注意其完整性。

（5）术中增加的物品，两人核对后及时记录。

（6）术中掉落器械放于固定位置，以便清点。

（五）第一次手术安全核查

麻醉开始前，由手术医生主持，麻醉医生、巡回护士按照《手术安全核查表》共同进行"三方"核查，手术医生核查病历，麻醉医生核查医生工作站，巡回护士核查患者腕带，共同核对患者身份信息、手术方式、知情同意书、手术部位与标记，检查皮肤是否完整及术野皮肤准备情况，并核查影像资料、麻醉前物品准备情况等，核查无误后手术医生签字。

五、术中配合

（一）麻醉方法

全身麻醉，麻醉过程中，手术室人员需陪同在患者身边，防止患者发生坠床。

（二）第二次手术安全核查

手术开始前，由麻醉医生主持，手术医生、巡回护士共同进行第二次"三方"核查，再次核对患者身份信息、手术部位与标记等，核查无误后由麻醉医生签字；手术物品准备情况的核查由手术室护士执行并向手术医生和麻醉医生报告。

（三）手术步骤及配合要点

胃癌根治手术步骤及配合要点见表6-5。

表6-5 胃癌根治术的手术步骤及配合要点

手术步骤	手术护理配合	注意事项
1.消毒及铺巾	1.消毒范围：自乳头至耻骨联合平面，两侧到腋后线 2.常规铺单	1.消毒的范围、顺序合格；防止消毒液浸湿皮肤下中单 2.注意铺单顺序
2.腹部正中切口	1.递刀切开皮肤，纱布拭血，递电刀、止血钳止血 2.递电刀切开白线及腹膜，递拉钩显露术野 3.递切口保护圈保护皮肤	注意电刀笔的放置
3.探查腹腔	递生理盐水湿手探查，备深部手术器械	—
4.分离大网膜	递血管钳分离，递电刀切断，1号线或4号线结扎，必要时6×14圆针1号线缝扎	及时传递器械
5.游离十二指肠降部	递血管钳分离，递电刀切断，1号线或4号线结扎，必要时6×14圆针1号线缝扎	—
6.清除胰头后、胆总管、肝动脉周围淋巴结	递深部血管钳分离，递电刀切断，1号线或1号线结扎，必要时6×14圆针1号线缝扎	及时传递器械，触及瘤体的器械分类放置
7.处理胃周围动脉、静脉及附近淋巴结	递深部血管钳分离，递电刀切断，1号线或4号线结扎，必要时6×14圆针1号线缝扎	—
8.切断结扎脾动脉	递深部血管钳，递电刀切断，1号线或4号线结扎，必要时6×14圆针1号线缝扎	—
9.切断结扎冠状静脉	递深部血管钳，递电刀切断，1号线或4号线结扎，必要时6×14圆针1号线缝扎	—
10.于肝附着处断离小网膜	递深部血管钳分离，电刀切断，递4号线结扎	—
11.分离食管下段，切断迷走神经	递深部血管钳分离，递电刀切断，1号线或4号线结扎	及时传递器械

续表

手术步骤	手术护理配合	注意事项
12.以大直角、扣克钳和肠钳分别夹住食管及十二指肠,取下胃及附着组织	递大直角、扣克钳和肠钳,递直线切割闭合器切断,将胃及附着物放于标本盒内	注意无瘤操作,触及瘤体的器械分类放置
13.重建(双腔术式) (1)分离空肠系膜,游离肠袢 (2)切断游离的肠袢,使肠段完全游离 (3)近远侧空肠断端进行端端吻合 (4)食管与游离空肠段行端侧吻合 (5)关闭空肠近端	递血管钳分离,递电刀切断,1号线结扎,必要时6×14圆针1号线缝扎,湿纱布保护肠管 递血管钳,递电刀切断,1号线结扎,湿纱布保护肠管 递碘伏消毒液消毒肠管,递吻合器进行吻合,递5×12圆针0号线加固缝合吻合端 递碘伏消毒液消毒肠管,递吻合器进行吻合,递5×12圆针0号线加固缝合吻合端 递直线切割闭合器,递5×12圆针0号线加固断端	更换触及瘤体的手术器械 — 吻合器妥善处理,防止污染器械台 吻合器妥善处理,防止污染器械台
14.检查、冲洗腹腔,置引流管	递温盐水冲洗腹腔,递纱布拭血,检查吻合口或其他部位有无出血,递6×9引流管	防止引流管残端遗留
15.准备关腹	清点器械、纱布、纱垫、缝针等所有物品	认真清点器械台上所有物品
16.缝合腹膜及腹白线	递血管钳提起腹膜,递可吸收线或13×34圆针7号线缝合	—
17.冲洗切口,缝合皮下组织	递生理盐水冲洗,递13×34圆针1号线间断缝合	—
18.缝合皮肤,覆盖伤口	递皮钉或13×34角针缝合,贴膜覆盖切口	—

六、术后护理

(一)第三次手术安全核查

患者离开手术室前,由巡回护士主持,手术医生、麻醉医生共同进行第三次"三方"核查,包括患者身份信息、实际手术方式,确认手术标本,物品清点结果,检查皮肤完整性、动—静脉通路、引流管,确认患者去向等内容,核查无误后巡回护士签字。

(二)送患者至麻醉复苏室

安置患者尿管,去除监护线,保护静脉,将患者病号服反穿保护颈部,加盖棉被,将患者从手术床移至对接车,与麻醉医生一起送至麻醉复苏室,交由麻醉护士看管。

(三)送患者回病房

(1)搬运患者时应注意患者的适宜体位及保暖。

(2)转运过程中,保持液路及各种引流管的通畅,防止脱落,严密观察患者病情变化。

(3)手术医生、麻醉医生及手术室护士带齐患者物品并约束好患者,共同将患者安全、稳妥地送回病房,与病房护士交接患者生命体征、皮肤、引流、输血及输液(麻醉医生交代）等情况，经病房护士核对正确后，与手术室护士在《手术患者交接记录单》上双签字；与家属交接患者衣物等。

（四）手术病理标本管理

（1）手术中的各种标本要妥善保管，定点放置于专用容器内，不得遗失。

（2）手术医生填写《病理申请单》，巡回护士填写标本存放袋，要求字迹清晰，传染性标本要注明标识。

（3）手术标本要求洗手护士、手术医生、巡回护士共同核对后，手术医生在标本袋上签字确认，不可代签。

（4）洗手护士将标本放入标本箱内，与《病理申请单》一起送到指定地方，固定标本用10%中性甲醛缓冲液，固定液的量不少于病理标本体积的3倍，并确保标本全部置于固定液中。

（5）洗手护士与护工共同核对标本信息，无误后双签字，将标本及《病理申请单》放到标本柜里。

（6）巡回护士在手术室交班本上填写有无标本。

（五）手术后访视

（1）向患者及其家属做自我介绍。

（2）询问患者及其家属：对手术室工作是否满意？有什么意见或建议？

（郝　亮　秦治强）

第二节　肝细胞癌患者的护理

肝细胞癌（hepatocellular carcinoma，HCC）在全球的发病率和病死率都很高。值得注意的是，过去15年HCC的发病率在部分西方国家有上升态势。队列研究显示，HCC是目前肝硬化患者的首位死因。但如果能早期监测并能及时进行有效治疗，即使在确诊HCC后，患者也能取得较长的生存周期。HCC患者大多有慢性肝病甚至是肝硬化的基础，因此，肝脏病学家在HCC的诊疗过程中起关键作用，他们可以帮助高危患者判断是否需要进行HCC监测，并负责疾病的分期和制订治疗方案，其中最关键的决定是选择合适的治疗方案，如肝移植或手术切除。

一、诊断

进展期HCC的诊断并不困难，因为患者已经出现明显肿瘤相关症状，并且增大的肿块即使在体格检查的过程中也能被发现。早期HCC在发达国家经过有效的监测手段，诊断率高达80%以上。AFP和超声检查不适合用于HCC的诊断。

超声检查一旦发现肝脏结节或AFP增高（特别是＞20ng/mL），应立即进行诊断相关检查。然而，对于肝硬化基础上结节的准确诊断存在困难，需要依赖于多种高级影像学检测方法、技术和（或）活检。病理活检并不适用于所有病例，因为肿瘤位置、腹水、凝血功能障碍等因素都可能不利于肝脏穿刺术的实施；并且由于穿刺误差、病理诊断鉴别不典型增生和高分化HCC之间存在困难等因素，也存在假阴性结果的可能。因此，以影像学特征为基础的非侵入性诊断标准十分重要。多个研究团队已证实，单纯动态显像技术在HCC诊断中的准确性，表现为静脉延迟期造影剂通过后的动脉摄取增强。对比增强超声（CEUS）也越来越被广泛使用，但它无法将HCC与肝脏其他原发性肿瘤进行区分，如肝内胆管细胞癌，因此，它不能作为肝硬化患者诊断HCC的非侵入性检测方法。如果结节在动态CT或MRI上呈不典型血管表现，那么就需要肝活体组织检查来帮助鉴别不典型结节和HCC了。需要注意的是，不能因为阴性活检结果而漏诊了HCC，因为对于这些小结节的经皮肝活检敏感性可能低于70%。最后，推荐意见认为，对于<1cm的结节，由于其恶性可能性低，且影像学、组织学表现均不典型，每3个月1次的密切超声随访监测是必需的。

二、治疗

手术切除、肝移植和经皮消融是HCC患者的根治性治疗方式。它们在早期患者中有效，这个阶段的患者约占所有HCC患者的40%。但是对于分期相对较晚的患者，上述根治方式不再能获益；对于这类患者，经皮肝动脉化疗栓塞术（TACE）和索拉非尼两项治疗方式在针对经过筛选的患者中能获得较好疗效。对于TACE治疗失败的患者或晚期HCC患者，研究数据提示索拉非尼能延长患者的生存期。因此，目前推荐索拉非尼作为不能接受其他治疗方式的晚期HCC患者的一线治疗方案。治疗方案的选择需要进行详细的肿瘤分期、肝功能及患者一般情况的综合评估。

（一）手术治疗

目前尚无比较手术切除和肝移植疗效的队列研究，因此到底哪个方式是首选方案存在较大争议。在治疗方案的选择过程中，需综合考虑资源的可及性、预期生存期等多个因素。

1.切除

外科手术切除的适应证为单个病灶的患者（BCLC分级为0或A），且对于无门静脉高压的患者效果更佳（即便有肝硬化存在）。但在西方国家，这类患者的比例不足5%。对于有肝硬化基础的HCC患者治疗方式的选择需仔细评估病情，以围手术期死亡率<1%、输血率<10%及5年生存率>50%为目标。患者Child-Pugh分级为A级并不能说明手术切除就是其最佳治疗方式；多项研究提示，门静脉压力的测定和胆红素水平才是确定是否能行手术切除的最佳指标。胆红素正常且无临床相关门静脉高压（门静脉高压定义：门静脉梯度>10mmHg，或食管静脉曲张，或血小板计数<100×10^9/L的脾功能亢进者）的患者，5年生存率可达70%；单纯门静脉高压者5年生存率降为50%；门静脉高压合并黄疸，则5年生存率进一步降至25%。超过50%的HCC患者可能在术后3年内复发，肿瘤复发提示患者长期生存率下降，早期复发被认为与肿瘤在切除前的扩散相关，而超过2年的复发可能是由于起源于独立细胞克隆的异源性HCC出现。术后复发的最强预测因素包括微血管侵犯、低分化和卫星灶等。相反，晚期复发与受损的肝实质密切相关（"场效应"），并可以通过基因表达谱预测。遗憾的是，干扰素、选择性放疗、适应性免疫治疗、维A酸和索拉非尼的使用都不能降低肿瘤复发率。

DAA药物的有效性为HCV相关HCC患者减少切除术后的肿瘤复发提供了机会。近期一项小规模观察性研究提示，即使在病毒清除以后，HCC的复发率也高于预期。而法国一项大规模、多中心队列研究显示，使用DAA药物治疗后，患者HCC的复发率并没有上升，特别是接受根治性治疗（手术切除或肝移植）的患者。因此，仍需前瞻性队列研究来证实HCV相关HCC患者在接受HCC根治性治疗后，DAA药物是否增加HCC复发风险。

2.移植

如果严格选择BCLC分级A期的患者，并通过米兰标准（单发HCC≤5cm或最多3个结节≤3cm）进一步确定，那么肝移植治疗可获得良好预后。经过上述标准筛选出来的患者5年生存率可超过70%。复发率约为10%，最常见的是腹腔、淋巴结、肺和骨。一旦血管受到侵犯（无论大体还是微观）或存在病灶外肿瘤巢，那么复发的可能性就会更大，这一特征在直径5cm以上的肿瘤中更加普遍。肝移植最主要的限制是供肝不足。在移植登记和真正实施之间有一定时间差，肿瘤就可能在这段时间内进展，并影响最终疗效。优先考虑HCC患者的移植政策仍在不断完善，目的是在肿瘤患者和非肿瘤患者之间找到平衡，并避免对病情较严重和预后较差的患者进行移植。当等待时间超过6个月时，考虑局部治疗，如经皮消融或化学栓塞，因为这些技术能够延迟肿瘤的进展，也能降低患者未来肝移植被排除的风险。最令人期待的是活体肝移植，这需要一个健康的供者提供右肝或左肝移植给受者。供者有0.5%的死亡风险。活体肝移植的临床结局与尸肝移植类似。近年来，有几个研究小组报道了少数超过米兰标准的HCC患者，接受肝移植治疗后也效果良好。但是，上述队列研究的病例数较少、随访时间短，故实用性也较低。因此，尚无可靠证据证实在目前供肝有限的情况下扩大手术适应证。

（二）经皮消融术

近10年来，经皮消融术越来越广泛地应用于HCC的治疗中。肿瘤细胞的破坏或消融可以通过注射化学物质（乙醇、乙酸、煮沸的盐水）或插入改变肿瘤局部温度的探针[射频消融术（RFA）、微波、冷冻疗法]来实现。该手术可经皮微创或在腹腔镜下进行，目前被认为是针对不适合手术治疗的BCLC分级A期患者的最佳选择。治疗可能需要多日分次进行，1个月后采用动态成像技术评估疗效，病灶处无造影摄取提示肿瘤坏死。经皮消融术后的复发率与手术切除后相似，表现为肝节段附近或肝节段内的独立结节。

随机对照试验（RCT）证实，RFA在生存率方面优于乙醇注射，尤其是在BCLC分期A级，且结节为2~4cm的患者。RFA可以经皮、经腹腔镜或在手术中，通过单个或多个冷端电极进行。此外，患者需要治疗的次数也减少了。总的来说，RFA已成为HCC患者的首选消融手术方法。然而，在某些特定的位置（靠近主要胆道树、腹部器官或心脏），则是RFA应用的禁忌，因为患者存在严重并发症风险，可以考虑其他类型消融（如乙醇注射）作为替代。近年来，微波消融的应用越来越多，这也得益于其更高的温度可使局部肿瘤得到更好的控制。消融术的具体选择应取决于当地的技术情况。

（三）经皮肝动脉化疗栓塞术

大多数HCC患者的肿瘤血供来源于肝动脉，因此任何阻断肝动脉血供的方式都能引起肿瘤不同程度的缺血、坏死。无门静脉血供者（门静脉阻塞、门体吻合或离肝血流）是该手术的禁忌证，其他禁忌证还包括肝外播散者。围手术期需保护患者肝功能，这也限制了其在Child-Pugh A级患者中的应用。

肝动脉栓塞需要进行血管造影，随着导管在肝动脉中的深入，尽可能有选择性地阻断流向肿瘤的血供，从而减少周围组织的损伤。单纯的肝动脉阻断被称为经动脉栓塞或普通栓塞；而如果结合先前的化疗注射（阿霉素、丝裂霉素或顺铂），这一过程则被称为经肝动脉化疗栓塞术（TACE）。目前有几种药物可用于动脉栓塞，最常见的是$1cm^3$的凝胶泡沫，但目前正在积极研究开发更有效的栓塞剂。在这个方面，一项相关的研究进展是药物洗脱珠的研发，这些装载了化疗药物的微球及栓塞载体，在没有初始系统冲洗释放的情况下将化疗药物运送到肿瘤中，这使到达肿瘤的化疗药物能在较长时间内维持较高浓度，而全身剂量低，因此能明显减少药物相关的不良反应。这种干预措施的整体耐受性良好，但也有一定不良反应。最常见的并发症是栓塞后综合征，出现在近50%的患者中，症状包括发热、腹痛和中度肠梗阻。这些症状大多在术后48h内缓解，时间上与化疗的潜在不良反应是重叠的。

在近75%患者术后的动态CT或MRI扫描中，可观察到肿瘤坏死和肿瘤负担减少等预期结果。这些改变的发生能延缓肿瘤进展。两项随机对照试验显示了患者整体生存率的提高，特别在BCLC分级B期的患者中，总体生存率改善更显著。

近年来，有潜在价值的其他经动脉治疗方法已经出现，其中以钇90微球放射性栓塞最为突出。针对存在门静脉癌栓的、不能接受手术的HCC患者所进行的初步Ⅱ期临床试验显示，患者肿瘤控制效果好，临床耐受性佳。一项小规模、随机试验表明，与传统TACE方法相比，放射性栓塞能更好地控制局部肿瘤。但尚需要更大规模的、以生存期为终点的研究来证实哪种动脉治疗方法更好。

（四）系统治疗

系统治疗适用于晚期HCC患者（BCLC分级C期）。近年来，在了解肿瘤发生、发展的分子机制方面取得了很大的进展，这使一些以特定方式作用于分子通路的药物得以开发。在Ⅲ期安慰剂对照试验中，索拉非尼被证明对生存结果有效。这是一种口服的、多激酶抑制药，可通过抑制与HCC发生相关的不同信号通路，尤其是Raf/MEK/ERK通路（抑制Raf激酶和不同的酪氨酸激酶，如血管内皮生长因子受体2、血小板衍生生长因子受体和c-Kit受体）而发挥抑制肿瘤的作用。索拉非尼主要通过减少血管生成和延缓细胞增殖发挥作用。与安慰剂相比，索拉非尼的剂量为400mg/12h，这两种药物都被用于肝功能代偿晚期的HCC患者。索拉非尼对患者生存率有显著影响（与安慰剂相比，生存率的危险比为0.69），并且能显著延缓肿瘤进展。其最常见的不良反应是腹泻、体重减轻和手/足皮肤反应。在大多数情况下，不良反应比较轻微，也易于控制，因此90%的受试者都能继续治疗。索拉非尼的疗效也在肝功能代偿患者（Child-Pugh A级）中被评估。研究显示，其在Child-Pugh B级患者中的安全性与A级患者类似。

有研究者将瑞格非尼作为晚期HCC患者的二线药物，应用于索拉非尼治疗失败的患者。瑞格非尼也是一种口服多激酶抑制药，可阻断参与血管生成、肿瘤发生、肿瘤转移和肿瘤免疫的蛋白激酶活性。它具有独特的分子靶点及比索拉非尼更强的药理活性。与安慰剂相比，瑞格非尼提高了患者的总体生存率，危险比为0.63（95%CI：0.50～0.79），瑞格非尼的中位生存期为10.6个月，安慰剂为7.8个月。患者最常见的3级或4级毒性反应是高血压、手/足皮肤反应、疲乏和腹泻。瑞格非尼是一种被证实的对接受过索拉非尼治疗的HCC患者有效的全身治疗药物。

还有一些其他有望用于HCC的治疗方法正在开发中。在癌症领域的一项重要进展是监测点抑制药的开发，这种抑制药可以阻断原本可以阻止激活的T细胞攻击癌症的信号。纳武单抗是一种人类IgG4抗PD1（程序性细胞死亡蛋白1）单克隆抗体，已被用于多种肿瘤的治疗。近期在HCC患者中开展的纳武单抗Ⅱ期临床试验显示，其总体客观有效率为19%（n=8），其中2例患者完全缓解（5%），疾病控制率为67%（病情稳定或好转），33%（n=14）有不同程度的疾病进展。这种方法显示了HCC患者的治疗前景。目前还有大量的Ⅲ期临床试验正在进行。其他针对HCC微环境的新治疗方法正在不断探索中，如Galunisertib（转化生长因子β受体抑制药）、Tepotinib（c–MET酪氨酸蛋白激酶Met或肝细胞生长因子受体抑制药）等药物，以及BLU–554（成纤维细胞生长因子19抑制药）。

学者们对于HCC的基因改变已有了较为清晰的描述，包括6p21染色体（血管内皮生长因子A）和11q13染色体（成纤维细胞生长因子19）的高水平DNA扩增，9号染色体纯合缺失，以及其他重要的驱动突变。来自基因组分析的数据分析显示，可将HCC分为2个主要的分子簇（增殖和不增殖），它们在预后特征、通路激活和肿瘤表型等方面存在差异富集。在进行的研究将使我们能够将基础研究转化为临床，从而使我们能够以个性化的方法治疗这种肿瘤。

三、护理

（一）术前护理

1.术前评估

术前对患者基本情况进行全面评估。

（1）意识、生命体征、腹部体征、皮肤巩膜黄疸、四肢肿胀、腹腔积液、食欲、睡眠、营养状况、大小便情况等。

（2）家庭情况：基本家庭成员、社会支持系统等。

（3）心理情况：情绪、对自身病情的了解程度、对疾病治疗的态度。

（4）既往史：高血压、糖尿病、冠心病、血栓等。

（5）辅助检查：了解是否合并门静脉高压等疾病。

2.心理护理

HCC为恶性肿瘤，术前患者常出现恐惧、焦虑、绝望等不良心理，护理人员应加强与患者的沟通和交流，了解患者的心理情况，详细介绍手术治疗的主要步骤，告知患者具体注意事项，鼓励患者勇敢面对，树立战胜疾病的信心，促使患者以最佳心理状态配合治疗，增强治疗依从性。同时应做好家属的心理护理工作，使其成为患者治疗期间的有力后盾。

3.营养支持

加强营养，纠正低蛋白血症，指导进食优质蛋白、高维生素、低脂、易消化饮食。根据患者术前营养状况的评估结果，请营养科医生会诊，配置个体化的营养制剂，必要时进行肠外营养支持。术前6h禁固体食物，术前2h禁饮，术前2～4h口服复合碳水化合物200mL。

4.呼吸道准备

要求吸烟者戒烟，指导患者正确使用呼吸训练器、扩胸、腹式缩唇呼吸、有效咳嗽以排出深部痰液、术后保护腹部切口的咳嗽方法等。指导老年人及患有呼吸道疾病者，入院初期即行呼吸功能锻炼。

5.黄疸护理

HCC晚期患者出现黄疸并伴有瘙痒时，护理人员应嘱患者用温水清洗，勿抓伤皮肤，严重者可用炉甘石洗剂局部涂擦以止痒。

6.常规准备

（1）术前1d做好手术部位标识。

（2）术前晚予以非甾体抗炎药（NSAID）口服。

（3）术晨建立静脉通道，遵医嘱带药。

（二）术后护理

1.全身麻醉术后常规护理

了解麻醉及手术方式，安置心电监护仪，给予持续低流量吸氧，监测体温，观察切口及引流情况，妥善固定各引流管，床头抬高30°，并协助患者取侧卧位休息，利用床挡保护，预防跌倒或坠床，讲解术后注意事项。

2.病情观察

密切观察患者的生命体征、腹部体征及意识变化，注意观察出血、感染、肝性脑病等并发症的发生。术后早期准确记录24h出入量。

3.切口管理

观察切口有无渗血、渗液，根据切口情况更换切口敷料，红外线照射切口，每日2次。

4.管道管理

不常规安置胃管，术后第1日拔除导尿管。腹腔引流管应做好管道标识，记录引流管外露长度，观察并记录引流液的颜色、性状及量，保持引流管有效引流。妥善固定各引流管，并做好二次固定，预防非计划性拔管。按无菌操作原则更换引流装置，每周2次。向患者及其家属做好引流管护理健康教育工作，包括各引流管安置的目的、保持有效引流、防止引流液反流、预防非计划性拔管等。

5.疼痛管理

术后使用静脉注射镇痛药物，每12小时1次，术后第4日改为按需口服NSAID镇痛。同时使用视觉模拟量表进行动态疼痛评估，选择个性化镇痛方案。

6.呼吸道管理

协助翻身、拍背，予以雾化吸入及振动排痰，每日2次，指导有效咳嗽，排出深部痰液。鼓励深呼吸，督促有效使用呼吸训练器。

7.深静脉血栓管理

协助穿弹力袜，每日在12h以上，指导进行四肢屈伸运动及双下肢踝泵运动，气压治疗每日2次。鼓励尽早下床活动，指导活动时应遵循循序渐进原则，量力而行，注意预防跌倒的发生。如出现双上肢或双下肢不对称性肿胀，应及时通知医师行血管超声检查，每日监测臂围或腿围变化，必要时根据医嘱予以药物预防。

8.压力性损伤管理

保持床单位及衣物平整、干燥；翻身及使用便盆时避免拖拽；进行压力性损伤风险评估；对高危者，制订翻身计划；对消瘦者，予以泡沫贴保护骨突处；根据病情，鼓励患者尽早下床活动。

9.营养管理

全身麻醉清醒后可少量多次进水，观察进水后反应，如无恶心、呕吐、呛咳等不适，术后2h可口服复合碳水化合物200mL，术后1d进食流质饮食，逐渐过渡为低脂、高蛋白饮食，避免进食产气食物，如牛奶、豆浆及甜食。术后早期可由营养科配置营养制剂，加强营养补充。低蛋白血症患者，遵医嘱输入人血清白蛋白。

10.出院指导

腹腔镜手术患者出院后1周可自行去除切口敷料。开腹手术切口，每3～4d换1次药，术后10～12d拆线。指导饮食，少食多餐；进食高蛋白、高热量、高维生素、低脂、易消化食物。忌刺激性食物，忌烟、酒。根据体力适当活动，注意休息。

11.延续性护理

出院后通过电话、网络等方式进行定期随访，及时了解患者术后康复情况并修改延续护理方案，提高生活质量。

（胡秀芬　田金花）

第三节　肝血管瘤患者的护理

一、概述

肝血管瘤是一种较为常见的肝脏良性肿瘤，分为肝海绵状血管瘤、毛细血管瘤、血管内皮瘤，30～50岁多见，男女比例约为1∶5。儿童主要是肝血管内皮瘤，由于大面积动静脉分流，可导致心力衰竭，危及生命。成人主要是海绵状血管瘤，其很少引起症状，可以不予治疗，但有自发性破裂的可能，如有症状应予以切除。

（一）临床表现

肝血管瘤一般无症状，血管瘤较大、牵拉肝包膜或压迫胃肠道等邻近器官，可出现上腹隐痛、餐后饱胀、恶心、呕吐等症状。若瘤内有急性出血、血栓形成或肝包膜有炎症反应，腹痛剧烈，可伴有发热和肝功能异常。

（二）辅助检查

1.实验室检查

结果多数在正常范围。有部分巨大肝海绵状血管瘤患者可出现贫血、白细胞和血小板计数减少或纤维蛋白原减少。

2.影像学检查

肝血管瘤的诊断目前主要依赖于影像学检查。

（1）B超检查：对肝血管瘤具有很高的灵敏度和特异度，可查出直径2cm以上的血管瘤，是首选的影像学检查。

（2）CT检查：对肝血管瘤具有高度的灵敏度和特异度，但略逊于MRI，较难区分较小的血管瘤和多血供的转移性肝癌。

（3）MRI检查：对肝血管瘤有特殊的诊断意义，不会遗漏较小的病变。在肝血管瘤的诊断方面，灵敏度和特异度最高。

二、护理

（一）术前护理

（1）心理护理。多数患者对手术存在一定恐惧心理，要耐心向患者讲解手术流程及注意事项，强调肝血管瘤为肝脏良性肿瘤，预后较好。

（2）营养支持。指导进食高蛋白、高热量、高维生素、低脂、易消化、少渣食物。

（3）呼吸道准备。要求吸烟者戒烟，指导正确使用呼吸训练器、扩胸、腹式缩唇呼吸、有效咳嗽排出深部痰液、术后保护腹部切口的咳嗽方法等。

（4）积极完善术前常规检查。

（二）术后护理

1.全身麻醉术后常规护理

了解麻醉及手术方式，安置心电监护仪，给予持续低流量吸氧，协助取侧卧位休息，用床挡保护，预防跌倒或坠床，讲解术后注意事项。

2.病情观察

密切观察患者的生命体征及腹部体征变化，注意观察有无出血、感染、胆漏等并发症的发生；肝叶切除术后的患者还应注意观察有无肝性脑病等并发症的发生。

3.切口护理

观察切口有无渗血、渗液，根据切口情况更换敷料，红外线照射切口，每日2次。

4.管道管理

肝血管瘤术后，一般留置胃管、导尿管及腹腔引流管，术后第1日拔除胃管及导尿管，腹腔引流管应做好管道标识，观察并记录各引流液颜色、性状及量，保持引流管有效引流。做好引流管护理的健康教育工作，包括引流管安置的目的、保持有效引流、防止引流液反流、预防非计划性拔管等。

5.呼吸道管理

协助翻身、拍背，督促使用呼吸训练器，指导有效咳嗽、咳痰，预防肺部感染。

6.深静脉血栓管理

协助穿弹力袜，指导双下肢背伸及踝泵运动，病情允许的情况下鼓励患者尽早下床活动，预防深静脉血栓的发生。

7.疼痛管理

常规按照多模式镇痛原则进行疼痛管理，同肝细胞癌术后疼痛管理。

8.压力性损伤管理

鼓励尽早下床活动，对消瘦者予以泡沫贴保护骨突处。

9.营养管理

指导进食高蛋白、高维生素、易消化、低脂食物。

（胡秀芬　田金花）

第四节　胰腺癌患者的护理

胰腺癌是一种恶性程度极高的消化系统肿瘤，起病隐匿，早期即发生浸润、转移，其5年生存率约7%，预后极差。近年来，其发病率在全球呈上升趋势。2018年发布的全球肿瘤流行病学数据显示，胰腺癌病死率列第7位。中国国家癌症中心2017年统计数据显示，胰腺癌位居中国城市男性恶性肿瘤发病率第8位，其病死率居大城市（北京、上海）人群恶性肿瘤病死率第5位。

一、诊断

（一）临床表现

胰腺癌的临床表现与肿瘤部位及侵犯范围有关。早期无特异性症状，可表现为厌食、不明原因的体重减轻、上腹部不适或疼痛、血糖升高、血栓性静脉炎、焦虑、抑郁、失眠等精神症状，位于胰头部的肿瘤还会出现黄疸和胆囊肿大等。出现症状时大多已属于晚期。

（二）检查手段

1.实验室检查

血液生化检查，包括血胆红素和肝功能等；肿瘤标志物，包括糖类抗原CA19-9、CA50、CA24-2和癌胚抗原（CEA）等，其中CA19-9升高并排除胆道梗阻和胆系感染则高度提示胰腺癌；凝血功能及D-二聚体检查，可评估患者血栓形成的风险。

2.影像学检查

影像学检查包括B超、CT、MRI、PET-CT、ERCP、MRCP、EUS，选择合适的影像学检查是诊断胰腺占位的前提。

3.组织病理学及细胞学检查

组织病理学及细胞学检查是诊断胰腺癌的唯一依据和"金标准"，主要包括EUS或CT引导下细针穿刺活检、脱落细胞学检查，必要时进行诊断性腹腔镜检查等。

（三）病理学类型及TNM分期

本节所指的胰腺癌为导管上皮性恶性肿瘤，其他来源的胰腺肿瘤治疗方法与此处胰腺癌不同。

1.胰腺癌WHO组织学分型

胰腺癌WHO组织学分型见表6-6。

表6-6 胰腺癌 WHO 组织学分型

起源于非胰腺导管上皮的恶性肿瘤	起源于胰腺导管上皮的恶性肿瘤
导管腺癌	腺泡细胞癌
腺鳞癌	腺泡细胞囊腺癌
胶样癌（黏液性非囊性癌）	导管内乳头状黏液性肿瘤伴相关的浸润性癌
肝样腺癌	混合性腺泡—导管癌
髓样癌	混合性腺泡—神经内分泌癌
印戒细胞癌	混合性腺泡—神经内分泌—导管癌

续表

起源于非胰腺导管上皮的恶性肿瘤	起源于胰腺导管上皮的恶性肿瘤
未分化癌	混合性导管—神经内分泌癌
未分化癌伴破骨细胞样巨细胞	黏液性囊性肿瘤伴相关的浸润性癌
	胰母细胞瘤
	浆液性囊腺癌
	实性—假乳头状肿瘤

2.胰腺癌病理分级标准

UICC/AJCCTNM分期标准系统（2017年第8版），详见表6-7。

表 6-7　胰腺癌 TNM 分期标准（UICC/AJCC 第 8 版）

原发肿瘤（T）	区域淋巴结（N）	远处转移（M）
T原发肿瘤	N_x区域淋巴结无法评估	M_0无远处转移灶
T_x原发肿瘤无法评价	N_0无区域淋巴结转移	M_1有远处转移灶
T_0无原发肿瘤证据	$N_1$1～3个区域淋巴结转移	
Tis原位癌[包括高级别的胰腺上皮内瘤变（PanIN-3）、导管内乳头状黏液性肿瘤伴高度异型增生、导管内管状乳头状肿瘤伴高度异型增生和胰腺黏液性囊性肿瘤伴高度异型增生]	N_2≥4个区域淋巴结转移	
T_1肿瘤最大径≤2cm		
T_{1a}肿瘤最大径≤0.5cm		
T_{1b}肿瘤最大直径＞0.5cm且＜1cm		
T_{1c}肿瘤最大直径≥1cm且≤2cm		
T_2肿瘤最大径＞2cm且≤4cm		
T_3肿瘤最大径＞4cm		
T_4肿瘤不论大小，侵及腹腔干、肠系膜上动脉和（或）肝总动脉		

3.胰腺癌病理分期

胰腺癌TNM分期见表6-8。

表 6-8　胰腺癌 TNM 分期

分期	T	N	M
0期	Tis	N_0	M_0
Ⅰ A期	T_1	N_0	M_0
Ⅰ B期	T_2	N_0	M_0
Ⅱ A期	T_3	N_0	M_0
Ⅱ B期	T_1、T_2、T_3	N_1	M_0
Ⅲ期	任何T	N_2	M_0
	T_4	任何N	M_0
Ⅳ期	任何T	任何N	M_1

二、治疗原则

治疗前应行多学科综合讨论，全面评估患者的体能状况。胰腺癌患者全面体能状态的评估应包括体能状态评分（ECOG评分）、胆道梗阻情况、疼痛及营养状况。根据患者的整体状态，制订不同的治疗策略。

病变局限、经检查可进行手术者，争取剖腹探查，进行根治性手术。根治性手术后，应充分恢复患者体能状态，最迟在术后12周内开始术后辅助治疗。体能较好的患者可选择联合化疗方案或同步放、化疗，体能较差的患者使用单药方案或仅行最佳支持治疗。此外，对于具有高危因素的患者（包括CA19-9显著增高、原发肿瘤较大、大的淋巴结转移灶、显著体重下降和严重疼痛），可进行新辅助治疗或推荐参加临床研究。

对临界可切除的患者（无远处转移；肠系膜上静脉—门静脉系统肿瘤侵犯有节段性狭窄、扭曲或闭塞，但切除后可安全重建；胃、十二指肠动脉侵犯达肝动脉水平，但未累及腹腔干；肿瘤侵犯肠系膜上动脉未超过周径的1/2），部分患者可从新辅助放、化疗中获益；联合静脉切除如能达到R0切除，则患者的预后与静脉未受累的患者相当，联合动脉切除不能改善患者预后。术后给予辅助治疗，鉴于目前仍缺乏足够的循证医学依据，建议开展临床试验。

对于剖腹探查不可切除的胰腺癌患者（不可重建的肠系膜上静脉—门静脉侵犯：胰头癌包绕肠系膜上动脉超过180°或累及腹腔干和下腔静脉；胰尾癌累及肠系膜上动脉或包绕腹腔动脉干超过180°），即局部晚期患者部分可行姑息性手术（胆管减压引流或胃空肠吻合术等），放置支架和（或）开放性乙醇腹腔神经丛阻滞。活检取得病理后，体能较好的患者全身化疗和（或）同步放、化疗；体能较差的患者单用化疗或最佳支持治疗。手术后只有局部复发的患者中，先前未进行同步放、化疗者可予同步放、化疗。对于术后全身转移或诊断时即为转移性胰腺癌的患者，治疗目的是延长生存期和改善生活质量。体能较好的患者能够从化疗中获益，体力较差的患者也有可能从化疗中获益，但最佳支持治疗更为重要。

除了抗肿瘤治疗外，最佳支持治疗应贯穿于胰腺癌患者治疗的始终，主要包括以下4个方面。

（1）疼痛的治疗。根据WHO三阶梯镇痛的五大原则予以足量镇痛，必要时还可进行姑息性放疗镇痛。

（2）营养不良的治疗。注意胰酶的补充，糖皮质激素类药物和醋酸甲地孕酮能够增加食欲。

（3）胆道系统感染的治疗。存在梗阻性黄疸患者可考虑胆道引流管或内支架置入，也可以考虑口服利胆药物。

（4）预防血栓形成的治疗。常规检测D-二聚体和凝血功能，可考虑给予低分子量肝素、阿司匹林等预防性治疗。

三、围手术期护理现状

（一）术前护理

1.入院宣教

入院时对患者及其家属共同进行入院教育，使患者尽快熟悉病房环境，使家属积极配合病房的管理工作，主动与患者多沟通，以消除由于环境陌生而引起的焦虑情绪。

2.积极落实心肺锻炼

对既往有吸烟史的患者指导其围手术期绝对戒烟，并给予0.9%氯化钠注射液10mL＋异丙托溴铵2mL雾化吸入，每日3次。教会患者练习缩唇呼吸及有效咳嗽咳痰的方法。对于老年患者，督促其每日进行爬楼梯锻炼和吹气球练习，以利于改善肺功能，使患者顺利适应术后恢复。

3.并发症处理

对合并高血压、糖尿病、冠心病的患者，经由相关科室会诊后给予口服降压药，将血压逐步降至90～130/60～85mmHg；高血糖患者在胰岛素治疗的同时，术前2h饮用麦芽糖糊精饮料以缓解术前口渴，有效降低胰岛素抵抗发生的风险，使患者空腹血糖控制在6～9mmol/L。

4.营养支持的护理

规范、及时的评估是围手术期营养支持的重要环节，目前多选用营养风险筛查量表（nutritional risk screening 2002，NRS-2002）对患者进行营养风险筛查。评估后，当患者存在下列情况时应注意。

（1）NRS-2002量表评分＞5分。

（2）6个月内体重减轻＞15%。

（3）体重指数＜18.5kg/m²。

（4）在无肝、肾功能异常的情况下，白蛋白＜30g/L。

其中1项内容符合即主动向该患者的主治医生进行汇报，由其主治医生为患者制订营养补充的方式及种类。对于可以进食的患者，常规给予低脂饮食，护士教会患者计算每餐进食热量的方法，对经口进食不能满足的部分，护士根据医生开具的肠内营养制剂，协助患者按时、按量摄入。

5.黄疸的护理

胰腺癌患者由于胆道梗阻可能出现皮肤、巩膜黄染的现象，外观的改变对患者造成心理负担。为避免同病房的患者及其家属产生"是否传染"的质疑，护士应向其做好解释工作，消除患者的顾虑。同时对携带经皮肝穿刺置管引流的患者，护士应每日观察引流液的颜色、性质、量，并准确记录。对有皮肤瘙痒的患者，指导其穿着柔软的全棉衣裤，及时给予止痒剂，避免搔抓造成皮肤损伤。

（二）术后护理

1.常规护理

患者充分苏醒前去枕平卧位，头偏向一侧，防止误吸及舌后坠。准确记录生命体征，严密观察腹腔引流管及胃管的引流量、颜色、性质，并保持引流管通畅。如引流管内出现血性液体，每小时>200mL；或引流管及胃管未见到明显出血，但在入量足够的情况下，患者出现血压下降、心率每分钟>120次、面色苍白，应考虑有出血倾向，需及时报告医生进行处理。麻醉清醒后，患者可取半卧位，循序渐进地进行床上翻身活动，预防深静脉血栓形成。

2.血糖管理

胰腺癌术后患者易出现应激性高血糖，同时广泛的胰腺切除、胰岛细胞不足可导致血糖调控失常。围手术期血糖在目标范围内可减少术后并发症，同时避免发生低血糖。术后患者常规给予肠内及肠外营养支持，护士每4h监测1次血糖，根据血糖水平调节胰岛素泵入速度，使血糖控制在8mmol/L。患者肛门排气、拔除胃管、逐渐恢复饮食后，停止泵入胰岛素，更改为皮下注射或口服降糖药。

3.营养治疗的护理

胰腺癌术后禁食期间多采用肠外、肠内营养相结合的方式对患者进行营养支持。全肠外营养经中心静脉24h匀速输注，护士需密切观察患者输液过程中的反应，同时配合胰岛素泵入，避免血糖发生大幅度波动。使用鼻肠管进行肠内营养滴注时，需注意浓度由低逐渐过渡，滴注速度应由慢到快，从20mL/h逐渐增加至100~120mL/h，温度维持在37℃左右，护士需要根据患者的耐受性动态调整滴注速度。待患者逐步恢复饮食后，需遵循少食多餐的原则进食高蛋白、高维生素、低脂、清淡、易吸收的饮食，护士在此期间密切观察患者进食后的反应，将其不适主诉及时报告医生。

4.预防感染的护理

胰腺癌手术创伤大，留置引流管多，加之患者抵抗力下降，极易发生感染，护士应从各方面做好预防感染的工作。协助患者拍背咳痰，保持呼吸道通畅，预防肺部感染；协助患者变换体位，同时做好皮肤清洁，预防压疮的发生；患者禁食期间每日进行2次口腔护理，保持口腔清洁；对留置尿管的患者，护士每日为其进行2次尿道口护理，预防尿路感染；做好中心静脉维护，预防因中心静脉导管感染引起的并发症；当切口及引流管周围有渗血、渗液时，及时通知医生更换敷料，预防切口感染。

（三）并发症的观察与护理

1.胰瘘

胰瘘是胰腺癌术后最常见、最危险的并发症之一，其发生率高达59.02%。护士需保持引流管通畅，准确记录引流液的颜色、性质、量；遵医嘱于术后第3日、第5日、第7日送检血淀粉酶及引流液淀粉酶。术毕3d以上，体液淀粉酶大于血淀粉酶上限3倍以上，即视为胰瘘的发生。此时，护士应密切监测患者生命体征，嘱患者禁食的同时加强营养支持，应用生长抑素制剂。当发现患者出现感染迹象时，及时通知医生早期、足量、经验性抗感染治疗。

2.胃瘫

胃瘫又称功能性胃排空障碍，其发生具有一定的自限性，多采用保守治疗，营养支持在其中发挥重要作用。可通过术中留置或术后经内镜放置的鼻肠管输注营养制剂，同时辅以肠外营养以维持水、电解质及酸碱平衡。鼓励患者多下床活动，按摩腹部。

（四）心理护理

术前向患者讲解手术相关知识，介绍胰腺癌治疗的新进展，强调患者积极配合手术治疗的重要性。与患者加强交流可改善患者悲观情绪，使其调整好心态积极面对手术。术后及时告知患者手术效果，对患者术后的恢复给予肯定和鼓励。当患者出现并发症、住院时间增加时，护士应积极做好患者的心理疏导，减轻患者压力，增强其战胜疾病的信心，以便其配合完成后续治疗。

四、围手术期护理研究新进展

（一）进一步完善胰腺癌围手术期护理路径及质量评价体系的建立

随着优质护理的不断深入，患者乃对护理质量的期望不断攀升，建立专病临床路径和质量服务评价体系是保证护理内涵质量的重要方法。临床路径可使护理操作程序化，帮助护士有预见性地进行围手术期各项护理工作。量化的护理流程，有利于护士的精准操作，也使患者明确自身的康复目标，有助于提高患者的依从性。护理质量评价体系的建立可以敦促护士掌握专科疾病的护理重点，帮助护士理清思路，最大限度地降低护理风险，保证患者安全。

（二）充分利用信息化平台发挥延续护理的作用

随着互联网技术的不断发展，微信平台、云诊疗平台的出现为患者出院后的延续护理提供了便捷模式。出院并不代表治疗的结束，患者居家过程中自我照顾的知识、技能，仍然需要专业的医护人员进行培训。饮食指导、运动指导、心理疏导，这些在恢复期遇到的问题都能及时在网络平台得到解决。患者、家属之间也可互相交流心得，分享经验，使不良情绪和生活中遇到的照护难题都得到及时、专业的疏导，增加患者及其家属的社会支持。依托于网络的远程护理教育已非常普遍，微信平台也成为开展延续性护理的重要方式之一。

（三）医护紧密配合

在传统形式中，医生和护士各自进行查房，互相之间沟通和交流较少，以至于护士对所执行医嘱的目的、意义缺乏深入的理解。实施晨晚间医护联合查房，在加强医护沟通的基础上，护士对患者实施的护理措施可以做到知其所以然。当患者有疑问时，医护回答一致，可提高患者对护士的满意度。查房过程中要求护士对患者的治疗、护理有全面的了解，这对护士是一种自我督促，可激发护士主动学习专业知识的热情，有助于提高整体业务能力。医护联合查房践行了"以患者为中心"的整体护理理念，提高了护士对患者病情的掌握程度，保障医疗护理安全的同时增加了医生、护士、患者之间的交流，促进了医患关系的和谐。

（四）患者家属的科普和心理疏导

1.胰腺癌围手术期相关知识的科普

科普是以公众易于理解和参与的方式普及科学知识；医学科普则是用科普的方式将健康领域的知识、方法和思想传播给大众，以培养公众学会自我管理。在人口老龄化和慢性疾病发病率不断增加的客观背景下，以及社会文明不断进步的主观要求下，中国人对健康知识的需求日益增加。胰腺癌由于其恶性程度高，缺乏有效的治疗手段，使得人们"谈癌色变"，很多患者在确诊初期就承受了沉重的心理负担。科普作为投资少、受众广的教育形式，使患者家属在正确医学知识的引导下逐渐认识疾病，正确看待治疗过程中遇到的问题，并了解到作为健康人如何养成良好的生活习惯以降低身患肿瘤的风险。

2.心理疏导

癌症这一重大负性生活事件，对整个家庭都是严重的打击，家庭照顾者在经历长期照护带来的身体疲乏的同时，还要面对巨大的经济负担、对患者身体的担忧、自身生活的打乱，这些都对家庭照顾者心理产生巨大的影响。对患者家属进行心理疏导，一方面，在住院期间增加了护士与患者家属的接触，增进彼此信任，优化护患关系，提高护理满意度。另一方面，出院后使用微信公众平台实施延续护理，实现患者家属与护士的实时互动，不良情绪和生活中遇到的照护难题都能得到及时、专业的疏导，稳定了家庭照顾者的情绪，增加了患者家属的社会支持。

综上所述，胰腺癌手术创伤大，术后恢复慢，这就要求护士具有丰富的专业知识和高度的责任感。高质量的护理可以缓解患者的不适症状、减轻患者的焦虑，进而促进患者恢复。

（胡秀芬　田金花）

第五节　结直肠癌患者的护理

一、预防筛查

结直肠癌（colorectal carcinoma, CRC）起源于脾曲近端时，称为近端结肠肿瘤或称右半结肠（盲肠、升结肠和横结肠）肿瘤。远端肿瘤指出现在结肠的远端（降结肠和乙状结肠），即左半结肠肿瘤。早前对于林奇（Lynch）综合征相关的研究使科学家对CRC好发于近端或称右半结肠的现象日益重视。学者们认为这可能预示着近端结肠和远端结肠之间的生物学差异，猜想可能是胚胎起源的差异导致肿瘤异质性的发生。临床数据显示，CRC发病率最高的是右半结肠，左端结肠相对较低，65岁及以上人群中有一半的CRC发生在右半结肠。50岁以下人群中，直肠肿瘤最常见，其次是左半结肠。30岁以下成年人的结直肠癌与老年人确诊的结直肠癌有着明显不同，如肿瘤发生在远端结肠或直肠的频率更高，并表现出微卫星不稳定性及黏液、印戒细胞样结构。

CRC的临床症状有隐匿性或显性直肠出血、排便习惯改变、贫血或腹痛。然而至晚期之前，结直肠癌在很大程度上仍是一种无明显症状的疾病。因此，CRC筛查的作用十分显著。筛查可以早期发现无症状的群体，以实现早发现、早治疗，切实改善患者预后。美国自1975～2015年，总体CRC病死率从28.1/10万下降到14/10万，有力地凸显了筛查手段的重要。

2018年，美国癌症协会（ACS）发布了新的CRC筛查指南，建议对有患病风险的人从45岁开始筛查。以前的指导方针建议从50岁开始筛查，这种改变主要是由于在年轻人和中年人中CRC发病的快速增加。研究显示，1990年前后出生的人患远端结肠肿瘤的风险是1950年前后出生的人的2.6倍，患直肠肿瘤的风险是后者的4.1倍。筛查手段包括每年1次的粪便免疫化学检查（FIT）、高敏感性的粪便隐血检测、每3年1次的粪便血液DNA检测、每10年1次的肠镜检查和每5年进行1次的结肠CT造影。所有的非肠镜检查阳性结果都必须及时进行肠镜检查以进一步明确。肠镜检查和病理活检不仅可以作为结直肠癌诊断的"金标准"，并且发现和提早介入清除癌前病变，显著降低结直肠癌的发病率。虽然检查方式具有侵袭性，但它仍具有很高的敏感性和特异性，并具有直接切除癌前病变和早期肿瘤的优势。早期结直肠癌可能表现的细微黏膜病变在镜下可一览无余。此外，从正常黏膜到癌前疾病（即息肉）再到结直肠癌的转变需要10年甚至更长时间。临床工作中，临床医生应该考虑好发人群及是否有疑似病史（如结直肠癌家族史，排便习惯改变，不明原因的体重减轻，便中带血），并且利用辅助检查（如肠镜）来帮助明确诊断，尤其新发直肠出血、45岁及以上的患者更应重点关注。

指南认为，健康状况良好、预期寿命超过10年的中等风险成年人（75岁以下）可进行肠镜筛查。年龄为76～85岁的患者，是否筛查应根据患者的偏好、预期寿命、健康状况和既往筛查史来决定。原则上应禁止对85岁以上患者进行肠镜检查。另外，接受手术切除梗阻性CRC的患者应在手术后3～6个月内进行肠镜检查。如果无法进行肠镜检查，应进行CT结肠造影（computed tomographic colonography，CTC）。若无CTC，可以尝试双向对比钡剂灌肠。

指南特别建议高危人群，如遗传性或家族性高危人群、长期溃疡性结肠炎患者以及既往有腺瘤或结直肠癌病史的患者应定期接受结肠镜检查。有结直肠癌家族史或已确诊晚期腺瘤的患者，其一级亲属年龄在60岁以下风险较高，应每5年接受1次结肠镜检查。确诊的60岁或以上的患者一级亲属的人应该从40岁开始进行筛查，如每5年1次结肠造影CT检查，每3年1次的粪便DNA检测，每5～10年1次的肠镜检查等。如果年龄至75岁、既往筛查结果阴性或预期寿命不足10年，则可考虑停止筛查。

由于这样的多重筛查可能需要临床医生不断地与患者沟通解释，推动了对患者的个性化筛查。如灵敏度高的测试反馈阴性，就可以排除CRC或癌前病变。除了肠镜这类有创检查外，无创检查，如定量和自动化粪便免疫化学检测（fecal immunochemical test，FIT）也可以检测大肠癌的潜在标志物（如粪便中的血液或分子标志物）。检测呈阳性的患者再进一步接受肠镜检查。FIT也是欧洲医疗筛查程序的首选和最常用的方法，其中荷兰的应用率相对较高，接近73%。队列研究显示，在接受FIT筛查的患者中，结直肠肿瘤病死率的相对风险降低了10%～40%。经济条件允许的情况下，多靶点粪便DNA检测（FIT结合粪便DNA检测，或FITDNA）是比FIT更好的选择，其对结直肠癌（FITDNA为92%，FIT为73.8%）和晚期癌前息肉（FITDNA为42%，FIT为23.8%）敏感性更为突出。

无创检查除了粪便检测（FIT）以外，CEA作为一种癌胚抗原也可以作为一种有效的检测途径。CEA是一种公认的血清肿瘤标志物，通常在胎儿胃肠道中产生，在健康成年人中含量较低，在结直肠癌患者中明显升高。虽然CEA不能用于结直肠癌的筛查（由于特异性较低），但它在预测预后方面的作用已得到证实。临床数据表明，术前CEA低于5ng/mL的患者切除后若无复发，则生存率显著提高，且无论术前CEA水平如何，术后低CEA也预示着更好的预后。CEA以5ng/mL为标准时，CEA在检测癌症复发方面的敏感性为71%，特异性为88%。美国临床肿瘤学会（American Society of Clinical Oncology，ASCO）和国家综合癌症网络（National Comprehensive Cancer Network，NCCN）指南建议，对于CRC Ⅱ期术后患者，CEA应当每3～6个月监测1次，持续5～6年。另外，CT结肠造影是诊断息肉和结直肠癌的补充影像学手段，局部区域分期通常由MRI完成，并指导下一步的治疗决策。学界普遍认为，大幅提升指南建议的筛查、预防和治疗，系统阐明年轻人和中年人发病率上升的原因，将有效加快CRC的防治。

科学防治结直肠癌，首要在预防。癌症风险因素中的大多数都与生活方式有关，一个人可以通过改变生活方式来降低其罹患CRC的风险。越来越多证据表明，戒烟、健康饮食和定期锻炼可以预防结直肠癌，有效降低患病风险。有学者建议，每日至少需要30min的体能锻炼，食用牛奶、新鲜水果、坚果和蔬菜，以及一定量的钙摄入。此外，定期使用维生素补充剂也可以降低罹患结直肠癌的风险。流行病学和临床数据表明，定期服用阿司匹林等非甾体抗炎药（NSAID）对降低结直肠癌风险也起到了一定的作用。2016年，美国公共卫生机构建议50～69岁的成年人可使用低剂量阿司匹林作为心血管疾病和结直肠癌的一级预防手段，特别是阿司匹林对明确有遗传倾向（如林奇综合征和息肉病）的患者可能会发挥更好的预防效果。

二、结直肠癌诊断流程

结直肠癌早期无症状或症状不明显，仅感不适、消化不良、大便隐血等。中、晚期主要表现为大便习惯改变、腹痛、便血、黑便、腹部包块、肠梗阻等，伴或不伴贫血、发热和消瘦等全身症状。肿瘤因转移、浸润可引起受累器官的改变，如尿频、尿急、咳嗽、咯血、骶尾部酸痛不适等。

（一）实验室检查

血常规、生化全项、尿常规、大便常规、大便隐血、转铁蛋白等实验室检查，有助于了解患者有无缺铁性贫血及骨髓、肝、肾功能等基本情况。肿瘤标志物癌胚抗原（CEA）和糖类抗原199（CA199）检测，有助于CRC诊断、疗效监测和后期的随访。值得注意的是，部分结直肠癌患者CEA和CA199水平可不升高，部分健康人水平可轻度升高，需结合其他检查综合判断。

（二）影像学检查

如钡剂灌肠（梗阻患者禁用）、胸部X线检查，胸部、腹部、盆腔CT或MRI平扫＋增强有助于明确诊断、疾病分期、疗效评估及复发监测。不推荐常规行全身PET-CT检查。目前PET-CT主要用于：帮助判断转移灶的范围及有无肝外远处转移灶（转移灶潜在可手术切除）；判断远处转移灶的特点（尤其是与CT联合时）；用于普通CT未发现复发病灶而CEA水平升高的患者。伴有骨痛或头痛、恶心、呕吐的患者，需行全身骨扫描或颅脑CT/MRI检查，以明确是否合并骨、脑转移。

（三）内镜检查

电子结肠镜检查是将纤维结肠镜伸入结肠起始部位回盲部，检查结肠和直肠肠腔，能够直观地观察肠道病变范围、有无出血等情况，并在检查过程中进行活检和治疗。结肠镜检查比钡剂灌肠X线检查更准确，尤其对结肠小息肉，通过结肠镜摘除并进行病理学确诊。良性息肉摘除可预防其转变为结直肠癌，癌性息肉有助于明确诊断和治疗。

（四）病理组织学检查

活体组织检查对CRC，尤其是早期癌和息肉癌变的确诊以及对病变进行鉴别诊断有决定性意义，可明确肿瘤的性质、组织学类型及恶性程度、判断预后和指导临床治疗。主要是通过电子结肠镜钳取组织或行息肉摘除术进行病理组织学检查，以获取明确的诊断。当原发灶由于各种原因未能取得明确病理诊断时，可考虑进行转移病灶的活检，如结直肠癌肝转移患者的肝肿物穿刺活检。后续的病理组织学是病理分期和后续治疗的基础。除了淋巴、神经和静脉侵犯的经典TNM分期、组织亚型、分级和组织学评估外，基于肿瘤标志物的价值日益被认识。病理的标准评估应包括标本的形态描述、手术操作方式、肿瘤部位和大小的定义、肉眼识别肿瘤穿孔的存在与否、组织学类型和分级、肿瘤向肠壁和邻近器官的扩散（T期）、肿瘤与切除边缘的距离（近端、远端和放射状）、肿瘤沉积的存在或不存在、淋巴管和（或）神经周围侵犯、肿瘤萌芽的存在、切除的区域淋巴结的位置和数量以及癌细胞可能的浸润（N期）。最后的活组织检查（M期）还可能涉及其他器官（如肝脏）。

（五）基因水平的检测

在精准医疗及越来越强调个体化治疗的今天，基因检测对明确CRC的生物学行为、预后判断和治疗决策具有重要的意义。如BRAF基因突变检测阳性的患者预后普遍较差；家族性遗传性结直肠癌的APC、MMR基因突变或缺失；多基因分型检测有助于明确RAS基因状态，从而指导临床抗EGFR单抗治疗等。因此，在条件允许的情况下，可完善相关基因检测。

三、术前护理

（一）护理评估

1.健康史

（1）一般情况。性别、年龄、职业、生活习惯、烟酒嗜好等。

（2）现病史。自发病以来健康问题发生、发展及应对过程，尤其是排便性状、次数、习惯的改变。

（3）既往史。各系统伴随疾病，如高血压、糖尿病、心律失常、冠心病、脑梗死等合并基础性疾病，以及过敏史、外伤手术史等。

（4）用药史、过敏史。如抗凝药、抗生素、镇静药、降压药、利尿药、皮质激素、甾类化合物（类固醇）等的使用情况及不良反应。

（5）月经、婚育史。如女性患者的月经情况，包括初潮年龄、月经周期、绝经年龄；婚育史，主要包括初婚年龄、婚次，女性患者还包括妊娠次数、流产次数和生产次数等情况。

（6）家族史。家庭成员有无同类疾病、遗传病史等。

2.疼痛评估

疼痛现已被认定为第五大生命体征。做好围手术期的疼痛管理，不仅可减轻患者痛苦，促进患者快速康复，也可预防术后并发症的发生。而疼痛评估是实施一切疼痛管理方案的前提。

（1）疼痛评估尺的改良及应用。根据患者主诉及临床上对疼痛评估的实施难点，上海市交通大学附属第一人民医院针对国际上通用的疼痛评估尺进行了改良。图6-1是某医院正在使用的疼痛评估尺。它是从快乐逐步过渡到悲伤，0分是无痛，就是没有疼痛的感觉；1~3分是轻度疼痛，有点痛，但不影响睡眠；4~6分是中度疼痛，比轻度的疼痛更剧烈，可能会影响睡眠；7~10分是重度疼痛，这时痛感会非常强烈，同时也会严重影响睡眠。

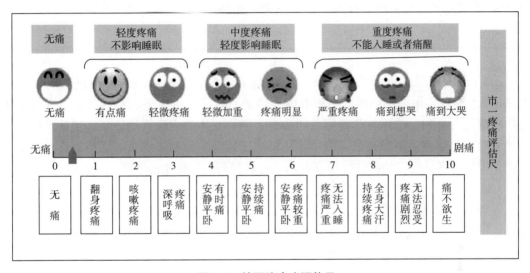

图6-1　某医院疼痛评估尺

（2）优化疼痛评估流程（表6-9）。

表6-9　疼痛评估流程

★入院时常规进行疼痛评估	
无交流障碍：NRS数字评估工具或Faces脸谱评估工具（配有具体文字说明）	
0分	每日14：00评估1次
1~3分（轻度）	每日14：00评估1次
4~6分（中度）	处置前后各评估1次
7~10分（重度）	处置前后各评估1次，凌晨2：00酌情评估
★评分频次以上一次疼痛评分为准	
爆发性疼痛	立即评估

使用镇痛泵评估1次/日，疼痛时再按要求评估	
静脉	15min后
皮下、肌内注射	30min后
口服	60min后
纳肛	60min后
特殊	按药物说明
1.将疼痛评分绘制在体温单上	
2.入院首次评估≥4分要书写一般护理记录单	
3.疼痛予药物治疗、给药后再次评估要及时书写一般护理记录	
4.需评估每4h分值的，或由下一班评估的，应交接班清楚，及时评估	

（3）ERAS理念下的疼痛管理主要强调了全程性、整体性、准确性及个体性。ERAS理念推荐应用多学科模式对患者的疼痛进行管理。①医生、药师及护理人员对患者的疼痛进行评估。②医生和药师共同为患者制订整体的疼痛管理计划，包括术前至出院整个时期。③麻醉师根据患者的个体化情况选择麻醉药及镇痛泵的用药种类及剂量。④护士根据患者的疼痛情况进行动态评估，并根据药师和医生的医嘱执行。

3.辅助检查

了解实验室各项检查结果，如血、尿、大便三大常规和血生化检查结果，以及甲肝、乙肝、梅毒等感染指标结果。了解X线、超声、CT及MRI等影像学检查结果，以及心电图、内镜检查报告和特殊检查结果。

4.自理能力

入院前评估患者在进食、洗澡、修饰、穿衣、控制大小便、如厕、床椅转移、平地行走、上下楼梯等方面的自理能力，并进行分级。

5.心理社会状况

患者手术前难免有紧张、恐惧等情绪，或对手术及预后有多种顾虑，医护人员应给予鼓励和关怀。

6.高危风险评估

护理人员应重视静脉血栓、压力性损伤、跌倒/坠床、导管的风险评估、预报、登记。

（二）护理干预

1.特殊干预

（1）护理分级。患者入院时及时做好护理分级的评估，且评估要客观、真实、准确、完整。正确的护理评级对于后续一系列护理干预起着指导性的作用。所有患者应每周至少评估1次，有特殊情况或出现变化时应及时复评。以Barthel量表为例，评分为41～100分者，根据评分结果与医生共同确定患者的护理级别；若评分≤40分，患者自理能力属于重度依赖者，应给予其一级护理。

（2）高危安全管理。

1）压力性损伤管理。及时、正确评估患者的皮肤情况，每周至少评估1次，当患者病情变化时，及时评估并记录，确定压力性损伤、带入压力性损伤等皮肤不良情况，报告并做好护理记录，且应告知患者及其家属。根据PI的分期以及临床表现，给予相应的护理措施及预防性的处理，包括翻身的频率、皮肤的清洁等。

2）跌倒/坠床管理。全面、定期（每周至少1次）评估住院患者，当患者情况发生变化时，应随时评估。评分13分者属高危患者，须做好护士、患者及家属告知和宣教，悬挂警示标识，预防跌倒/坠床。主要根据患者年龄、跌倒史、大小便的排泄情况、药物治疗以及留置导管情况、活动能力、认知能力等情况进行评分，并予以相应的护理措施。

3）血栓风险管理。静脉血栓多见于下肢。起初患者常感腓肠肌疼痛和紧束，或腹股沟区出现疼痛和压痛，继而出现下肢凹陷性水肿，沿静脉走行有触痛，可扪及条索变硬的静脉。一旦血栓脱落，可引起肺栓塞，导致死亡。静脉血栓栓塞症是患者在围手术期发生的严重的并发症之一。及时、正确评估住院患者发生静脉血栓的风险因素，包括患者姓名、科室、床号、住院号、诊断、风险因素、总分、护理措施、护士签名等。院内血栓风险管控新进展：现今通过对已有的院内数据进行整理，可筛选出能明显提高患者获得血栓的主要风险因素。住院患者入院、术后2～3d常规检查凝血常规、D-二聚体以及下肢静脉血管彩超，从而排查患者血栓发生情况，使干预关口提前。

4）早期预警风险评分表（MEWS）评分。内容：MEWS是一种简易的病情及预后评估系统。通过测量患者的生命体征进行综合评分，将病情危重度分值化，能快速、简捷、科学地对患者危险性进行预测。评价方法：患者入院时常规评估，有病情变化或护理级别改变时及时评估。一级护理每班1次，二级护理每日1次，每日交接班前完成。

（3）血管通路管理。对于手术前需要建立血管通路的患者，一般建议行经外周静脉置入中心静脉导管（periperally inserted central catheter，PICC）或植入式静脉输液港（PORT）。根据患者体温、意识、药物过敏史、既往史、血栓史、检验指标等方面进行评估。

1）适应证。①有缺乏外周静脉通道的倾向。②抗肿瘤药物、持续腐蚀性药物或已知刺激性药物、胃肠外营养，各种抗生素及许多pH＞9或pH＜5的液体或药物，以及渗透压＞600mmol/L的液体或药物。③需反复输血或血制品，或需反复采血。④需要长期、连续或者间歇的静脉输液给药。⑤乳腺癌术后患者行PICC置管应选择健侧上肢。⑥适用于长时间经静脉输入各种药物，尤其是化疗药物、肠外营养或病情不稳定需要随时用药的患者。

2）护理措施。①PICC导管敷料的更换：评估患者导管情况，每日至少1次。对于门诊患者或家庭护理患者，必须告知每日至少检查1次置管部位及敷料。PICC穿刺及维护时宜选用专用护理包。②PICC导管输液接头的更换：接头更换的时间至少每7d 1次。任何原因引起的输液接头移动、完整性受损、接头内有血液或残留物、从导管内抽出血液样本前、输液接头被污染的时候，均应及时更换输液接头。③冲管和封管：a.在每次给药输液之前，使用10mL的注射器或一次性预冲式专用冲洗装置冲洗，冲洗前应先慢慢地抽回血，以评估导管功能；b.在每次输液之后，应使用脉冲式冲管技术冲洗PICC导管，以清除导管腔内输入的药物，完成冲管后应对PICC进行正压封管，以减少内腔堵塞和导管相关性血流感染的风险；c.不可用10mL以下的注射器以暴力冲洗PICC导管；d.输血、血制品、全胃肠外营养、造影剂等高黏滞性药物后以及静脉采血后，必须立即用0.9%氯化钠注射液10mL×2支以脉冲方式冲洗导管，必要时反复冲洗，防止堵塞。④PICC导管的拔除：a.导管异位后，导管尖端不在上腔静脉与右心房交界处，应拔除PICC；b.当终止输液治疗时，应尽早拔除，以降低导管相关性血流感染的风险；c.当发生PICC血栓时，决定是否拔除导管，需要考虑血栓的相关症状及严重程度；d.在拔除导管的过程中，如遇阻力，不能强力拔除，必要时请IVTEAM护理专家会诊；e.PICC置管后常见并发症：出血/血肿，导管异位、堵塞，心律失常，空气栓塞，机械性、细菌性静脉炎，感染，血栓形成等，医用黏胶相关性皮肤损伤。

植入式静脉输液港（PORT）是一种完全植入体内的闭合输液装置，包括尖端位于上腔静脉的导管部分和埋植于皮下的注射座。

3）观察要点。①观察植入部位是否肿胀、渗出、感染等。②PORT使用期间，每日检查输液港的通畅性以及穿刺点的情况和敷料完整性。

4）护理措施。①严格无菌技术的原则：加强手卫生，不应以戴手套取代洗手。②插针：必须使用PORT专用注射针头（无损伤安全针），忌用一般针头穿刺。根据泵体的大小及液体的黏稠性，选择合适长短及型号的弯型输液针。③冲洗：为了保证静脉输液港通畅，每次治疗结束后都应该冲洗导管。抽取0.9%氯化钠注射液10mL×2支以脉冲方式进行推注，冲洗完毕夹管、固定。当使用正压接头时，冲管后应先分离注射器，再关闭夹子；使用非正压接头时，冲管后先关闭夹子，再分离注射器。④拔针：以无张力方式取下贴膜，戴无菌手套，对穿刺部位消毒，0.9%氯化钠注射液冲管之后用肝素稀释液（100U/mL）封管；用无菌纱布覆盖穿刺部位，嘱患者深呼吸，在屏气时快速拔出针头，并用纱布压迫止血约5min，拔针后仔细检查针头是否完整，无菌敷料覆盖24h。⑤注意事项：输液过程中，如果出现输液不顺畅、抽不到回血、改变体位或者抬高上臂可见回血或输液顺畅，需警惕导管夹闭综合征的发生，应及时拍片，一旦确诊，应尽早取出港体。⑥常见并发症：夹闭综合征，导管相关性血流感染，囊袋感染，静脉血栓形成，导管阻塞，导管断裂，导管移位，导管栓塞，港座翻转。

四、术前准备

（一）一般准备

1.术前检查

遵医嘱协助患者完成术前各项检查、包括心、肺、肝、肾功能及凝血时间、凝血酶原时间、血小板计数等检查，必要时监测凝血因子。

2.测定血型、备血

遵医嘱做好血型鉴定和交叉配血试验。

3.皮肤准备

（1）洗浴：术前1d沐浴或擦浴、更衣、理发、剃须、修剪指（趾）甲，防止皮肤破损，注意保暖，以防感冒。术前清洁脐孔，手术部位可用氯己定清洗。

（2）备皮：手术部位若毛发细小，可不必剃毛。若毛发影响手术操作，术前应予剃除。手术区皮肤准备范围包括切口至少15cm的区域。

4.手术标记

（1）原则上均应于术前做好标记，做标记前医生应仔细核对患者信息和手术方案。

（2）标记应由负责该手术的手术组医生完成，非手术组人员不得代为标记。

（3）为避免标记洗脱，标记应于术晨在病房完成。做标记时，医生以黑色记号笔"Y"字样，在患者手术部位的体表进行标记，并与患者或家属共同确认及核对。

5.胃肠道准备

（1）成人择期手术前禁食8～12h，禁饮4h，以防窒息或吸入性肺炎。

（2）无肠梗阻患者术前3d给予少渣、半流质饮食，如稀饭、面条、米粉、蒸蛋等，术前1d进食流食，肠梗阻者禁食、补液，纠正水、电解质及酸碱失衡。

（3）术前晚口服复方聚乙二醇电解质散通便，观察服用缓泻剂后的效果及不良反应，必要时给予清洁灌肠。

（4）有肠梗阻者禁服缓泻剂，遵医嘱给予患者清洁灌肠。

国内结直肠外科ERAS专家共识推荐术前2h可口服清饮料，不包括含乙醇类的饮品。禁食时间延后至术前6h，之前可进食淀粉类固体食物，但油炸、脂肪及肉类食物则需要更长的禁食时间。并且在手术前，告知患者医护人员可能会给其口服含碳水化合物的饮品：通常是在术前10h予患者饮用12.5%的碳水化合物饮品800mL，或术前2h饮用≤400mL。

6.物品准备

麻醉床，床旁用物，如负压吸引装置、输液架、心电监护仪、吸氧装置等。患者（家属）术前应准备毛巾、弯头吸管、一次性尿垫包等日常用品。另外，女患者备塑料便盆，男患者备夜壶和塑料便盆。

7.术中药物、用物准备

特殊药品、X线片、CT片、MRI片、造口袋（Miles手术等需做造口者）、腹带等。

8.术日晨护理

（1）手术日晨测生命体征；体温升高或月经来潮时，通知医生。

（2）认真检查、确定各项准备工作的落实情况。

（3）进入手术室前，指导患者排尽尿液；必要时遵医嘱留置导尿管。

（4）遵医嘱予以术前用药。

（5）拭去指甲油、口红等化妆品，取下义齿及金银首饰、贵重物品，交家属保管。

（6）备好病历、影像学资料、腹带、特殊用药或物品等，送患者至手术室。

（7）与手术室接诊人员仔细核对患者、手术部位、手术标记及名称，做好交接。

（二）特殊准备

1.急症手术

在最短时间内做好急救处理的同时进行必要的术前准备。若患者处于休克状态，立即建立2条以上静脉通道，迅速补充血容量，尽快处理伤口等。

2.心理护理

护士应倾听患者主诉，关心、体贴患者，需行肠造口手术者鼓励其树立与疾病做斗争的勇气及信心，调动家人给予患者多方面的关怀。

3.肠道清洁

目前临床采用的肠道准备方法是术前1d口服复方聚乙二醇电解质散，需特殊进行肠道准备的患者，如患者年老体弱无法耐受或存在心、肾功能不全或灌洗不充分，多配合灌肠法。高位直肠癌应避免采用高压灌肠。

4.肠造口定位

（1）定位方法。患者去枕平卧位，暴露腹部，注意保暖，操作者站在患者造口的一侧，嘱患者逐渐抬头，眼注视脚尖，把肠造口定位在腹直肌上。乙状结肠造口：脐与左髂前上棘连线中上1/3处；回肠造口：脐与右髂前上棘连线中上1/3处，或脐、髂前上棘、耻骨联合三点形成的三角形的3条中线相交点；横结肠造口：宜在上腹部以脐和肋缘分别做一水平线，两线之间，且旁开腹中线5～7cm，以防术中损伤胃大弯；双造口：定位不宜在同一条水平线上，造口之间相距5～7cm，在选定的位置上用手术记号笔画实心圆标记，嘱患者做站立、弯腰、坐位及半坐卧位等不同体位时能看到造口为原则调整位置。

（2）定位目的。①便于自我照顾；②恢复从前生活质量，不影响日常活动、爱好的运动及衣着；③减少并发症；④避免造口护理器材选择上的困难；⑤心理重建的问题。

（3）定位基本原则。①病患自己能看见；②腹部平坦、无皱褶处，面积足够贴袋，避开瘢痕、皱褶、皮肤凹陷、骨突处、腰围；③无慢性皮肤病处。④宜位于腹直肌上。

（三）术前评估

1.生命体征

体温、脉搏、呼吸、意识、疼痛、血压以及身高、体重、血型等基本情况。

2.术前准备确认

胃肠道准备（禁食、禁水），清洁肠道，术前皮肤准备（剪短指甲、沐浴、理发），义齿取下保管，贵重物品妥善保管，手术标志，术前宣教（手术、麻醉相关知识），呼吸功能训练，体位训练，大小便训练。

3.特殊评估项

进手术室方式，手术认知情况，目前心理状态，药物过敏史，特殊服药史，皮肤情况，女性月经，特殊感染。

五、术后护理

（一）术后不适护理

1.麻醉插管后咽部黏膜损伤

麻醉插管后会引起咽喉部疼痛、咳痰等症状，对此，可引导患者有效咳嗽。指导患者取坐位或者半坐位，双手交叉，手掌根部放在切口两侧，向切口方向按压，以保护伤口，先轻轻咳嗽几次，使痰液松动，然后深吸气后用力咳嗽，排出痰液。对于痰液黏稠的患者，可采用雾化吸入，或遵医嘱用药，使痰液稀薄，利于咳出。

2.疼痛

疼痛为患者术后最常见的症状之一。术后疼痛控制不佳可严重影响患者术后和疾病的康复，增加经济负担，降低患者舒适度。

（1）术后疼痛的危害。①限制患者呼吸运动，降低呼吸功能；②限制患者用力咳嗽，不利于痰液排出，增加肺不张、肺部感染等风险；③限制患者早期活动，阻碍患者快速康复，增加深静脉血栓形成等风险；④增加尿潴留发生率；⑤引起心率增快、血压升高，甚至诱发心肌梗死；⑥降低睡眠质量，甚至导致患者无法入睡；⑦影响患者情绪，产生焦虑、忧郁、沮丧、恐惧情绪；⑧急性疼痛控制不好有可能发展为慢性疼痛，长期困扰患者。

（2）术后疼痛的一般护理。①密切观察患者疼痛的时间、部位、性质和规律；②鼓励患者表达疼痛的感受，主动倾听患者的疼痛主诉，解释切口疼痛的规律及特点；③尽可能满足患者对缓解疼痛的需求，协助其变换体位，并告知减缓疼痛的方法；④指导患者正确使用非药物的镇痛方法，减轻自身机体对疼痛的敏感性。

（3）术后疼痛管理新进展。疼痛治疗是ERAS理念中非常重要的环节。充分阵痛是多项ERAS核心内容得以实践的前提。

1）术后充分阵痛的获益。①减轻术后疼痛，改善患者术后体验；②降低患者焦虑，减少心、脑、血管系统并发症；③让患者敢于深呼吸和咳嗽，以减少肺不张、肺部感染等发生率；④促进早期下床活动，减少下肢深静脉血栓形成等并发症，加速胃肠道功能恢复，预防肠麻痹。

2）ERAS推荐普外科手术阵痛使用非甾体抗炎药（NSAID），而尽量减少阿片类药物的使用。

3.认知功能障碍

（1）护士应主动关心患者，做好术前及术后的健康教育，耐心解释，指导患者做好日常的生活护理，如戒烟、呼吸道功能锻炼等。保证患者充足、良好的睡眠。

（2）术后协助患者取舒适体位，及时动态疼痛评估，施以疼痛等相关治疗，密切观察患者的生命体征、意识变化、药物的不良反应，为患者提供干净、整洁、安静的休息环境。

（3）设定专人陪护，防止患者发生跌倒、坠床等意外事故，必要时对患者进行保护性约束。

（4）对于谵妄发作期的患者，护士应配合医生完成临床治疗。

（二）特殊护理

1.肠造口护理

（1）评估。①患者的体力及术后恢复情况；②患者手的灵活性；③患者及家属的学习能力。

（2）物品准备。一件式造口袋（闭口袋或开口袋）1只或两件式造口袋1套（底盘和造口袋），剪刀、造口量度表或尺子、温水、擦手纸或柔软小毛巾。

（3）造口袋的更换。①准备用物：造口袋（术后早期选用透明一件式或两件式）、测量尺、温水毛巾或湿纸巾（不含乙醇和润肤油）、卫生纸、棉签、剪刀，必要时备造口护肤粉和防漏膏。②揭除原造口袋：由上向下，一手按压皮肤，另一手轻轻揭除造口底盘。③检查造口底盘及皮肤：有无粪汁渗漏残留。④清洁造口：先用卫生纸擦去造口处粪便，再用温水或湿纸巾清洁造口黏膜及周围皮肤。造口周围皮肤及造口黏膜应分开擦拭。⑤测量造口黏膜大小：准确测量造口根部大小。⑥剪裁底盘：底盘中心孔的剪裁尺寸应大于造口1～2mm。剪裁后用手指磨圆，不留毛刺。⑦造口附件产品：容易发生渗漏的患者可选择使用护肤粉及防漏膏。⑧粘贴造口底盘：粘贴底盘前，确保皮肤清洁、干燥，除去底盘粘贴保护纸，将底盘沿着造口由底部开始，用手指压紧一会儿，然后平整、向上、适度紧密地粘贴于造口处皮肤上。⑨安装造口袋：造口袋锁环处于打开状态，从底部开始，手指沿着袋接环外部由下向上将袋子和底盘按紧。调整袋子至最佳位置，锁上锁环。用夹子夹毕造口袋底部开口。⑩加固造口底盘：用手置于造口处轻轻按压20min，可使造口底盘粘贴更为牢固，也可促进防漏膏凝固。注意事项：更换造口袋，不要用任何肥皂或消毒药和粗糙的纱布、卫生纸等，避免刺激皮肤；造口有渗漏或底盘失去粘贴力之前，及时更换底盘最佳；更换底盘时，先把原有底盘去除，再用温水清洁造口和皮肤，待皮肤干爽后再把新的底盘贴上；必要时使用防漏膏，以确保和皮肤粘贴紧密。

2.造口护理

（1）观察造口黏膜。包括造口的颜色、长度、大小/直径、一般外观。造口初期会有水肿，一般会在术后14d内完全自然消退，但造口在术后4～8周内仍会有变化。

（2）观察造口功能。通过观察造口袋是否鼓胀、是否有气体来判定患者的排气时间。观察造口袋内排泄物的颜色、性质和量。排泄物达到造口袋的1/2～2/3满时应该进行排放。

（3）术后早期换药。肠管周围用凡士林纱布保护，直至切口完全愈合。皮肤的观察：每次更换造口袋时应观察和检查皮肤状况。保护造口周围皮肤，减少肠液的刺激及湿疹的出现，可用氧化锌软膏、造口护肤粉、液体敷料或防漏膏等。

（4）注意事项。①了解患者对护理造口的方法和知识的掌握程度。根据患者情况选择合适的护理方式。②观察评估造口黏膜及周围皮肤的情况，根据需要使用造口粉。③选用合适的造口量度表量度造口的大小、形状。粘贴造口底盘时要注意造口底盘与造口黏膜之间保持适当距离（1～2cm）。缝隙过大，粪便刺激皮肤易引起皮炎；缝隙过小，底盘边缘与黏膜摩擦将会导致不适当甚至出血。贴底盘前保持造口周围皮肤干燥，避免有皱褶，贴好底盘用掌心按压造口部位1～3min，以增加黏附力；装好造口袋后尽量30min后改变体位。④教会患者定期手扩造口，防止造口狭窄。观察造口周围皮肤的血运情况，更换造口袋时防止袋内容物排出而污染伤口。

（5）造口患者的常规护理。①教会患者及其家属观察造口、造口周围皮肤情况，如有不适或者异常，及时告知护士，配合护理治疗。②做好心理护理，告知患者及其家属造口相关知识，理解患者不良情绪并及时疏导，耐心解释患者及其家属的疑问，取得信任和配合。③预防造口并发症的发生，做好个人清洁，教会患者更换造口用品。

3.造口并发症的护理

（1）造口旁疝。造口旁疝是由于一部分肠管膜缺口穿孔至皮下组织，疝的程度可从患者咳嗽时出现小的突起到巨大的疝，患者会有局部坠胀不适感。①术后6～8周应避免做增加腹压的动作（如提举重物）。②选择合适造口袋，如用较软底盘。③指导换袋技巧，如利用镜子帮助。④指导患者了解肠梗阻的症状和体征。⑤采用结肠造口灌洗者要停止灌洗。⑥减小腹压，如慢性便秘要药物治疗、咳嗽时用手按压造口部位。⑦减轻体重。⑧解释原因，心理辅导。⑨情况较轻，可佩戴腹带扶托，严重者需进行手术修补。

（2）造口周围毛囊炎。底盘粘胶反复撕拉皮肤，使毛囊受损而发生毛囊炎。①指导患者贴袋前剪除长毛发。②指导患者选择合适的造口用品。③正确演示并指导患者撕拉底盘操作的护理技术。④底盘撕拉困难者，可用松节油或润滑油棉签辅助。

（3）造口周围皮肤损伤。①潮湿相关性皮肤损伤：由于造口周围皮肤浸渍在尿液或粪便中引起的皮肤侵蚀或炎症反应。a.清洁造口周围皮肤，使用清水或生理盐水清洁造口周围皮肤，确保皮肤干净及干爽。使用"粉膜"双重增强，保护皮肤的天然保湿屏障，使其功能最大化。b.使用造口防漏可塑贴环灵活塑性做好防护，避免皮肤再次暴露于排泄物中。②过敏性接触性皮炎：停止使用含过敏原的造口护理用品，遵医嘱局部用药。③机械性皮肤损伤：可根据情况使用伤口敷料。④黏胶相关性皮肤损伤：应选择无胶带封边的造口底盘。⑤压力性损伤：去除压力源。

4.血管通路护理

PICC和PORT的护理措施可参照术前的相关章节，中心静脉通路（CVC）通常是术中由麻醉师完成，采取以下相关护理措施。

（1）严密观察置管部位局部情况，2～3d更换置管处敷料。要做到无菌操作和护理，保持置管部位局部干燥，患者不要剧烈活动，防止置管周围渗血、渗液的发生。

（2）禁止从中心静脉置管内抽血，容易使血液在导管壁内附着，导致堵塞。

（3）输完血液制品或者肠外营养液后，及时用生理盐水对导管进行冲洗，以免出现堵管等情况发生。

（4）嘱患者在进行穿衣、脱衣等活动时，避免导管扭曲或受压。

（5）保持良好固定，避免导管脱落。

（6）应急处置。①发现患者有导管滑出时应立即通知医生。②在医生未到达现场之前应采取补救措施：先给患者置管处做必要的消毒、止血及导管的处理等。③查看导管的完整性并及时记录导管脱出的经过及处理的情况，必要时根据医嘱做好重新插管的准备。④导管发生断管时，应立即摄片，确定断管位置，同时安抚患者，请介入科会诊、取管。⑤导管发生堵塞时，应判断堵塞的原因，根据医嘱予以药物疏通或拔管。

（郝 亮 戴 波）

第六节　胆道恶性肿瘤患者的护理

一、胆囊癌

胆囊癌是指发生于胆囊（包括胆囊底部、体部、颈部以及胆囊管）的恶性肿瘤。我国胆囊癌发病率占同期胆道疾病的0.4%～3.8%，位列消化道肿瘤发病率第6位，患者5年总生存率仅为5%。胆囊癌发病隐匿，易扩散转移，多数患者发现时已属晚期，约90%的患者发病年龄超过50岁，平均59.6岁，女性发病率为男性的3～4倍。

（一）病因

胆囊癌是胆道最常见的恶性肿瘤，确切发病机制目前仍不明确，多认为其与环境、遗传因素有关。

1.危险因素

（1）胆囊结石。约85%的胆囊癌患者合并胆囊结石。胆囊结石患者患胆囊癌的风险是无胆囊结石人群的13.7倍。胆囊结石直径和数目与胆囊癌的发生呈正相关，胆固醇和混合性胆囊结石危险度更高。

（2）胆囊息肉样变。具有恶变倾向的胆囊息肉有以下特征：①直径≥10mm；②合并结石伴胆囊炎；③单发息肉或无蒂息肉，息肉生长速度快（生长速度为每6个月大于3mm）；④腺瘤样息肉。

（3）胆囊慢性炎症。胆囊慢性炎症伴有黏膜腺体内的不均匀钙化或点状钙化被认为是癌前病变。胆囊壁钙化可形成瓷性胆囊，约25%的瓷性胆囊与胆囊癌发生高度相关。

（4）"保胆取石"术后胆囊。"保胆取石"术后，导致结石形成的危险因素和胆囊炎症未消除。

2.可能的危险因素

（1）先天性胰胆管汇合异常。胰胆管汇合异常是一种先天性畸形，胰液逆流入胆囊，长期慢性炎症刺激引起黏膜反复再生和修复，最终导致胆囊恶变。约10%的胆囊癌患者合并胰胆管汇合异常。

（2）胆囊腺肌瘤。约6%的胆囊腺肌瘤患者合并胆囊癌，特别是胆囊壁厚度＞10mm时，建议尽早手术。

（3）胆道感染。胆道系统慢性感染会增加胆囊癌发生风险。常见致病菌有沙门菌和幽门螺杆菌。

（4）肥胖与糖尿病。肥胖引起的代谢综合征可增加胆囊癌的发生风险。糖尿病是胆囊结石形成的危险因素，糖尿病与结石协同作用会促进胆囊癌的发生。

（5）年龄和性别。胆囊癌发病率随年龄增长呈上升趋势。女性胆囊癌发病率是男性的3～4倍，可能与雌激素促进胆汁淤积、结石形成有关。

（6）原发性硬化性胆管炎。原发性硬化性胆管炎合并胆囊结石、胆囊炎、胆囊息肉样变的患者，胆囊癌的发生风险增加。

（7）遗传学和基因突变。有胆囊癌家族史者、胆囊结石家族史者，胆囊癌发生风险亦增加。

（8）吸烟。吸烟是胆囊癌的独立危险因素，胆囊癌的发生与吸烟剂量、吸烟时间呈线性正相关。

（9）化学暴露。胆囊癌患者外周血中黄曲霉毒素、重金属（镍、镉、铬等）水平高于健康人群，可能与细菌释放β葡糖醛酸糖苷酶或化学性游离毒素直接接触胆囊黏膜，诱导癌变发生有关。

伴有胆囊癌高危因素的胆囊良性疾病患者，应择期行胆囊切除术，未手术者应定期到医院行超声和肿瘤标志物等检查，密切进行随访。

（二）病理

1.胆囊癌的临床分型

根据肿瘤起源部位及侵犯方向分为4型。①Ⅰ型：腹腔型；②Ⅱ型：肝脏型；③Ⅲ型：肝门型；④Ⅳ型：混合型。

2.胆囊癌的组织病理学分型

胆囊癌多发生在胆囊体部和底部，腺癌占82%，包括硬癌、乳头状癌、黏液癌，其次为未分化癌占7%，鳞状细胞癌占3%，混合性癌占1%；其他少见的还有淋巴肉瘤、横纹肌肉瘤、网状组织细胞瘤、纤维肉瘤、类癌、癌肉瘤等。胆囊癌可经淋巴、静脉、神经、胆管腔内转移，腹腔内种植和直接侵犯。

（三）分期

国际上目前多采用美国癌症联合委员会（American Joint Committee on Cancer，AJCC）联合制定的胆囊癌TNM分期方法对胆囊癌进行分期。这种分期对治疗和预后的判断均有所帮助。

（四）诊断

1.临床表现

缺乏特异性临床表现。①右上腹疼痛：由于胆囊癌多与胆囊结石、胆囊炎并存，故疼痛性质与胆囊结石、胆囊炎相似。开始为右上腹不适，继而出现持续性隐痛或钝痛，有时伴阵发性剧痛并向右肩放射。②消化不良、厌油腻、嗳气、胃纳不佳，这是胆囊不足以对脂肪物质进行消化所致。③黄疸：往往在病程晚期出现。癌组织侵犯胆管引起黄疸。同时伴有消瘦、乏力，甚至出现恶病质，皮肤、巩膜黄染伴皮肤瘙痒。④发热：部分患者出现发热。⑤右上腹或上腹部出现包块，因为肿瘤迅速增长，阻塞胆管，使胆囊增大；如侵犯十二指肠，可引起梗阻；肿瘤侵及肝、胃、胰，可引起相应部位包块。

2.辅助检查

血清CA199和（或）癌胚抗原是最常用的诊断胆囊癌的肿瘤标志物，其他还有CA125、CA724等，合并梗阻性黄疸时，CA199的诊断特异度低。

3.影像学检查

①超声检查：是筛查胆囊癌最常用的方法。②EUS检查：可精确显示胆囊腔内的肿块、浸润囊壁结构及深度，以及肝、胆道受侵犯的情况。③多层螺旋CT检查：可显示胆囊壁被侵犯程度、毗邻器官是否受累及淋巴结转移情况。④MRI检查：可清晰显示胰胆管解剖关系、胆管梗阻的程度。动态增强MRI联合血管成像可明确肿瘤大小、肝侵犯程度、血管侵犯、腹腔淋巴结转移等。⑤PET检查：对胆囊癌灵敏度高，可发现胆囊癌早期病变，检出最大径≤1.0cm的转移淋巴结和转移病灶。CT或MRI检查可疑时，建议行此检查。

（五）治疗

1.治疗原则

早期发现，早期诊断，能做切除者，应积极争取做根治或姑息性切除，以延长生存时间，提高生活质量。胆囊癌的治疗以外科手术为主。

2.手术方式

①单纯胆囊切除术：适用于AJCC 0期和Ⅰ期胆囊癌。因胆囊结石、胆囊炎行胆囊切除后经病理学检查偶然发现的，癌肿局限于胆囊黏膜层或达固有层，未侵犯肌层的胆囊癌患者，不必再行手术治疗。②胆囊癌根治性切除术：适用于ⅡA期、ⅡB期、ⅢA期胆囊癌。除胆囊外，还包括肝Ⅳb段（方叶）和Ⅴ段切除或亚肝段切除，要清扫胆囊引流区域的淋巴结。③胆囊癌扩大根治术：适应证为某些ⅢB期、ⅣA期或ⅣB期胆囊癌。手术范围包括肝右三叶切除术，甚至肝+胰十二指肠切除。临床上虽有成功的病例，但因其病死率高，长期生存率低，争议仍较大。④姑息性手术：适用于不能切除的胆囊癌，方法包括肝管空肠Roux-en-Y吻合内引流术，经皮肝穿刺或经内镜在胆管狭窄部位放置

内支撑管引流术以及胃空肠吻合术等，目的是减轻或解除肿瘤引起的黄疸或十二指肠梗阻。

3.化疗及放疗

研究证实，胆囊癌根治术后行放疗、化疗与单纯行胆囊切除术相比，患者的总生存率显著提高，并且放疗结合单药或双药化疗均可行，且患者耐受良好。

4.免疫治疗

免疫治疗扩展了治疗侵袭性肿瘤的途径。

5.靶向治疗

有研究者认为，许多与DNA损伤修复相关的蛋白质可被用作靶向药物，通过抑制同源重组机制，增加对化疗、放疗和其他治疗的敏感性。

二、胆管癌

（一）概述

胆管癌是指发生在左、右肝管至胆总管下端的肝外胆管的恶性肿瘤，起源于胆管上皮，约占所有消化道肿瘤的3%。胆管癌发病年龄多在50～70岁，好发于男性，存在地区差异。因其发病隐匿、早期临床症状不典型，患者就诊时多属病程中、晚期，整体预后较差，5年生存率不足5%。

1.病因

胆管癌病因仍不明，可能与下列因素有关：①胆管结石，约1/3的胆管癌合并胆管结石，而5%～10%的胆管结石患者发生胆管癌；②原发性硬化性胆管炎；③先天性胆管囊性扩张症；④胆管囊肿空肠吻合术后；⑤肝吸虫感染；⑥慢性伤寒带菌；⑦溃疡性结肠炎等。

2.分类

根据肿瘤生长的部位，胆管癌可分为上段胆管癌、中段胆管癌、下段胆管癌。上段胆管癌又称肝门部胆管癌，位于左右肝管至胆囊管开口以上部位，占50%～75%；中段胆管癌位于胆囊管开口至十二指肠上缘，占10%～25%；下段胆管癌位于十二指肠上缘至十二指肠乳头，占10%～20%。

3.病理

（1）乳头状癌：好发于胆管下段，呈息肉样突入腔内，有时为多发且有大量的黏液分泌物。

（2）结节状癌：肿瘤小而局限，可表现为硬化型或结节型，硬化型多在上段，结节型多在中段向管腔内突出。

（3）弥漫性癌：胆管壁广泛增厚，管腔狭窄，向肝十二指肠韧带浸润，难以与硬化性胆管炎相鉴别。

按组织学分类，95%以上为腺癌，其中主要是高分化腺癌，低分化、未分化腺癌较少见，且多发生于上段胆管。癌肿生长缓慢，发生远处转移者少见。其他尚有鳞状上皮癌、腺鳞癌、类癌。其扩散方式有局部浸润、淋巴转移以及腹腔种植等。浸润主要沿胆管壁向上、向下以及横向侵犯周围组织、肝、血管、神经束膜，淋巴转移途径是沿肝动脉周围淋巴结分别至肝总动脉、腹腔动脉、胰上缘、十二指肠后及腹膜后淋巴结。

4.临床表现

（1）黄疸。黄疸是胆管癌最早也是最重要的症状，主要表现为进行性加重的无痛性黄疸，尿色深黄，白陶土色大便，皮肤、巩膜黄染，皮肤瘙痒等，有的患者还伴有恶心、厌食、消瘦、乏力等。

（2）腹痛。约50%的患者有右上腹痛或胀痛不适。腹痛一开始类似胆石症、胆囊炎引起的疼痛。

（3）胆囊肿大。肝门部胆管癌的胆囊一般不肿大。病变在中段、下段时可触及肿大的胆囊，上腹部隐痛、胀痛和绞痛，向腰背部放射。

（4）肝大。肋缘下可触及肝脏，发现肝大、触痛、质硬，黄疸时间较长时，可出现腹腔积液或双下肢水肿；肿瘤侵及门静脉可致门静脉高压、消化道出血，晚期可并发肝肾综合征。

（5）胆道感染。阻塞胆道可出现胆管炎的表现，如右上腹疼痛、寒战、高热、黄疸，甚至出现休克。最常见的感染细菌为大肠埃希菌、粪链球菌及厌氧菌。

（6）胆道出血。如果癌肿破溃，可导致上消化道出血，出现黑便、大便隐血试验阳性、贫血。

（7）实验室检查。①血清总胆红素、直接胆红素、碱性磷酸酶（ALP）和谷氨酰转移酶（GGT）均显著升高，而谷丙转氨酶（ALT）和谷草转氨酶（AST）只轻度异常。血清肿瘤标志物CA199可能升高，CEA、AFP可能正常。②胆道梗阻致维生素K吸收障碍，肝合成凝血因子受阻，凝血酶原时间延长。

（8）影像学检查。①首选超声检查，可见肝内胆管扩张或胆管肿物。彩色多普勒超声检查有助于了解门静脉及肝动脉是否受侵犯。超声内镜探头频率高且能避免肠胀气的干扰。在超声引导下还可行PTC检查，穿刺抽取胆汁做CEA、CA199、胆汁细胞学检查和直接穿刺肿瘤活检。②ERCP对下段胆管癌诊断帮助较大。可同时放置内支架引流减轻黄疸，用于术前准备。③CT、MRI检查能显示胆道梗阻的部位、病变性质等，其中三维螺旋CT胆道成像和MRCP将逐渐代替PTC及ERCP等侵入性检查。④核素显影扫描、血管造影有助于了解癌肿与血管的关系。

肝储备功能检查是最为重要的安全性评估检查，对于术式的选择、肝切除范围和术后发生肝功能衰竭风险的评估都有核心参考作用，其结果是计划和实施安全手术的重要依据。胆管癌术前可切除性评估，主要是基于影像学检查的结果。增强CT或MRI检查是最主要的方式，有助于完成肿瘤特征，主要血管、淋巴结、胆道的受累情况，卫星病变的观察和远处转移等多项评估，在可切除性评估中具备较高准确性。近年来，三维可视化重建技术在胆管癌的术前诊断和评估工作中被逐渐推广应用，提高了术前评估的精准性。

5.治疗

（1）一般手术治疗：胆管癌化疗和放疗效果不肯定，主要采取手术治疗，不同部位的胆管癌手术方法有所不同。手术切除联合辅助或新辅助化疗可使患者获得更高的治愈率。主要的手术方式如下。

1）下1/3段胆管癌：行胰十二指肠切除。

2）中1/3段胆管癌：行肿瘤切除加淋巴结清扫，清除肝十二指肠韧带内淋巴结和脂肪组织，肝门胆管空肠Roux-en-Y吻合，必要时可行胰十二指肠切除。

3）上1/3段胆管癌（肝门胆管癌）：切除十二指肠以上的肝外胆管、胆囊，清除肝十二指肠韧带内淋巴结和脂肪组织，必要时切除患侧肝或肝方叶，肝门胆管空肠Roux-en-Y吻合。腹腔镜肝门部胆管癌根治手术逐渐增多，且取得了较好的治疗效果和生存预期。对不能切除或难以切除者，可穿过肿瘤放置U形管、支撑管或金属支架，以减轻黄疸，缓解症状，延长生命。

4）肝移植：为治疗肝门胆管癌的重要术式，拟实施肝移植的患者其肿瘤直径必须小于3cm，没有淋巴结受累或肿瘤转移，术前没有行经皮或内镜治疗。但对于肝内胆管癌，实施肝移植术后的复发率和生存率波动较大，其目前尚不是一线治疗方法。

（2）不能切除的胆管癌外科手术治疗。

1）减黄手术：可选用经皮肝穿刺胆道置管引流或放置内支架，经内镜鼻胆管引流或放置内支架，目的是引流胆汁，减轻黄疸。如患者不配合或操作失败，可行开腹左肝部分切除术，经圆韧带入路行左肝管空肠Roux-en-Y吻合术。对于中、下段胆管癌，可行肝总管空肠吻合等。胆汁内引流患者比置管外引流患者的生活质量高。

2）胃空肠吻合术：肿瘤侵犯或压迫十二指肠造成消化道梗阻者，可行胃空肠吻合术，使消化道通畅，改善患者生活质量。

（二）护理

1.术前护理

（1）护理评估。①评估腹痛、腹胀的程度、部位、性质、持续时间，腹部体征及其他伴随症状。②评估心理状态：患者是否焦虑、紧张、恐惧。③监测生命体征，意识，尿量，皮肤、巩膜有无黄染，有无皮肤瘙痒，食欲、大便情况，实验室检查结果，有无腹腔积液等，以判断病情发展情况。④了解有无其他疾病及其治疗、处理情况，如高血压、冠心病、糖尿病等，术前应做相应的处理和控制，减少手术的危险性，提高手术的安全性。⑤评估肺功能：通过肺功能测试、心肺功能运动试验等方法进行肺功能评估。指导年龄≥40岁、吸烟＞400支/年、肺功能临界状态或低肺功能的患者每日使用呼吸训练器8～10次，每次10min左右，指导患者进行深呼吸，教会患者有效咳嗽、咳痰的方法。⑥评估血栓风险：通过Caprini评估表进行术前血栓风险评估，根据评分结果对深静脉血栓风险进行分级。告知患者术前戒烟、戒酒、低脂饮食，血栓高风险患者可使用抗凝药物。

（2）心理护理。①患者入院时进行心理状态评估，对于存在焦虑的患者，由科室心理干预小组成员给予心理疏导；对于评估结果提示存在抑郁的患者，应请心理卫生中心会诊，进行专业的心理疏导；待患者情绪稳定后再进行手术。在围手术期给予全程的心理管理，缓解围手术期患者的焦虑及抑郁情绪，促进患者康复。②解释各种治疗的必要性、注意事项，鼓励患者表达自身感受。③教会患者自我放松的方法，针对个体情况进行针对性心理护理。④对于恶性肿瘤患者，选择合适的时机，有策略地介绍疾病的性质及预后，使患者消除顾虑、放松精神，积极配合治疗与护理。鼓励患者家属和朋友给予患者关心和支持。

（3）观察要点。①密切观察患者的生命体征及意识、尿量的变化，黄疸情况，腹腔积液及腹胀情况，并认真做好记录。②腹部症状及体征：观察腹痛的部位、性质、持续时间、有无诱发因素，以及腹部体征的变化情况。③密切注意患者的心理状态及情绪变化。④了解各种辅助检查的结果。观察黄疸程度、消退情况，观察和记录大便的颜色，检测胆红素的含量。⑤准确记录24h出入量。

（4）营养支持及饮食护理。①术前运用营养风险筛查量表对患者进行营养风险筛查，根据筛查结果制订营养治疗方案，首选肠内营养支持治疗，必要时辅以肠外营养。②对于无胃肠动力障碍者，术前给予低脂饮食或半流质饮食。无须肠道准备，术前6h禁食固体食物，无糖尿病或血糖控制稳定者，可根据医嘱术前2h饮用200～400mL含12.5%碳水化合物的饮品（推荐由营养科配制）。③维持水、电解质平衡，监测生化指标。④从入院起即补充维生素K，同时进行保肝治疗。⑤控制糖尿病：对伴有糖尿病的患者，应定期测定血糖，控制血糖在7.2～8.9mmol/L。

（5）卧位及休息。疼痛、腹腔积液、腹胀、消瘦等可导致患者睡眠质量差、精神差，肝功能下降，合并门静脉高压等，应嘱患者多休息，根据病情选择舒适的体位。在卧床休息期间，要注意预防压力性损伤，长期卧床者要加强四肢的功能锻炼，防止静脉血栓的发生。

（6）对症护理。①黄疸患者的皮肤护理：由于胆盐沉积，刺激皮肤发生瘙痒，应指导患者用温水清洗，保持皮肤清洁；嘱患者勿用手搔抓皮肤，并剪短指甲，以防抓破皮肤；严重者可用炉甘石洗剂涂擦局部止痒，或应用抗组胺药物止痒。夜间入睡困难者，必要时可以使用镇静药物。②疼痛难忍时，教会患者放松方法，分散注意力，按医嘱给予镇痛药物，以保证患者得到充分休息。③黄疸和凝血功能障碍患者应注射维生素K。④腹腔积液患者，应严格按医嘱使用利尿剂，关注患者主诉腹胀的情况，观察腹围、尿量、肝肾功能的变化。

（7）术前常规准备。①术前1d做好手术标记，术晨协助患者更换清洁病员服。②无过敏者，按医嘱术前晚给予患者口服镇痛药物，首选非甾体抗炎药。③术晨带入术中用药，建立静脉通道。④术晨与手术室人员进行患者、药物核对后，送入手术室。⑤不常规放置胃管，麻醉后放置导尿管。

2.术后护理

（1）全身麻醉术后常规护理。全身麻醉未清醒前，去枕平卧，头偏向一侧，持续低流量吸氧（3L/min），持续心电监护，床挡保护以防坠床，严密监测生命体征，意识清醒后低半卧位休息。

（2）切口的观察及护理。观察切口有无渗血、渗液，若有，应及时通知医师并更换敷料；观察腹部体征，有无腹痛、腹胀，必要时进行腹腔穿刺以观察有无出血。

（3）疼痛评估。可采用NRS、VAS和Wong Baker面部表情评分法等对静息与运动时的疼痛强度进行评估，疼痛评估时需关注患者疼痛的主诉，了解疼痛的部位和性质，并根据患者主诉疼痛情况，进行动态评估及记录。同时评估术后疼痛治疗的效果，评估并积极治疗恶心、呕吐、瘙痒、肠麻痹等不良反应。围手术期采用预防性、多模式及个体化镇痛方案，首选非甾体抗炎药。

（4）管道观察及护理。

1）胃管：按照加速康复外科理念，除术前合并肠道功能障碍患者外，不常规放置胃管。

2）导尿管：胆道肿瘤切除术后1～2d拔除导尿管。留置导尿管期间，按照导尿管护理常规进行护理，以减少泌尿系统感染。

3）腹腔引流管：①妥善固定，给予每一根引流管二次固定，防止意外滑脱或拔管；②严密观察引流液的量、颜色和性状，及时查看腹部体征及引流管口周围皮肤情况，保持引流管口皮肤完好、无引流液渗出与腐蚀；③保持通畅，妥善固定各引流管，避免扭曲、折叠、受压，保持引流通畅；④协助医师做好拔管后引流管口的护理工作，保持敷料完好、无渗液，观察患者拔管后病情变化，是否有发热、腹痛等发生。

4）胰腺引流管：①妥善固定，严防脱落、扭曲、堵塞，定时挤压引流管，保持引流通畅；②观察引流液的颜色、性状及量，并做好记录；③警惕胰瘘的发生（如测定清水样引流液，胰淀粉酶明显增高则表明有胰瘘）；④维持深部引流，保持胰液引流通畅，以免胰液积存于腹膜腔内或外溢，引起组织消化及糜烂；⑤注意补充水分及电解质，应用抑制胰液分泌的药物，如生长抑素6mg，24h持续微量泵输入，禁饮食，进行肠外营养治疗。

5）T形引流管、胆道引流管：①妥善固定，行二次固定，测量外露管道长度，以防因翻身、活动、搬动时牵拉而脱出；②保持有效引流，平卧时引流管的高度不能高于腋中线，站立或活动时，应低于腹部切口，以防胆汁逆流引起感染，若引流袋的位置太低，可使胆汁流出过量，影响脂肪的消化和吸收；③防止引流管受压、扭曲、折叠，经常予以挤捏，保持引流通畅，若胆汁突然减少甚至无胆汁流出，则可能有受压、扭曲、折叠、阻塞或脱出，应立即检查，并通知医师及时处理；若引流量过多，提示胆道下端有梗阻的可能；若发现阻塞，用生理盐水进行低负压冲洗；④观察并记录引流液的颜色、量和性状，正常成人每日的胆汁分泌量为800～1 200mL，呈金黄色或黄褐色，清亮无沉渣。

6）空肠营养管：①严格无菌操作；②妥善固定，防牵拉、折叠；③每次喂养前后用温水冲洗；④使用喂养泵控制速度，从低速开始；⑤如果管腔有堵塞，切勿用力冲洗。

（5）饮食护理。

1）推荐术后早期进行营养支持，优先考虑肠内营养，肠内营养不足时，用肠外营养补充。术中留置空肠营养管的患者，可于术后24～48h开始肠内营养，尽快使食糜与肠道绒毛接触，当血流动力学不稳定时，进食时间相应延迟。肠内营养时应该监测肠内营养耐受性，并需评估误吸的风险。采用连续肠内营养输注方式，必要时可使用胃肠动力药；喂养时床头抬高30°～45°，患者出现腹泻时应积极寻找病因对症处理。

2）术后患者应尽快恢复经口进食，根据耐受情况逐步增加摄入量，进食顺序为：清流质饮食（以清水和茶水为主），半流质饮食（以粥类和糊类为主），固体饮食（以米饭、面条、馒头等为主）。不建议早期选择牛奶、富油食物及辛辣食物。建议对于术前存在营养不良的患者，于其早期进食过程中给予口服营养制剂，以达到目标摄入量。对于出院时仍存在营养不良的患者，推荐出院后持续口服营养制剂数周。

3）血糖监测：肠内、肠外营养期间注意监测患者血糖情况，建议血糖控制在8～10mmol/L。

4）发生各种吻合口瘘的患者，应禁食，给予肠外营养，待瘘口愈合、炎症控制、腹部体征消失后方可试进食或管喂营养液。

5）合并有门静脉高压、食管胃底静脉曲张的患者，应注意饮食，要避免辛辣刺激、粗糙、带骨带刺的食物，并注意少食多餐，保持大便通畅。

（6）静脉输液管理。①提倡目标导向性输液，在患者生命体征平稳、无脱水表现时，主张限制液体输入。②如果能正常进食肠内营养液，可根据患者病情状况，逐步停止补液。③高龄、心肺功能不佳患者补液时，需输液泵匀速滴注，对于超过2 500mL/d补液量的患者，需监控评估术后肺水肿、肠道水肿、胃肠动力下降以及腹腔潜在感染情况。

（7）术后早期活动管理。①手术当日，麻醉清醒后即可指导患者进行床上翻身活动，鼓励患者及其家属配合，每2h翻身1次；教会患者进行足背屈伸及内旋、外绕运动。②术后24h指导患者开始尝试下床活动，活动时均需有效保护切口并有家属陪伴。③活动应按床上活动、床旁活动、病房内活动、科室走廊活动等顺序，循序渐进增加，采用行走距离、计步数、活动时间等来评估患者的早期活动情况，同时关注患者的主观疲劳及耐受力。④对于老年人，特别是伴有心肺功能障碍、具有静脉血栓高风险的患者，更推荐早期下床活动，并做好安全指导工作。

（8）深静脉血栓的预防。对术后患者进行深静脉血栓风险评估，根据结果进行分级。对低、中、高风险患者分别采取阶梯式预防策略。对于低风险患者，采用基础预防，即术前戒烟、戒酒、低脂饮食，术后早期下床活动；对于中风险患者，采取基础预防和气压治疗、弹力袜等机械预防，必要时采用药物治疗；对于高风险患者，排除出血风险，遵医嘱使用抗凝药物，同时配合使用基础预防和机械预防。观察用药效果及有无出血等不良反应。

3.出院健康教育

（1）饮食指导。指导患者选择低脂、高热量、高蛋白、高维生素、易消化饮食，忌油腻食物及饱餐。肥胖者应适当减肥，糖尿病者应遵医嘱坚持药物治疗和饮食治疗。

（2）活动。根据患者自身情况，指导其循序渐进，逐步过渡到正常活动，养成良好的工作、休息和饮食规律，避免劳累及精神过度紧张。

（3）指导肿瘤患者保持乐观向上的态度，学会自我调节情绪的方法。

（4）胆管癌期行PTCD的患者常需带管出院，要向患者解释引流管的重要性，告知护理知识：①尽量穿宽松、柔软的衣服，以防引流管受压；②忌盆浴，淋浴时用塑料薄膜覆盖引流管处，以防感染；③日常生活中避免提取重物或过度活动，以免牵拉引流管，使其脱出；④测量引流管外露长度并做好标识，以便观察；⑤每日记录引流液的颜色、量及性状，引流液浑浊或血性、伴腹痛时，应及时就诊；⑥定期更换穿刺点敷料及引流袋，每周1～2次，以防感染；⑦定期复查肝功能、血常规及凝血功能；⑧若出现黄疸加剧、腹痛、发热，应及时就诊。

（5）向带T形引流管、胆道引流管出院的患者解释管道的重要性，告知出院后的注意事项，指导患者及其家属学会自我护理：①妥善固定，保持引流通畅，活动时注意防折叠、扭曲及脱落，定期检查引流管缝线有无滑脱；②按无菌原则每周更换引流袋和引流管敷料1～2次；③若发现胆汁引流量减少或增多，引流液浑浊或血性、伴腹痛，应及时就诊。

（6）胆道金属内支架置入术患者出院后应定期随访，合理用药。

（7）延续性护理服务：建议出院后30d、3个月、6个月、1年、2年等时段进行随访，随访方式包括电话、微信、门诊随访等，患者可通过图片、语音、视频等形式及时向医务人员反馈出院后的情况。

4.并发症的处理及护理

（1）胆瘘。胆瘘为胆管癌术后最常见的并发症，多由肝叶切除肝创面胆管处理不当、缝合技术存在缺陷、肝胆管细薄或部位深而吻合困难、术中结扎不彻底、结扎的胆管断端由于胆道压力升高而脱落等所致。应特别注意切口渗血、渗液的情况，如引流出胆汁样液体，出现腹痛、腹胀，腹部压痛、反跳痛及肌紧张，发热，应警惕胆瘘发生。处理：①密切观察病情变化、生命体征、意识、腹部体征、尿量等；②保持各种引流管通畅；③准确记录24h出入量；④先保守治疗，行床旁充分引流，必要时开腹行腹腔引流术；⑤注意补充水及电解质，准确使用抗生素；⑥进行营养支持，早期行肠外营养支持治疗，待情况稳定后改为肠内营养，逐步过渡到经口进食富含蛋白、高维生素、高热量、低脂肪的食物。

（2）腹腔出血。多发生于合并肝叶切除及术中门静脉损伤者，也见于胆肠吻合口出血者。患者表现为心率增快，血压下降，尿少，面色苍白，出现意识障碍；腹腔引流管有鲜血流出；腹部压痛，诉腹胀，腹围增大；血红蛋白水平和血细胞比容缓慢降低，腹腔穿刺抽出不凝血。处理：①密切观察病情变化、生命体征、意识、腹部体征、尿量等，关注实验室检查结果；②保持补液通道畅通，补充血容量，准确使用止血药，合血；③保持腹腔引流管引流通畅；④准确记录24h出入量；⑤行开腹手术止血。

（3）消化道出血。此为梗阻性黄疸患者术后严重并发症。其发病机制尚未完全清楚，一般认为与高胆红素血症、高胆盐血症破坏胃黏膜屏障，减少胃黏膜血流有关。患者表现为胃管中流出鲜血，呕吐血性胃液或鲜血；大便呈柏油样或大便隐血试验阳性；心率增快，血压下降，休克。处理：①密切观察病情变化、生命体征、意识、腹部体征、尿量等；②密切观察胃管引流情况，引流液的颜色、性状及量，大便的颜色、性状及量；③胃管内注入止血药（云南白药、凝血酶、去甲肾上腺素等）；④保持胃管引流通畅；⑤保持补液通道畅通，补充血容量，准确使用止血药和抗生素、生长抑素；⑥准确记录24h出入量；⑦介入动脉栓塞止血。

（4）肝肾综合征。肝功能衰竭是胆管癌围手术期死亡常见原因，多见于肝储备功能差的患者。急性肾衰竭多继发于重度黄疸，常由有效循环血容量不、交感神经兴奋、肾素—血管紧张素系统活动增强、肾前列腺素减少、血栓素A_2增加及内毒素血症所致。患者表现为精神症状，昏迷，胆汁减少或变稀薄，尿少，肾衰竭，白蛋白水平低下，腹腔积液，水肿，凝血功能障碍，黄疸。处理：①密切观察病情变化、意识、腹围、水肿、皮肤黏膜、尿量、胆汁等，检测血氨水平；②慎用有损肝功能的药物（如巴比妥类），给予保肝（精氨酸）、利尿及营养支持治疗；③纠正水、电解质失衡，口服肠道抗生素，予以白醋或乳果糖灌肠；④监测肝、肾功能；⑤补充凝血因子和输血；⑥意识改变时注意保护患者的安全；⑦准确记录24h出入量。

（5）腹腔内、切口、肺部、泌尿系感染。患者表现为发热，腹部压痛、反跳痛，腹膜刺激征，腹腔引流液浑浊甚至脓性，呃逆；切口红、肿、有脓性分泌物，切口不愈合；咳嗽、咳脓痰、肺部湿啰音、呼吸音低；尿频、尿急、尿痛；白细胞、中性粒细胞计数升高等。处理：①密切观察生命体征、腹部体征、切口情况、呼吸状况及咳痰情况、小便情况等，并关注血常规；②尽可能取半卧位，床头抬高30°～45°，保持引流通畅；③鼓励患者有效咳嗽，定时给予雾化吸入，叩击患者背部，使痰栓松动，易于咳出；④保持室内空气清新，定时开窗通风及进行紫外线照射消毒，避免交叉感染；⑤准确使用抗生素；⑥积极处理感染切口。

（6）胸腔积液。胸腔积液是肝门部胆管癌肝切除常见的并发症，国内文献报道其发生率为6.0%～47.1%。患者表现为体温波动，呼吸困难，血氧饱和度低，自诉气紧胸闷，肺部可闻及湿啰音。处理：①观察生命体征的变化，注意有无气促、胸闷及体温波动；②对积液少、不影响呼吸的患者，不做常规胸腔穿刺检查；对于积液较多的患者，需进行穿刺抽液；留置引流管的患者，需妥善固定引流管，保持引流管通畅、密闭，观察引流液的颜色、量及性状；③取半坐卧位，指导患者进行深呼吸、呼吸训练、有效咳痰、雾化吸入及振动排痰。

三、当前护理相关的热点问题

（一）腹腔镜胆囊切除术（LC）后意外胆囊癌患者再次行根治性手术的心理护理

LC具有创伤小、术中出血少、术后恢复快等优点，已经成为胆囊良性疾病的首选治疗方式。意外胆囊癌是指术前临床诊断为胆囊良性疾病而进行胆囊切除术，术中或术后经病理学检查确诊的胆囊癌，它不是规范的医学诊断命名。LC术后短期内发现意外胆囊癌拟再次行根治性手术的患者比较特殊，其刚经历过一次手术治疗，且术后确诊为胆囊癌需要再次进行手术治疗。恶性肿瘤以及再次手术治疗可作为一种强烈的心理应激源，使患者产生较严重的负面情绪。这种不良的心理状态会直接影响患者的治疗效果，若缺乏及时、有效的干预，会增加麻醉、手术以及并发症的风险。

心理护理是利用心理学知识帮助患者摆脱困境，舒缓患者情绪，减轻疾病因素对患者病情影响的护理方法。除了常规健康教育、基础护理、术前准备以及术后生命体征监测、病情观察、引流管护理、饮食护理等，护理人员在工作中还应加强对患者的心理支持。如何有效地为患者实施心理护理是我们面对的一个难题。可以从面对面交流、沟通、讲解疾病相关知识、分享成功案例、音乐视听疗法以及社会家庭关怀、病友支持等不同方面对患者进行干预，提高患者对胆囊癌以及再次治疗手术方式的了解，增强其对抗疾病的信心，消除其对未来治疗的担忧和顾虑，减轻其心理痛苦。应根据患者自身情况，为其制订个性化的护理方案。

（二）胆管癌术后睡眠障碍患者的护理

睡眠是人体重要的恢复体力及储存能量的方式，提高患者术后睡眠质量，对提高其免疫功能及机体恢复力等均具有重要意义。而对于胆管癌及其他恶性肿瘤患者而言，由于其被确诊后，常出现焦虑、抑郁、恐惧等不良情绪，加之治疗后切口等导致的疼痛，患者睡眠质量降低，可导致机体恢复速度减慢，使患者心理状态变差，形成恶性循环。护理人员除对患者实施术后一般常规护理外，还应针对患者的个体情况提供睡眠护理及心理干预护理。

1.睡眠护理

睡眠护理可从以下几方面进行。

（1）环境护理。为患者提供安静、整洁的治疗环境，并对光线进行调节，保证室内光线柔和，在清晨及夜晚，避免光线直接照射患者面部。

（2）疼痛护理。对于因疼痛而产生睡眠障碍的患者，指导其进行放松训练，并在必要时遵医嘱给予患者适量的镇静药物。

（3）音乐疗法。与患者进行沟通，了解其喜欢的音乐类型，并在每晚20：00～21：00通过耳机播放患者喜欢且较舒缓的音乐，同时指导患者闭上双眼，以促进其入睡。

（4）睡眠习惯干预。指导患者逐步养成良好的睡眠习惯，并禁止其在睡前饮用兴奋类饮料，同时鼓励患者多食用牛奶等有助于睡眠的食物。

2.心理干预护理

心理干预护理可从以下几方面进行。

（1）建立良好的护患关系。应与患者进行充分沟通，了解患者病情、生活环境及心理状态，并在沟通时，鼓励患者说出内心想法，采用专业且易懂的方式对患者提出的问题进行解答，拉近与患者之间的关系，为后续护理工作奠定基础。

（2）健康教育。通过PPT及视频等方式向患者讲解致病原因、治疗方法及注意事项，提高患者对自身疾病的了解程度，并列举以往治疗效果较好的患者实例，提高患者对治疗的信心。

（3）提高家庭护理程度。与患者家属进行沟通，使其提高对患者的关心程度，使患者感受到家庭的温暖。应根据患者自身情况，提供个体化的护理模式，促进患者尽早康复。

（胡秀芬　孙毅恒）

第七节　甲状腺癌患者的护理

甲状腺癌（thyroid carcinoma）是最常见的甲状腺恶性肿瘤，约占全身恶性肿瘤的1%，包括乳头状癌、滤泡状癌、未分化癌和髓样癌4种病理类型。以恶性度较低、预后较好的乳头状癌最常见，除髓样癌外，绝大部分甲状腺癌起源于滤泡上皮细胞。发病率与地区、种族、性别有一定关系。女性发病较多，男女发病比例为1：（2～4）。任何年龄均可发病，但以青壮年多见。绝大多数甲状腺癌发生于一侧甲状腺腺叶，常为单个肿瘤。

一、诊断

对所有甲状腺的肿块，无论年龄大小、单发还是多发，质地如何，均应提高警惕。主要根据临床表现，若甲状腺肿块质硬、固定，颈淋巴结肿大，或有压迫症状者，或存在多年的甲状腺肿块，在短期内迅速增大者，均应怀疑为甲状腺癌。结合B超、核素扫描、针吸细胞学检查等，确定肿物性质。有的患者甲状腺肿块不明显，因发现转移灶而就医时，应考虑甲状腺癌的可能。髓样癌患者应排除Ⅱ型多发性内分泌腺瘤综合征的可能。对合并家族史和出现腹泻、颜面潮红、低血钙的患者应注意。

二、手术治疗

甲状腺癌的手术治疗是其主要治疗方法，包括甲状腺本身的手术，以及颈淋巴结清扫。无论病理类型如何，只要有手术指证就应尽可能手术切除。对分化好的乳头状癌或滤泡癌，即使是术后局部复发者也可再次手术治疗。甲状腺的切除范围与肿瘤的病理类型和分期有关，范围最小的为腺叶加峡部切除，最大至甲状腺全切除。

手术治疗的适应证如下。

（1）单纯性甲状腺肿，肿块较大，产生压迫症状者。

（2）多发甲状腺腺瘤，巨大甲状腺腺瘤。

（3）巨大甲状腺囊肿。

（4）甲状腺癌。

三、护理

（一）术前准备

1. 术前访视

（1）由巡回护士于手术前1d落实。

（2）巡回护士持《手术室护理记录单》《手术室压疮风险评估单》和《手术室术前健康教育单》到病区护士站查阅病历，了解患者的一般情况（重点了解生命体征），病史，术前诊断，拟订手术名称，手术部位，手术体位，麻醉方式，既往手术史，药物过敏史，手术前输血前九项检查项目结果，重要脏器的功能状态，血常规项目等。

（3）巡回护士到病房访视患者。①自我介绍、说明访视目的，告知手术时会陪伴患者，帮助患者消除紧张、恐惧心理，态度和蔼。②询问患者有无过敏史，包括药物和食物、乙醇和碘酒、麻醉药品等；有无活动义齿及隐形眼镜；有无假肢、金属植入物、心脏起搏器等；女性患者是否处于月经期，男性患者有无前列腺增生。③检查患者的血管情况；评估需要穿刺的部位，确定是否需要做深静脉穿刺。④进行压疮风险评估，评分在9分及以上者告知其压疮风险因素及采取的措施，并请患者或家属签字。⑤女性不化妆，不涂口红；如果指甲上涂有颜色（红、黑、蓝等），请其清除，否则影响指脉氧监测数据，影响手术中病情的监测。⑥告知患者遵医嘱禁食、水的时间；告知次日手术室会有轮椅接送，请其提前排空大小便，穿好病号服，将贵重物品交给家属保管。⑦询问患者有无其他手术护理相关疑问并给予解释。⑧发放《手术室术前健康教育单》。

2. 接患者至手术床

（1）由手术室护士于手术当日推轮椅到病房接患者。

（2）手术室护士持《手术患者交接记录单》，病区护士持患者病历与患者共同查看腕带，进行身份确认，询问是否禁食、水，有无发热，贵重物品交给家属。手术室护士与病区护士共同查看患者皮肤清洁情况、有无手术部位标记及皮肤的完整性；交接有无术中用药，检查并携带影像资料、病历等，并在《手术患者交接记录单》上签字，为患者佩戴手术间号码牌后送往手术等待室。转运途中，轮椅固定，保证患者安全，并注意保暖。

（3）巡回护士、器械护士在等待室接患者，问候并安慰患者，介绍自己将陪伴患者手术，再次核对患者病历、腕带进行身份确认。

（4）准备室护士或巡回护士为患者建立静脉通路（一般用20号静脉留置针）。贴膜固定，标记留置时间。接至手术间并安全平移到手术床上。

（5）有术前用药（抗生素）者，核对皮试结果、身份信息无误后及时输注，开皮前30～60min输注完毕。

3.巡回护士术前准备

（1）物品准备。

1）一次性物品：慕丝线，6×14圆针，4号慕丝线，7×17皮针，2-0丝线，吸引器管1套，钡线纱布，导尿包，灯把套，45×9贴膜（杂物袋），23号刀片。

2）无菌器械：腺体包，中单，腹口包，手术衣。

3）高值物品：3-0可吸收线，压疮贴，美容缝合线。

4）仪器设备：电刀，吸引器。

（2）摆放手术体位，采取垫肩头后仰卧位。

1）平卧，处于仰卧位。

2）肩下垫一枕细长垫，颈部垫小方巾。

3）固定头部，避免晃动，头下垫头圈和小方垫。保持头颈正中过伸位，充分暴露甲状腺部位，以利于操作。

4）双上肢自然放于身体两侧，固定肘部。双下肢伸直，双腘窝及足跟下可放软垫。

5）约束带轻轻固定膝部。

（3）留置尿管。

1）患者仰卧位，双腿屈曲外展。

2）护士站在患者的右侧，打开导尿包第一层取出清洁包；清洁会阴部皮肤；打开导尿包内层，铺无菌区，第二次消毒；连接接尿袋，用镊子夹取液状石蜡棉球，润滑导尿管，置入需要的长度，见尿液时，用注射器注入水10～15mL（防止尿道损伤）；整理用物。

3）如患者有前列腺增生，尿管不易置入，请泌尿外科医师协助。

4.器械护士术前准备

（1）摆台。

1）选择近手术区较宽敞区域铺置无菌器械台。

2）将无菌包放置于器械车中央，检查无菌包名称、灭菌日期和包外化学指示物，包装是否完整、干燥，有无破损。

3）打开无菌包的外层包布后，洗手护士进行外科手消毒，由巡回护士持无菌持物钳打开内层无菌单；顺序为先打开近侧，检查包内灭菌化学指示物合格后，再走到对侧打开对侧，四周无菌单垂于车缘下30cm以上，并保证无菌单下缘在回风口以上。协助洗手护士穿无菌手术衣、戴无菌手套。再由巡回护士或洗手护士打开无菌敷料、无菌物品。

4）洗手护士按器械物品使用顺序、频率、分类将其摆放在无菌器械台上，以方便拿取物品。

（2）铺单。

1）铺4块治疗巾于切口处：第1块治疗巾1/3对折置于头部，之后以切口为中心逆时针铺剩余的3块治疗巾。

2）手术床下方放置托盘，铺托盘巾，然后洗手护士与手术医师（已穿好手术衣、戴好手套）共同以切口为中心铺洞巾、切口上1个中单、切口下2个中单。

（3）物品清点。

1）分别在手术开始前、关闭体腔前、关闭体腔后、缝合皮肤后4个时刻，巡回护士与洗手护士对手术台上的所有物品清点两遍，准确记录。

2）清点纱布、纱单时，要完全展开，确认纱布和钡线是否完整。

3）清点棉球时，将药杯里的棉球全部取出，依次摆开清点，并与巡回护士共同确认药杯已空，再将棉球依次放回药杯内。

4）注意器械的完整性：注意扣克钳的齿和镊子齿是否完整，缝针的针鼻是否完整，精细器械尤其注意其完整性。

5）术中增加的物品，两人核对后及时记录。

5.第一次手术安全核查

麻醉开始前，由手术医生主持，麻醉医生、巡回护士按照《手术安全核查表》共同进行"三方"核查，手术医生核查病历，麻醉医生核查医生工作站，巡回护士核查患者腕带，共同核对患者身份信息、手术方式、知情同意书、手术部位与标识，检查皮肤是否完整及术野皮肤准备情况，并核查彩超资料、麻醉前物品准备情况等，核查无误后由手术医生签字。

（二）术中配合

1.麻醉方法

全身麻醉，麻醉过程中，手术室人员需陪同在患者身边，防止患者发生坠床。

2.第二次手术安全核查

手术开始前，由麻醉医生主持，手术医生、巡回护士共同进行第二次"三方"核查，再次核对患者身份信息、手术部位与标记等，核查无误后由麻醉医生签字；手术物品准备情况的核查由手术室护士执行并向手术医生和麻醉医生报告。

3.手术步骤及配合要点

甲状腺手术步骤及配合要点见表6-10。

表6-10　甲状腺手术步骤及配合要点

手术步骤	手术护理配合	注意事项
1.消毒及铺巾	1.消毒范围：以切口为中点消毒四周皮肤，包括颈部和胸部 2.常规铺单	1.消毒的范围、顺序合格；保护眼 2.注意铺单顺序
2.切开皮肤、皮下组织	1.递皮镊夹75%乙醇棉球消毒切口皮肤 2.递23号刀片切开皮肤，纱布拭血	注意刀片放置
3.分离皮肤、皮下直至颈阔肌	1.3把艾丽丝钳依次牵拉皮瓣 2.递中针持7×17皮针4号慕丝线	—
4.游离颈阔肌并将其抬起，以大弯钳钝性分离肌肉后间隙	递拉钩暴露术野	—
5.充分游离甲状腺或肿物，精细解剖及探查喉返神经	用中弯止血钳夹解剖剪分离，电凝或2-0丝线结扎止血	随时备好各型号钳线和血管钳

续表

手术步骤	手术护理配合	注意事项
6.清点器械、敷料数目，缝合切口	递中针持3-0可吸收线，美容缝合线	—
7.消毒皮肤，覆盖切口	递血管钳、乙醇棉球、小贴膜	敷料贴无皱褶，皮肤无血迹

（三）术后护理

1.第三次手术安全核查

患者离开手术室前，由巡回护士主持，手术医生、麻醉医生共同进行第三次"三方"核查，包括患者身份信息、实际手术方式，确认手术标本，物品清点结果，检查皮肤完整性、动—静脉通路、引流管，确认患者去向等内容，核查无误后巡回护士签字。

2.送患者至麻醉复苏室

安置患者尿管，去除监护线，保护静脉，将患者病号服反穿保护颈部，加盖棉被，将患者从手术床移至对接车，与麻醉医生一起将患者送至麻醉复苏室，交由麻醉护士看管。

3.送患者回病房

（1）搬运患者时应注意采取适宜的体位及保暖。

（2）转运过程中，保持液路及各种引流管的通畅，防止脱落，严密观察患者病情变化。

（3）手术医生、麻醉医生及手术室护士带齐患者物品，并约束好患者，共同将患者安全、稳妥地送回病房，与病房护士交接患者生命体征、皮肤、引流、输血输液（麻醉医生交代）等情况，经病房护士核对正确后，与手术室护士在《手术患者交接记录单》上双签字；与家属交接患者衣物等。

4.手术后访视

（1）向患者及其家属进行自我介绍。

（2）询问患者及其家属：对手术室工作是否满意？有什么意见或建议？

（郝　亮　秦治强）

第八节　腹腔镜直肠癌切除手术患者的护理

一、适应证

（一）直肠手术

直肠中、上段。

（二）疾病分期

早期、中期的病灶。

二、术前准备

（一）术前访视

（1）由巡回护士于手术前1d落实。

（2）巡回护士持《手术室护理记录单》《手术室压疮风险评估单》和《手术室术前健康教育单》到病区护士站查阅病历，了解患者的一般情况（重点了解生命体征），病史，术前诊断，拟订手术名称，手术部位，手术体位，麻醉方式，既往手术史，药物过敏史，手术前医院感染检查项目结果，重要脏器的功能状态，血常规项目等。

（3）巡回护士到病房访视患者。①自我介绍、说明访视目的，告知手术时会陪伴患者，帮助患者消除紧张、恐惧心理，态度和蔼。②询问患者有无过敏史，包括药物和食物、乙醇和碘酒、麻醉药品等；有无活动义齿及隐形眼镜；有无假肢、金属植入物、心脏起搏器等；女性患者是否处于月经期，男性患者有无前列腺增生。③核查患者的血管情况；评估需要穿刺的部位，确定是否需要做深静脉穿刺。④进行压疮风险评估，评分在9分及以上者告知其压疮风险因素及采取的措施，并请患者或家属签字。⑤女性不化妆，不涂口红；如果指甲上涂有颜色（红、黑、蓝等），请其清除，否则影响指脉氧监测数据，影响手术中病情的监测。⑥告知患者遵医嘱禁食、水；告知次日手术室会有平车接送，请其提前排空大小便，穿好病号服，将贵重物品交给家属保管。⑦询问患者有无其他手术护理相关疑问并给予解释。⑧发放《手术室术前健康教育单》。

（二）接患者至手术床

（1）由手术室护士于手术当日推平车（或轮椅）到病房接患者。

（2）手术室护士持《手术患者交接记录单》，病区护士持患者病历与患者共同查看腕带，进行身份确认，询问是否禁食、水，有无发热，贵重物品交给家属。手术室护士与病区护士共同查看患者皮肤清洁情况、有无手术部位标记及皮肤的完整性；交接有无术中用药，检查并携带影像资料、腹带、病历等，并在《手术患者交接记录单》上签字，为患者佩戴手术间号码牌后送往手术等待室。转运途中，平车固定护栏，保证患者安全，并注意保暖。

（3）巡回护士、器械护士在等待室接患者，问候并安慰患者，介绍自己将陪伴患者手术，再次核对患者病历、腕带，进行身份确认。

（4）准备室护士或巡回护士为患者建立静脉通路（一般用20号静脉留置针）。贴膜固定，标记留置时间。接至手术间并安全平移到手术床上。

（5）有术前用药（抗生素）者，核对皮试结果、身份信息无误后及时输注，开皮前30～60min输注完毕。

（三）巡回护士术前准备

1.物品准备

（1）一次性物品：长电刀，吸引器管（1套），水管，电刀套3个，45×9贴膜（杂物袋），20mL注射器，引流管，引流袋，一次性裤腿，10×28圆针，10×28皮针，6×14圆针，11号刀片，0号、1号、4号、7号慕丝线，导尿包，纱布，小纱垫，手套多副（6.5号1副），输血器。

（2）无菌器械：盆，腔镜胃肠包，大剖包，腹口，中单，手术衣。

（3）高值物品：止血材料，0号鱼钩线，80护皮圈，美容缝合线，长超声刀头，防粘连、压疮贴，3-0倒刺线、Hem-o-lok夹、戳卡。

（4）仪器设备：电刀，吸引器，超声刀，腹腔镜、10mm 30°镜头。

（5）眼贴1个。

2.摆放手术体位

改良截石位，头低臀高，头低15°～30°，右腿呈水平位。

（1）骶尾垫一方垫。

（2）双腿腘窝处垫凝胶垫，并用约束带约束。

3.留置尿管

（1）患者仰卧位，双腿屈曲外展。

（2）护士站在患者的右侧，打开导尿包第一层取出清洁包；清洁会阴部皮肤；打开导尿包内层，铺无菌区，第二次消毒；连接接尿袋，用镊子夹取液状石蜡棉球，润滑导尿管，置入需要的长度，见尿液时用注射器注入水10～15mL（防止尿道损伤）；整理用物。

（3）如患者有前列腺增生，尿管不易置入，请泌尿外科医师协助。

（四）器械护士术前准备

1.摆台

（1）选择近手术区较宽敞区域铺置无菌器械台。

（2）将无菌包放置于器械车中央，检查无菌包名称、灭菌日期和包外化学指示物，包装是否完整、干燥，有无破损。

（3）打开无菌包的外层包布后，洗手护士进行外科手消毒，由巡回护士持无菌持物钳打开内层无菌单；顺序为先打开近侧，检查包内灭菌化学指示物合格后，再走到对侧打开对侧，四周无菌单垂于车缘下30cm以上，并保证无菌单下缘在回风口以上。协助洗手护士穿无菌手术衣、戴无菌手套。再由巡回护士或洗手护士打开无菌敷料、无菌物品。

（4）洗手护士按器械物品使用顺序、频率、分类将其摆放在无菌器械台上，以方便拿取物品。

2.铺单

（1）先铺骶尾1块中单。

（2）铺4块治疗巾于切口处。

（3）将裤腿套好。

（4）双腿各1块中单。

（5）铺腹口大单。

（6）1块对折中单铺切口下方。

（7）切口上方铺1块中单。

3.物品清点

（1）分别在手术开始前、关闭体腔前、关闭体腔后、缝合皮肤后4个时刻，巡回护士与洗手护士对手术台上的所有物品清点两遍，准确记录。

（2）清点纱布、纱单时，要完全展开，确认纱布和钡线是否完整。

（3）清点棉球时，将药杯里的棉球全部取出，依次摆开清点，并与巡回护士共同确认药杯已空，再将棉球依次放回药杯内。

（4）注意器械的完整性：注意扣克钳的齿和镊子齿是否完整，螺丝是否完整，缝针的针鼻是否完整，精细器械尤其需注意其完整性。

（5）术中增加的物品，两人核对后及时记录。

（五）第一次手术安全核查

麻醉开始前，由手术医生主持，麻醉医生、巡回护士按照《手术安全核查表》共同进行"三方"核查，手术医生看病历，麻醉医生看医生工作站，巡回护士查看患者腕带，共同核对患者身份信息、手术方式、知情同意书、手术部位与标记，检查皮肤是否完整及术野皮肤准备情况，并查看影像资料、麻醉前物品准备情况等，核查无误后手术医生签字。

三、术中配合

（一）麻醉方法

全身麻醉，麻醉过程中，手术室人员需陪同在患者身边，防止患者发生坠床。

（二）第二次手术安全核查

手术开始前，由麻醉医生主持，手术医生、巡回护士共同进行第二次"三方"核查，再次核对患者身份信息、手术部位与标记等，核查无误后由麻醉医生签字；手术物品准备情况的核查由手术室护士执行并向手术医生和麻醉医生报告。

（三）手术步骤及配合要点

腹腔镜直肠癌根治术手术步骤及配合要点见表6-11。

表6-11 腹腔镜直肠癌根治术手术步骤及配合要点

手术步骤	手术护理配合	注意事项
1.消毒及铺单	按常规进行消毒铺单	严格执行无菌技术
2.固定连接	固定视频线、光源线、气腹管、超声刀、电刀、吸引器、水管	器械护士做好置物袋
3.建立气腹	在脐旁布巾钳提起腹壁0.5cm处置入气腹针，用"滴水试验"确认进入腹腔，连接气腹管，再置入10mm戳卡	准备5mL注射器
4.建立通路	1.左腹直肌旁脐旁2cm处穿刺，置入12mm戳卡 2.左髂前上棘水平靠中线2cm处穿刺，置入5mm戳卡 3.右腹直肌旁脐旁2cm处穿刺，置入5mm戳卡 4.右髂前上棘水平靠中线2cm处穿刺，置入5mm戳卡	递11号手术刀，关闭无影灯
5.拨开小肠和网膜	用系膜钳拨开肠系膜	及时擦拭超声刀
6.分离结肠、直肠	1.游离乙状结肠和降结肠，显露输尿管 2.显露输尿管，牵引乙状结肠和系膜，分离病变肠段	—
7.处理肠系膜血管	剪断肠系膜动脉、静脉	备好Hem-o-lok夹
8.切断直肠	腔镜切割缝合器距肿瘤3cm或5cm切断	—
9.夹近端直肠断端	用无损伤钳夹闭直肠断端	—

手术步骤	手术护理配合	注意事项
10.关气、扩大切口	—	—
11.安放切口保护套	—	80切口保护套
12.移出肠管	放入无菌保护套取出	—
13.切除肿瘤	用肠钳夹闭直肠近端约3cm处，用手术刀切断	碘伏球消毒断端
14.放置吻合器	在吻合端放置吻合器头，用4号丝线荷包缝合	—
15.消毒肛门，结肠直肠吻合	用吻合器吻合	用碘伏消毒，开无影灯
16.放置引流管	在吻合口下方放置引流管，放置在盆腔内	—
17.清点用物，缝合包扎	清点器械、敷料、缝针和特殊用物，贴好敷贴	填写《手术物品清点记录单》，由器械护士、巡回护士共同清点

四、术后护理

（一）第三次手术安全核查

患者离开手术室前，由巡回护士主持，手术医生、麻醉医生共同进行第三次"三方"核查，包括患者身份信息、实际手术方式，确认手术标本，物品清点结果，检查皮肤完整性、动—静脉通路、引流管，确认患者去向等内容，核查无误后巡回护士签字。

（二）送患者至麻醉复苏室

安置患者尿管，去除监护线，保护静脉，将患者病号服反穿保护颈部，加盖棉被，将患者从手术床移至对接车，与麻醉医生一起将患者送至麻醉复苏室，交由麻醉护士看管。

（三）送患者回病房

（1）搬运患者时应注意患者的适宜体位及保暖。

（2）转运过程中，保持液路及各种引流管的通畅，防止脱落，严密观察患者病情变化。

（3）手术医生、麻醉医生及手术室护士带齐患者物品，并约束好患者，共同将患者安全、稳妥地送回病房，与病房护士交接患者生命体征、皮肤、引流、输血输液（麻醉医生交代）等情况，经病房护士核对正确后，与手术室护士在《手术患者交接记录单》上双签字；与家属交接患者衣物等。

（四）手术病理标本管理

（1）手术中的各种标本要妥善保管，定点放置专用容器内，不得遗失。

（2）手术医生填写《病理申请单》，巡回护士填写标本存放袋，要求字迹清晰，传染标本要注明标识。

（3）手术标本要求洗手护士、手术医生、巡回护士共同核对后，手术医生在标本袋上签字确认，不可代签。

（4）洗手护士将标本放入标本箱内，与《病理申请单》一起送到指定地方，固定标本用10%中性甲醛缓冲液，固定液的量不少于病理标本体积的3倍，并确保标本全部置于固定液中。

（5）洗手护士与护工共同核对标本信息，无误后双方签字，将标本及《病理申请单》放到标本柜里。

（6）巡回护士在手术室交班本上填写有无标本。

（五）手术后访视

（1）向患者或其家属做自我介绍。

（2）询问患者及其家属：对手术室工作是否满意？有什么意见或建议？

（郝 亮 戴 波）

第九节　腹腔镜结肠癌切除手术患者的护理

一、盆底临床应用解剖及低位直肠癌保肛手术进展

（一）盆底临床应用解剖

盆底解剖结构复杂，神经、血管丰富，包含着消化、泌尿、生殖系统。对于胃肠、结直肠、肛门外科医生而言，熟悉掌握盆底解剖，关系到手术成败、患者愈后及肿瘤学结果。①盆底是封闭骨盆下口的会阴软组织，由前方的肛提肌和后方的尾骨肌以及覆盖在两肌上、下面的盆膈上、下筋膜组成。其主要功能是对抗腹压，承托内脏，并对分娩、排尿、排便功能进行精密调节。②盆底由外向内分为3层。外层由会阴浅筋膜及其深面的3对肌肉（球海绵体肌、坐骨海绵体肌、会阴浅横肌）及一括约肌（肛门外括约肌）组成。而肛门外括约肌的反射性收缩，可克制排便的发生，这是保肛手术中需重点保护的组织，手术过程中若损伤该肌肉，可引起大便失禁，影响患者术后生活质量。中层为泌尿生殖膈，由上、下两层筋膜及其间会阴深横肌及尿道括约肌组成，其中有尿道和阴道穿过。内层是骨盆底最坚韧的一层，由肛提肌及其内、外面各覆一层筋膜组成。每侧肛提肌自前内向后外由耻尾肌、髂尾肌和坐尾肌3部分组成。各部分在阴道和直肠周围交织，功能上相互协调，可维持肛管直肠前、后角，有加强肛门和阴道括约肌的作用。③盆底筋膜可分为盆壁筋膜和盆脏筋膜，两层筋膜之间充满脂肪组织及结缔组织，也是结直肠肛门外科手术中重要的平面间隙。位于盆底腹膜与盆膈之间的直肠旁间隙，可作为定位标志，其前方为直肠膀胱隔（女性为直肠阴道隔），术中损伤则可能产生膀胱瘘（女性为直肠阴道瘘），后方为直肠后隙，与上方的腹膜后隙相通。而被覆在肛提肌表面的盆膈上筋膜，在经肛全直肠系膜切除术（TaTME）中起到重要的定位作用。对该筋膜的准确辨识，可以保证进入正确的游离层面，浅了会造成直肠系膜脂肪组织的残留，深了则会暴露肛提肌表面的肌肉纤维，增加潜在骶前静脉丛损伤的风险，同时也会造成盆神经丛的副损伤。在侧方淋巴结清扫术中，输尿管腹下神经筋膜、膀胱腹下筋膜、髂腰肌筋膜在平面构建中作用明显，有助于建立内侧、外侧及背侧平面，使手术在疏松的间隙内操作，避免手术切入淋巴组织中引起出血及渗血，确保术野干净，减少因止血导

致的不必要的副损伤，保护输尿管及盆腔自主神经，确保手术安全。④盆底血管、神经丰富，同样也是外科医生在手术过程中需要重点保护的对象。盆底内脏神经丰富，且大多支配排尿、排便相关组织、肌肉，与患者术后生活质量息息相关。在一些经肛术式，例如TaTME或经肛直肠癌侧方淋巴结清扫术中，精确辨识筋膜、间隙，对于保护神经、血管，降低患者术后并发症，改善生存质量至关重要。

（二）低位直肠癌保肛手术术式及其进展

近年来，直肠癌发病率不断升高，且发病者趋于年轻化，低位直肠癌占比增多。这意味着保留肛门、改善患者生活质量，成为直肠癌根治手术中需要考量的另一个目标。随着新辅助放、化疗技术水平的不断提高，微创外科水平的飞速进展，低位直肠癌保肛率逐年提升。目前，主要的保肛手术有：①内括约肌切除术（ISR），包括完全ISR、次全ISR、部分ISR和改良的部分ISR；②经肛全直肠系膜切除术；③经肛内镜显微手术；④经肛微创手术；⑤经前会阴超低位直肠切除术（APPEAR）。

低位直肠癌是指肿瘤下缘距离肛缘＜5cm的直肠癌。其位置特殊，解剖关系复杂，与周围组织毗邻密切。传统手术方式为腹会阴联合切除术，切除范围广，损伤大，患者术后无法保留肛门，只能接受永久性造口，极大地影响了患者术后的生活质量。因此，在保证根治性前提下，保留肛门、最大限度地改善患者生活质量成为外科医生的目标。

内括约肌切除术（ISR）由Parks提出，最早用于需要进行全结直肠切除的炎性肠病的患者。1992年Braun等将ISR应用于距肛5cm以下的低位直肠癌的保肛治疗中，由于其只需要切除内括约肌，而保留了外括约肌及肛提肌，降低了会阴区及盆底的损伤，因此为患者保肛提供了可能性。根据内括约肌切除的范围，可分为完全ISR、次全ISR和部分ISR。完全ISR即经括约肌间沟完全切除内括约肌；次全ISR即在齿状线与白线之间切除中上2/3内括约肌；部分ISR即在齿状线附近切除上1/3内括约肌。内括约肌在控制排便功能上起到重要作用，保留更多的内括约肌更有利于患者术后肛门功能的恢复。因此，韩加刚等在部分ISR基础上，改良了手术方式，即如果一侧癌灶向肛门方向侵犯较多，通常对侧可沿该齿状线上缘水平切断直肠，保留部分齿状线。作为直肠癌根治术中的保肛手术，ISR也具有令人满意的肿瘤学结果。Kim等回顾性分析了624例行直肠癌低位前切除术和ISR手术的两组患者的肿瘤学结果，得出结论，与直肠癌低位前切除术相比，ISR的5年总生存率、无病生存率以及局部复发率等差异无统计学意义。在严格掌握ISR适应证的基础上，R0切除率可达到92.0%。在肛门功能恢复及生活质量方面，ISR保留了部分内括约肌、全部外括约肌、耻骨直肠肌以及盆底神经丛，即使由于切除部分内括约肌导致术后早期存在肛门功能受损情况，但是在术后6～12个月可有不同程度的改善，且可使患者避免遭受永久性造口的痛苦，因此，ISR可作为低位直肠癌保肛手术的重要选择。

经肛局部切除手术根据操作平台不同，可分为经肛内镜显微手术（TEM）和经肛微创手术（TAMIS）。对于无淋巴结转移的T_1期、内镜超声或MRI检查提示肿瘤淋巴结阴性和局限于肠壁内的直肠癌，可采取经肛局部切除方式。Gehard Buess在1983年提出了TEM，在充气扩张的肠管内置入内镜，可获得清晰的视野。依赖其良好的视角，TEM最初用于切除直肠息肉，后用于直肠癌的切除。与传统经肛切除手术相比，TEM可以达到准确的局部切除，且外科切缘阳性率较低。然而，该术式需要特制的器械，花费较高，适应证局限。Sam Atallah在2009年开展的TAMIS很好地解决了这些问题。TAMIS平台所需的器械与常规腹腔镜器械一致，并不需要特制的器械，单腔多孔通道也符合微创操作，降低了患者费用。TAMIS最初用于良性疾病的治疗，而后逐渐作为早期直肠癌保肛手术的治疗选择。两种手术方式的适应证均为局限于黏膜下层不伴有淋巴结转移的早期直肠癌，故损伤小、恢复快，术后肛门功能良好，患者生活质量较高。在肿瘤学方面，Bach等总结了424例接受TEM的直肠癌病例，平均随访时期为36个月，93%的患者无复发。在严格遵循适应证的前提下，TEM与TAMIS是早期直肠癌值得选择的治疗方案。然而若术后病理证实切缘阳性情况下，也应做好追加手术的准备。

经前会阴超低位直肠切除术（APPEAR）由Williams于2008年提出并完成了14例手术。在我国，林国乐等在2010年首次开展该术式，完成8例患者的手术。由于该术式平面为经直肠阴道或直肠尿道之间，故对肛门括约肌损伤较小，适用于肛提肌和肛门外括约肌上缘之间的超低位直肠癌。该术式可在完全显露视野良好的条件下进行操作。对于其他手术无法显示的被盆底肌和耻骨直肠肌包裹下端直肠，可充分进行游离，创造出保肛手术的必要条件。在手术愈后方面，行APPEAR的患者术后生活质量无明显降低，但会阴伤口并发症，如会阴伤口感染和瘘的发生率较高，发生率为15.4%～60.0%，而会阴伤口感染可继发吻合口会阴瘘。近年来，随着腹腔镜技术的飞速发展，APPEAR联合腹腔镜TME手术也成为可能。虽然APPEAR可以通过游离更大的直肠远切缘获得较高的保肛率，然而其并发症发生率高，手术难度大，且缺乏长期、多中心、大样本的肿瘤学相关研究，使该技术的发展受到限制。

（三）经肛全直肠系膜切除术

①1984年Gerald Marks描述了一种经腹联合经肛（TATA）的直肠乙状结肠切除术。这种技术使用腹腔镜器械，从尾侧入路进行直肠切除。该术式成为经肛直肠切除的雏形。自Bill Heald引入全直肠系膜切除（TME）以来，便成为直肠癌根治术的"金标准"。2010年，Sylla整合TATA、TEM、TAMIS与经自然腔道内镜手术（NOTES）的理念，最先开展了TaTME。根据辅助平台不同，可分为TEM TaTME、TAMIS TaTME等。作为"自下而上"的手术方式，TaTME具有广阔的视野，而且可以深入盆腔的解剖位置，保护相应的血管神经束。②近年来，研究表明，TaTME拥有令人满意的可行性与安全性。首先体现在标本质量上，de Lacy等报道的大样本研究证实，TaTME标本的系膜完整率为95.7%，环周切缘阳性率为8.1%，远切缘阳性率为3.2%。拥有比腹腔镜经腹更高的标本质量，更低的直肠系膜残留率。在手术方面，TaTME的手术时间更短，术中出血量更少。在肿瘤学数据上，Veltcamp指出，在10～15个月的随访时间中，局部复发率为4%，而继续随访至29个月时，无病生存率可达到80%。由于TaTME提供了良好的视野及操作空间，便于保护神经丛，这大大降低了泌尿系统与性功能方面的损伤。患者的肛门功能在术后1个月的随访过程中均出现不同程度的下降，表现为肛周疼痛及排便失禁，但在6个月的功能锻炼后，可获得明显提升。③随着机器人技术的飞速发展，其出色的器械、操作中震荡的降低、3D视野及更加稳定的镜头，使TaTME手术质量迈上新的台阶。Hu在一项纳入20例患者的实验中指出，机器人辅助的TaTME与传统TaTME的肿瘤学与功能学结果相当，具有令人满意的可行性与安全性。可见，TaTME顺应时代发展的潮流，有广泛的发展前景。

传统的全直肠系膜切除术，对于男性、骨盆狭窄、肥胖、肿瘤巨大、骨盆狭窄、新辅助治疗后等低位直肠癌患者作用局限，从上向下的视角，难以显露直肠系膜周围间隙，且在狭小的空间内操作困难，极易损伤周围血管神经束，且影响直肠系膜切除质量，甚至造成无法根治的情况。而TaTME拥有自下而上的视角，在治疗男性、前列腺肥大、肥胖、肿瘤直径＞4cm、直肠系膜肥厚、低位直肠前壁肿瘤、骨盆狭窄、新辅助放疗引起的组织平面不清晰等困难骨盆的直肠癌患者方面可能更具优势。不仅如此，TaTME还可以用于克罗恩病、溃疡性结肠炎、吻合口狭窄的修复以及Hartmann手术的还瘘等一些良性疾病的治疗。而对于肛门狭窄及肛门功能损伤的患者，即使行TaTME也无法使患者在肛门功能方面获益，故对于此类患者不推荐使用该术式作为治疗方案的首选。

对于任何手术方式而言，安全性是衡量手术成功与否的重要方面。Penna研究了720例行TaTME的患者的短期愈后，有0.8%的患者出现尿路损伤的情况。由于在手术操作过程中需要将直肠全层切开，盆腔感染与盆腔脓肿的发生率达到了16.2%。而有6.9%的患者出现了不同程度的盆壁出血，这可能与盆腔侧壁切除过多有关。吻合口漏是最严重的并发症，其发生率达到了15.7%，其中79%的患者需要再次干预。由此可见，尽管TaTME无论是在肿瘤学还是术后功能恢复上优势明显，其并发症的发生也不容小觑。TaTME手术难度大，不仅需要优秀的腔内缝合技术，还需要对盆腔解剖充分地理解。而TaTME的手术质量与操作数量息息相关，其学习曲线长，如何结构化、系统化地培训合格、优秀的TaTME术者，也是世界范围内面临的难点之一。同时，TaTME的远期效果仍缺乏相应支持，需要多中心、大样本、高质量的前瞻性研究去证实TaTME是可靠的、安全的低位直肠癌保肛术式。

（四）TaTME手术争议与展望

TaTME自提出以来一直备受关注和质疑，客观上来说，这种上下结合的方式为困难骨盆的直肠癌患者提出了行之有效的解决方案，可以提高TME的手术质量，但实践证明这样的手术方式又产生了许多让医生和患者都无法接受的问题，包括手术时间的延长、吻合口漏发生率增高及盆壁的播散性复发等，这些问题有些是经腹TME所未见的，不得不引起外科医生的警惕。还有就是原本可以经腹顺利完成的中位直肠癌手术，并没有困难骨盆这样的干扰因素，也被施行了TaTME手术，形成了为了TaTME而TaTME的局面，从学习曲线的角度上来说是为了尽快度过学习曲线，但是从手术的收益方面，似乎增加了诸多不确定性。那么是否需要全盘否定TaTME这种手术方式呢？当然不是，任何术式都有其适用的范围和背景，盲目的一概而论是不客观的，经肛操作给予了外科医生全新的视角，也促进了其对局部解剖的再思考，同时对于困难骨盆的患者和复发性直肠癌等患者的手术根治创造了可能，而且随着单孔机器人以及单孔操作器械的不断进步，许多限制目前技术发展的瓶颈将被一一突破，只有不断实践才能发现问题，只有发现问题才会促成思考，只有思考才会更好地解决问题。

二、适应证

（1）结肠肿瘤。

（2）结肠炎症疾病。

（3）多发息肉。

三、术前准备

（一）术前访视

（1）由巡回护士于手术前1d落实。

（2）巡回护士持《手术室护理记录单》《手术室压疮风险评估单》和《手术室术前健康教育单》到病区护士站查阅病历，了解患者的一般情况（重点了解生命体征），病史，术前诊断，拟订手术名称，手术部位，手术体位，麻醉方式，既往手术史，药物过敏史，手术前医院感染检查项目结果，重要脏器的功能状态，血常规项目等。

（3）巡回护士到病房访视患者。①自我介绍、说明访视的目的，告知手术时会陪伴患者，帮助患者消除紧张、恐惧心理，态度和蔼。②询问患者有无过敏史，包括药物和食物、乙醇和碘酒、麻醉药品等；有无活动义齿及隐形眼镜；有无假肢、金属植入物、心脏起搏器等；女性患者是否处于月经期，男性患者有无前列腺增生。③检查患者的血管情况；评估需要穿刺的部位，确定是否需要做深静脉穿刺。④进行压疮风险评估，评分在9分及以上者告知其压疮风险因素及采取的措施，并请患者或家属签字。⑤女性不化妆，不涂口红；如果指甲上涂有颜色（红、黑、蓝等），请其清除，否则影响指脉氧监测数据，影响手术中病情的监测。⑥告知患者遵医嘱禁食、水；告知次日手术室会有平车接送，请其提前排空大小便，穿好病号服，将贵重物品交给家属保管。⑦询问患者有无其他手术护理相关疑问并给予解释。⑧发放《手术室术前健康教育单》。

（二）接患者至手术床

（1）由手术室护士于手术当日推平车（或轮椅）到病房接患者。

（2）护士持《手术患者交接记录单》，病区护士持患者病历与患者共同查看腕带，进行身份确认，询问是否禁食、水，有无发热，贵重物品交给家属。手术室护士与病区护士共同查看患者皮肤清洁情况、有无手术部位标记及皮肤的完整性；交接有无术中用药，检查并携带影像资料、腹带、病历等，并在《手术患者交接记录单》上签字，为患者佩戴手术间号码牌后送往手术等待室。转运途中，平车固定护栏，保证患者安全，并注意保暖。

（3）巡回护士、器械护士在等待室接患者，问候并安慰患者，介绍自己将陪伴患者手术，再次核对患者病历、腕带，进行身份确认。

（4）准备室护士或巡回护士为患者建立静脉通路（一般用20号静脉留置针）。贴膜固定，标记留置时间。接至手术间并安全平移到手术床上。

（5）有术前用药（抗生素）者，核对皮试结果、身份信息无误后及时输注，开皮前30～60min输注完毕。

（三）巡回护士术前准备

1.物品准备

（1）一次性物品：长电刀，吸引器管（1套），水管，电刀套3个，45×9贴膜（杂物袋），20mL注射器，引流管，引流袋，10×28圆针，10×28皮针，6×14圆针，11号刀片，0号、1号、4号、7号慕丝线，导尿包，纱布、小纱垫，手套，输血器。

（2）无菌器械：盆，腔镜胃肠包，大剖包，腹口，中单，手术衣。

（3）高值物品：止血材料，0号鱼钩线，80护皮圈，美容缝合线，长超声刀头，防粘连、压疮贴，Hem-o-lok夹。

（4）仪器设备：电刀，吸引器，超声刀，腹腔镜，30°镜头。

（5）眼贴1个。

2.摆放手术体位

采取仰卧人字位。

3.留置尿管

（1）患者仰卧位，双腿屈曲外展。

（2）护士站在患者的右侧，打开导尿包第一层取出清洁包。清洁会阴部皮肤。打开导尿包内层，铺无菌区，第二次消毒。连接接尿袋，用镊子夹取液状石蜡棉球，润滑导尿管，置入需要的长度，见尿液时用注射器注入水10~15mL（防止尿道损伤）。整理用物。

（3）如患者有前列腺增生，尿管不易置入，请泌尿外科医师协助。

（四）器械护士术前准备

1.摆台

（1）选择近手术区较宽敞区域铺置无菌器械台。

（2）将无菌包放置于器械车中央，检查无菌包名称、灭菌日期和包外化学指示物，包装是否完整、干燥，有无破损。

（3）打开无菌包的外层包布后，洗手护士进行外科手消毒，由巡回护士持无菌持物钳打开内层无菌单；顺序为先打开近侧，检查包内灭菌化学指示物合格后，再走到对侧打开对侧，四周无菌单垂于车缘下30cm以上，并保证无菌单下缘在回风口以上。协助洗手护士穿无菌手术衣、戴无菌手套。再由巡回护士或洗手护士打开无菌敷料、无菌物品。

（4）洗手护士按器械物品使用顺序、频率、分类将其摆放在无菌器械台上，以方便拿取物品。

2.铺单

（1）铺4块治疗巾于切口周围。

（2）1块对折中单铺在切口下方。

（3）1块敷口中单加盖。

（4）麻醉架上铺1块中单。

（5）双腿各铺1块对折中单。

3.物品清点

（1）分别在手术开始前、关闭体腔前、关闭体腔后、缝合皮肤后4个时刻，巡回护士与洗手护士对手术台上的所有物品清点两遍，准确记录。

（2）清点纱布、纱单时，要完全展开，确认纱布和钡线是否完整。

（3）清点棉球时，将药杯里的棉球全部取出，依次摆开清点，并与巡回护士共同确认药杯已空，再将棉球依次放回药杯内。

（4）注意器械的完整性：注意扣克钳的齿和镊子齿是否完整，螺丝是否完整，缝针的针鼻是否完整，精细器械尤其需注意其完整性。

（5）术中增加的物品，两人核对后及时记录。

（五）第一次手术安全核查

麻醉开始前，由手术医生主持，麻醉医生、巡回护士按照《手术安全核查表》共同进行"三方"核查，手术医生核查病历，麻醉医生核查医生工作站，巡回护士核查患者腕带，共同核对患者身份信息、手术方式、知情同意书、手术部位与标记，检查皮肤是否完整及术野皮肤准备情况，并核查影像资料、麻醉前物品准备情况等，核查无误后由手术医生签字。

四、术中配合

（一）麻醉方法

全身麻醉，麻醉过程中，手术室人员需陪同在患者身边，防止患者发生坠床。

（二）第二次手术安全核查

手术开始前，由麻醉医生主持，手术医生、巡回护士共同进行第二次"三方"核查，再次核对患者身份信息、手术部位与标记等，核查无误后由麻醉师签字；手术物品准备情况的核查由手术室护士执行并向手术医生和麻醉医生报告。

（三）手术步骤及配合要点

腹腔镜结肠癌根治术手术步骤及配合要点见表6-12。

表6-12　腹腔镜结肠癌根治术手术步骤及配合要点

手术步骤	手术护理配合	注意事项
1.消毒及铺单	按常规进行消毒铺单	严格执行无菌技术
2.固定连接	固定视频线、光源线、气腹管、超声刀、电刀、吸引器、水管	器械护士做好置物袋
3.建立气腹	在脐旁布巾钳提起腹壁0.5cm处置入气腹针，用"滴水试验"确认进入腹腔，连接气腹管，再置入10mm戳卡	准备5mL注射器
4.建立通路	1.左侧腋前线肋缘下2cm处穿刺，置入12mm戳卡 2.左腹直肌外缘第二穿刺处下10cm穿刺，置入15mm戳卡 3.右侧腋前线肋缘下2cm穿刺，置入10mm戳卡 4.右腹直肌外缘第二穿刺处下10cm穿刺，置入5mm戳卡	递11号手术刀，关闭无影灯
5.游离结肠	1.分离盲肠和后腹部系膜 2.切开升结肠与后腹膜粘连的腹膜，从盲肠向上分离升结肠达肝区，升结肠和后腹壁及右肾分离 3.露出横结肠，显露胃结肠韧带，解剖横结肠到肝曲	—
6.剪断血管，显露肠袢	剪断回结肠血管束、结肠右动—静脉	递超声刀
7.切断肠管	切断近端肠管	备好腔镜闭合器
8.取出肠管	取出近端和远端肠管并切断远端肠管	备好荷包钳及荷包线

221

手术步骤	手术护理配合	注意事项
9.结肠端端吻合	修补肠系膜	—
10.腹腔冲洗	生理盐水冲洗,再次检查有无出血	—
11.放置引流管,放尽余气	留置引流管,10×28皮针固定引流管	—
12.清点用物,缝合包扎	清点器械、敷料、缝针和特殊用物,贴好敷贴	填写《手术物品清点记录单》,由器械护士、巡回护士共同清点

五、术后护理

(一)第三次手术安全核查

患者离开手术室前,由巡回护士主持,手术医生、麻醉医生共同进行第三次"三方"核查,包括患者身份信息、实际手术方式,确认手术标本,物品清点结果,检查皮肤完整性、动—静脉通路、引流管,确认患者去向等内容,核查无误后巡回护士签字。

(二)送患者至麻醉复苏室

安置患者尿管,去除监护线,保护静脉,将患者病号服反穿保护颈部,加盖棉被,将患者从手术床移至对接车,与麻醉医生一起送至麻醉复苏室,交由麻醉护士看管。

(三)送患者回病房

(1)搬运患者时应注意患者的适宜体位及保暖。

(2)转运过程中,保持液路及各种引流管的通畅,防止脱落,严密观察患者病情变化。

(3)手术医生、麻醉医生及手术室护士带齐患者物品,并约束好患者,共同将患者安全、稳妥地送回病房,与病房护士交接患者生命体征、皮肤、引流、输血输液(麻醉医生交代)等情况,经病房护士核对正确后,与手术室护士在《手术患者交接记录单》上双方签字,与家属交接患者衣物等。

(四)手术病理标本管理

(1)手术中的各种标本要妥善保管,定点放置于专用容器内,不得遗失。

(2)手术医生填写《病理申请单》,巡回护士填写标本存放袋,要求字迹清晰,传染标本要注明标识。

(3)手术标本要求洗手护士、手术医师、巡回护士共同核对后,手术医生在标本袋上签字确认,不可代签。

(4)洗手护士将标本放入标本箱内,与《病理申请单》一起送到指定地方,固定标本用10%中性甲醛缓冲液,固定液的量不少于病理标本体积的3倍,并确保标本全部置于固定液中。

(5)洗手护士与护工共同核对标本信息,无误后双方签字,将标本及《病理申请单》放到标本柜里。

（6）巡回护士在手术室交班本上填写有无标本。

（五）手术后访视

（1）向患者及其家属做自我介绍。

（2）询问患者及其家属：对手术室工作是否满意？有什么意见或建议？

（郝　亮　戴　波）

第七章

泌尿系统肿瘤患者的护理

第一节　膀胱癌患者的护理

膀胱癌是泌尿系统肿瘤中最常见的肿瘤之一，发病年龄多在40岁以上，男性与女性发病率之比约为4：1。多数为移行上皮细胞癌，大多数膀胱癌患者确诊时处于分化良好或中等分化的非肌层浸润性膀胱癌，其中约10%的患者发展为肌层浸润性膀胱癌或转移性膀胱癌。

一、术前护理

（一）病情观察

血尿是膀胱癌最常见的症状，但血尿的程度与肿瘤大小并不成正比，偶有大量血尿可引起急性贫血，甚至休克。观察尿液的颜色、性状及量，必要时记录24h尿量，以防止血块堵塞尿道，引起肾积水。因血块是天然的细菌培养基，嘱患者多饮水，以预防尿路感染，必要时行中段尿培养。

（二）专科检查

除各项常规检查外，需完善腹部平片、静脉肾盂造影（IVP）、泌尿系统B超、膀胱镜等检查，了解双侧上尿路有无疾病。

（三）肠道准备

全膀胱切除患者，需要应用肠道替代膀胱做贮尿囊，为了避免术中腹腔污染，术前充分的肠道准备是手术成功的重要因素。

（1）术前1周进少渣饮食，术前3d进双份流质饮食，术前禁食12h、禁水4h。

（2）术前1d给予口服泻药，服完排出无色或水样便即可，必要时清洁灌肠。

（3）术前3d口服庆大霉素及甲硝唑等肠道抗菌素，以减少肠道致病菌，降低手术感染。

（四）心理支持

为患者提供诉说焦虑感受的机会，向其说明手术的重要性。向全膀胱切除患者及其家属讲解手术的方法，介绍术后仍可正常工作、生活及一些曾经做过此手术的成功案例，让患者及其家属有充分的心理准备，消除患者的心理障碍，增加患者战胜疾病的信心。

（五）术前定位

行根治性膀胱切除术的患者术前选择合理的造口位置对术后患者自我护理和重返社

会都有极其重要的作用。泌尿造口术前选择位于右下腹、腹直肌内的位置，避开陈旧性瘢痕、皮肤皱褶、手术切口、髂骨等容易导致术后造口周围皮肤并发症的部位。

二、术后护理

（一）膀胱肿瘤电切术或部分膀胱切除术

1.病情观察

观察患者的意识状态以及生命体征的变化，若患者出现异常，应及时通知医师对症处理。

2.疼痛护理

疼痛与留置气囊导尿管牵拉压迫、膀胱冲洗液刺激有关。如患者出现不同程度的尿液外溢、膀胱胀痛、下腹痉挛性疼痛则提示有膀胱痉挛，一般持续几秒至数分钟，反复发作，发作时引流液颜色变红。这也是导致术后出血及导尿管引流不畅的原因。可根据医嘱使用解痉药或止痛剂，同时做好患者的心理护理，减轻患者的精神压力，消除患者的恐惧。

3.膀胱冲洗护理

保持冲洗液温度在34～37℃，严密观察引流液颜色、量的变化，根据冲洗液的颜色变化调节冲洗速度，保持冲洗速度与引流液流出速度一致。如患者主诉膀胱有不适、胀痛感，伴有引流液的速度突然减慢或停止，可能是凝血块或电切后脱落组织堵塞尿管，可改变患者的体位或挤压导尿管，如无改善，应立即通知医师及时处理。

4.导管护理

（1）各引流导管妥善固定，保持通畅，无扭曲、受压、滑脱，观察并记录引流液的色、质、量。

（2）留置导尿管患者每日2次清洁尿道口，尿袋固定高度低于耻骨联合下方，以防尿液逆流。

（3）气囊导尿管牵引时间为12～24h，通过导尿管气囊牵拉，压迫前列腺窝，减少前列腺窝处的出血。保持牵引侧腿部伸直，确保牵引功能，防止气囊移位或拉力的改变而诱发出血，注意保护胶布固定牵引处腿部皮肤的完整性。

5.膀胱灌注的护理

膀胱灌注时要严格无菌操作，防止逆行感染。灌注前禁水12h，导尿，排空尿液。化疗药物自导尿管内注入，拔除导管后变换不同体位，以使药物与膀胱壁的各部分充分接触，最大限度地发挥药物的作用，保留2h后自行排出药液。灌注后注意有无疼痛、出血性膀胱炎等表现，监测血、尿常规。遵医嘱定期膀胱灌注。

（二）全膀胱切除术

1.病情观察

（1）生命体征：心电监护监测生命体征，予以低流量持续吸氧，观察血氧饱和度的变化，直至生命体征完全平稳。

（2）定时监测电解质和肾功能，准确记录24h出入液量。

2.导管护理

（1）各引流导管妥善固定，保持通畅，无扭曲、受压、滑脱，观察并记录引流液的色、质、量。

（2）全膀胱切除术后引流管较多，各管道需分别标明，粘贴管道标识。

3.输尿管支架管的护理

（1）为了减小新膀胱压力，防止输尿管膀胱吻合口狭窄，促进输尿管口和新膀胱吻合口的愈合，有利于新膀胱修复愈合，防止发生尿瘘并发症，术后在两侧输尿管各放置1根单J管，主要引流双侧肾内的尿液。

（2）保持引流管通畅，记录24h尿量，观察肾功能情况。

4.回肠代膀胱护理

（1）准确记录24h出入液量，回肠代膀胱内肛管及双侧输尿管支架分别接集尿袋，观察引流液颜色的变化，分别记录引流量及24h总的出量。手术后初期的2～3d，尿液呈微红色，之后会转为正常浅黄色。

（2）观察造口乳头的血运情况，观察其颜色及有无回缩等现象，如出现回缩、颜色变紫等，应立即通知医师处理。

（3）初期造口袋应选用二件式，以方便清洁造口排出的黏液。黏液在手术后会较多且黏稠，待输尿管支架除去后会逐渐减少。根据医嘱口服碳酸氢钠碱化尿液。

（4）术后禁用促进肠蠕动恢复的药物，如新斯的明，以防输尿管吻合口瘘。

5.原位新膀胱护理

（1）回肠代膀胱内肠黏液的分泌周期规律为"增多—高峰—减少"。术后用生理盐水持续冲洗新膀胱，注意无菌操作，抽吸出肠黏液，预防导尿管堵塞，做好留置导尿管期间的尿道口护理，每日2次清洁尿道口。

（2）恢复肠功能后，嘱患者多饮水，保持一定的尿量，防止肠黏液堵塞导尿管。

三、并发症的观察和预防

（一）膀胱肿瘤电切术或部分膀胱切除术

1.出血

与电切创面未愈合有关。如果术后24h若冲洗液变为鲜红色，提示有活动性出血，应立即通知医师处理。

2.电切综合征

与术中长时间大量冲洗有关。如果患者表现为血压下降、脉搏细数、呼吸增快、意识淡漠，血钠<130mmol/L，应及时通知医师处理。

（二）全膀胱切除术

1.肠粘连或肠梗阻

患者表现为无肛门排气、排便，腹胀、恶心等不适症状。术前留置胃管，术后鼓励患者早期活动，促进肠蠕动的恢复。针对严重腹胀患者，遵医嘱给予药物注射足三里穴。麻痹性肠梗阻患者，可经胃管注入液体石蜡，必要时给予胃肠动力药。

2.肠瘘

患者表现为体温升高，腹胀、腹痛等腹膜刺激征，盆腔引流液颜色发生改变，引流液为粪渣样液体。一旦发生肠道吻合口瘘，要确保患者瘘口的有效引流，并通过静脉输注高营养液供给营养，促进肠瘘自行愈合。

3.尿瘘

尿瘘包括输尿管新膀胱吻合口瘘、新膀胱尿道吻合口瘘、新膀胱自身瘘。患者表现为盆腔引流液大量增多，颜色变淡，呈清亮色。尿瘘一般不需特殊处理，确定是否发生尿瘘，可进行引流液肌酐检查确诊。护士应做好患者的心理护理，保守治疗后大多数患者能愈合。

4.尿失禁

与原位新膀胱患者手术后早期膀胱的容量相对较小、不能完全适应新的排尿方式、新膀胱感觉功能差有关。患者表现为不能自主地控制排尿，平躺或活动时有尿液溢出。康复期以功能训练为主要治疗方式。

5.出血

严密观察患者生命体征的变化，保持伤口引流管的通畅。若患者出现心率增快、血压下降、引流管突然引出大量血性液体，需考虑出血可能，应立即通知医师处理。

四、出院健康教育

（一）活动

术后休息3个月，劳逸结合，避免重体力劳动，保持心情舒畅。回肠代膀胱患者避免做腹压增加的动作，如咳嗽、便秘、提重物等，以预防造口旁疝的形成。

（二）预防感染

养成多饮水的习惯，每日饮水2 000～2 500mL，增加尿量，以达到自身冲洗、预防感染的目的。回肠代膀胱患者肠道黏液分泌较多时，可遵医嘱口服碳酸氢钠以碱化尿液。

（三）饮食

饮食宜清淡、营养丰富，忌食辛辣刺激性食物，防止便秘。

（四）定期随访和治疗

膀胱癌的特点是易复发，电切术后遵医嘱坚持定期膀胱灌注化疗和膀胱镜检查是预防膀胱癌复发的关键。

（李　辉　杨　颖）

第二节　肾癌患者的护理

肾肿瘤在泌尿系统肿瘤中，发病率仅次于膀胱肿瘤，占泌尿系统肿瘤的第2位。绝大多数肾肿瘤为恶性肿瘤，肾细胞癌（简称肾癌）是最常见的肾脏恶性肿瘤，占肾脏恶性肿瘤的80%～90%。随着对肾癌生物学行为的认识，肾癌的治疗方式有了很大的进展，多学科的综合治疗模式取代了传统以手术为主、化疗为辅的治疗模式。

一、术前护理

（一）病情观察

了解患者重要脏器的功能情况，肿瘤发展、转移情况。对患者全身状况的观察和必要的血、尿、粪常规检查及肝、肾功能、电解质、血糖的检查，是全面了解患者生理状

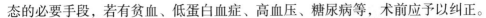

态的必要手段，若有贫血、低蛋白血症、高血压、糖尿病等，术前应予以纠正。

（二）专科检查

完善腹部平片、同位素肾小球滤过率（glomerular filtration rate, GFR）、静脉肾盂造影（intravenous pyelogram，IVP）等检查，了解对侧肾功能的情况。

（三）缓解疼痛

疼痛是晚期肿瘤患者常见症状之一。疼痛的治疗根据WHO的三阶梯止痛方案，配合音乐疗法、放松疗法和中医疗法等，对缓解疼痛有一定的帮助。此外，耐心倾听患者诉说，与患者交谈，鼓励患者家属、亲友关心、体贴患者等，可以减轻患者的痛苦，提高其耐受性。

（四）心理支持

近年来，通过体检发现的无症状早期肾癌逐年增多（约占50%），术后预后较好；而出现"肾癌三联症"的患者已经不到10%，这些患者诊断时往往为晚期，预后较差。患者一旦确定手术，焦虑、恐惧的情绪接踵而来，在护理过程中，必须对其不良情绪如抑郁的发生给予高度重视，努力使患者保持良好的心理状态。

二、术后护理

（一）卧位

（1）肾部分切除术患者术后绝对卧床1周，2周内避免剧烈运动，翻身时腰背部保持在一条直线，不能扭曲，防止吻合口继发性出血。肾部分切除术后患者过早活动可发生肾下垂。

（2）肾根治切除术患者麻醉清醒、生命体征平稳后，协助其取半卧位，以保持腹部、四肢肌肉松弛，减少切口张力，利于引流和呼吸。术后第1日，鼓励患者尽早下床活动，但须遵守循序渐进、逐步增加活动量的原则，避免患者过度疲劳。

（二）保持大便通畅

防止因腹内压增高而引起继发性出血。鼓励患者早期进行床上和床下活动，促进肠蠕动的恢复，一旦有便意，应及时排便。增加谷类、水果、蔬菜等的摄入，保证每日至少摄入液体2 000mL。

（三）病情观察

1.生命体征

严密观察生命体征并详细记录。对肾部分切除术后患者，着重观察其血压和脉搏。

2.尿量及性质

记录患者24h尿量是术后观察肾功能的重要指标，尤其要观察第一次排尿的时间、量、性质。

（四）导管护理

（1）各引流导管固定妥善，保持通畅，无扭曲、受压、滑脱，观察并记录引流液的色、质、量。

（2）留置导尿管患者每日2次清洁尿道口，尿袋固定高度低于耻骨联合下方，以防止尿液逆流。

三、并发症的观察和预防

（一）继发性出血

与肾血流量大有关，是肾部分切除术后最常见的并发症。如果每小时血性引流液大于200mL或呈鲜红色、质地黏稠伴有血带，则提示有活动性出血；若患者出现烦躁不安、面色苍白、四肢冰冷、血压下降、心率增快等症状及体征，应考虑出血性休克，要立即通知医师及时治疗。

（二）感染

术后3d内每日测体温4次，观察白细胞变化，预防感染的发生；正确使用抗生素；严格无菌操作，伤口敷料有渗出时及时更换；保持负压球引流通畅。

（三）肾功能不全

肾部分切除术后肾功能不全的发生率为4.2%。如果患者术后6h没有排尿或者尿量减少、肌酐升高＞150μmol/L、出现四肢水肿等症状，说明可能有肾功能障碍，或因手术刺激引起一过性肾功能不全，要及时通知医师做相应处理。

（四）深静脉血栓

与长期卧床和患者本身凝血机制有关。如果出现一侧下肢突然肿胀伴有疼痛，行走时加剧，应考虑深静脉血栓的形成。对于肾部分切除患者可指导其下床前穿弹力袜，教会患者家属按摩腿部的方法，如病情许可，要早日下床活动，从而起到预防作用。

（五）坠积性肺炎

肾癌患者发病年龄多为50～70岁，术后由于患者的抵抗力下降，尤其是老年人，因伤口疼痛导致咳痰无力，痰液阻塞气管，影响通气功能，易诱发和出现肺功能低下，导致坠积性肺炎。因此，在患者住院过程中，尤其是术前，对其进行呼吸训练指导、排痰训练有非常重要的意义。

（六）压疮

与肾部分切除患者长期卧床有关。注意保持皮肤清洁、干燥。摆放患者体位时，避免拖、拉、拽，防止骨隆突处受压。高风险患者可予以气垫床保护，使用皮肤屏障保护产品。

四、出院健康教育

（一）伤口

注意保护伤口，避免突然转身、大幅度扭腰等动作。

（二）饮食

（1）进食易消化的高蛋白、高维生素食物，注意选用优质蛋白，避免过量高蛋白饮食，以免加重对侧肾负担。尽可能选择禽肉和鱼肉，减少豆制品摄入。

（2）清淡饮食，每日摄入盐量＜6g。

（3）忌吃霉变和变质的食物，不吃烧焦的食物，不吃烤肉和腌制的食物。

（4）保持充足的液体摄入，饮水量每日2 000～3 000mL，忌浓茶、咖啡等刺激性饮料。

（三）活动

适当活动，循序渐进。肾部分切除术患者2周内避免剧烈运动，以减少肾脏延迟性出血的发生。手术后半年内避免重体力劳动，注意劳逸结合，生活要有规律，戒烟、酒等不良习惯。

（四）药物

注意保护肾功能，避免使用肾毒性强的药物，减少对肾的损伤。

（五）随访

按医嘱定期复查B超、CT、血常规、尿常规及肾功能，以利于及时发现复发和转移。

（李 辉 杨 颖）

第三节 前列腺癌患者的护理

前列腺癌是男性生殖系统中重要的肿瘤。其发病率有明显的地区差异，加勒比海及斯堪的纳维亚地区较高，中国、日本较低。目前在美国，前列腺癌的发病率已经超过肺癌，成为第1位危害男性健康的肿瘤。以往我国前列腺癌发病率较低，但随着人群寿命的提高、生活饮食习惯等变化，其发病率呈显著增长趋势，2016年已位居男性恶性肿瘤的第6位。

一、术前护理

（一）病情观察

全面准确地评估患者情况，以明确有无影响手术的潜在危险因素。这些因素包括心血管系统功能、肺功能、肾功能、营养代谢状态、肝功能、内分泌功能、血液系统状况等，有异常者为高危患者，应及时对症处理。

（二）专科检查

（1）完善直肠指诊、腔内B超、骨骼ECT、男性盆腔MRI平扫＋增强等检查，以了解有无其他部位转移。

（2）尿流动力学检测，测定膀胱的残余尿及膀胱顺应性功能，残余尿多者应留置导尿管，持续引流尿液，改善肾功能和控制尿路感染。

（三）呼吸道准备

指导患者深呼吸和有效咳嗽，对有吸烟习惯的患者在术前1～2周劝其戒烟，以减少呼吸道的刺激及分泌物的产生。

（四）心理支持

向患者解释手术的必要性、手术方式及注意事项，鼓励患者表达自身感受。教会患者自我放松的方法，树立和增强其战胜疾病的信心，积极配合手术。

（五）功能锻炼

指导患者盆底肌训练和膀胱锻炼。膀胱锻炼包括时间单位内膀胱排空和膀胱训练，旨在增加强制或自我调整的排尿间隔。

二、术后护理

（一）卧位

手术次日选择半卧位，以保持腹部、四肢肌肉松弛，减少切口张力，有利于引流和呼吸。

（二）早期活动

鼓励患者早期床上活动，协助患者深呼吸和有效咳嗽排痰，以促进胃肠道功能恢复、预防肺部感染和压力性损伤。指导患者进行下肢运动（踝泵运动、屈膝抬臀、直腿抬高），预防深静脉血栓的形成。

（三）病情观察

术后24h持续心电监护，监测血压、脉搏、血氧饱和度和呼吸，给予低流量持续吸氧。

（四）导管护理

（1）各引流导管妥善固定，保持通畅，无扭曲、受压、滑脱，观察并记录引流液的色、质、量。

（2）留置导尿管患者每日2次清洁尿道口，尿袋固定高度低于耻骨联合下方，以防止尿液逆流。

（3）气囊导尿管牵引时间为12～24h，通过导尿管气囊牵拉，压迫前列腺窝，减少前列腺窝处的出血。保持牵引侧腿部伸直，确保牵引功能，防止气囊移位或拉力的改变而诱发出血，注意保护胶布固定牵引处腿部皮肤的完整性。

（五）膀胱冲洗护理

（1）保持冲洗液温度在34～37℃，严密观察引流液的色、质、量，根据冲洗液的颜色变化调节冲洗速度，保持冲洗速度与引流液流出速度一致。

（2）患者如出现膀胱区明显胀感、尿道口急迫的排尿感、肛门坠胀感、尿道及耻骨上区阵发性疼痛、冲洗管道一过性受阻导致莫非氏滴管液面升高、导尿管周围溢液、引流液颜色加深等，则提示有膀胱痉挛，要立即通知医师及时处理，遵医嘱使用镇痛解痉药。

（李　辉　杨　颖）

第四节　腹腔镜肾癌根治术的护理

一、术前准备

（一）器械敷料

大器械包，剖腹包，手术衣包，泌外腔镜器械，腔镜镜头。

（二）一次性物品

大牛角针，11号手术刀片，板线（1号、4号、7号），长吸引器管，吸引器袋，小抽纱2包，50mL注射器，负极板，Fr16脑室引流管，引流袋，（6cm×7cm）敷贴2片，（9cm×10cm）手术敷贴1片，止血纱布，一次性组织闭合夹（备用），超声刀（线），双极（线），电钩（线）、组织闭合夹钳，钛夹钳，纱条。

（三）仪器

腹腔镜显示系统，超声刀主机，高频电力主机。

二、麻醉方法

静脉复合全身麻醉。

三、手术体位

健侧卧位，患侧向上，腰部顶高位，显露患侧肾。

四、手术步骤

（1）消毒铺单，连接各导线。

（2）在第12肋下缘与腋后线交界处1～2cm切开皮肤2cm，用示指和弯钳钝性分离各层肌肉至腰背筋膜，用弯钳分开腰背筋膜，用示指紧贴腰大肌将腹膜向前推开，扩开一小腔隙。

（3）放入扩张球囊，向其充气500～800mL，保留3min后，放气取出。放入10mm套管针（trocar），用大牛角针、7号线缝合操作孔防止漏气，充入CO_2，维持压力为12～15mmHg，放入镜头。

（4）在腋中线与髂峰交界处2cm做第2个操作孔，在腋前线与第10肋交界处下方2cm做第3个操作孔。

（5）第2、第3个操作孔分别放入双极针、电钩。观察后腹腔内侧腹膜、腰大肌、膈肌角及肾周围脂肪囊等解剖。

（6）游离结肠，电钩切开肾周筋膜，肾包膜外游离肾，于肾下极内侧找到输尿管，上钛夹后离断，沿其向上游离至肾盂，分离肾动脉和肾静脉，打开血管鞘，动脉近端上一次性组织闭合夹2～3个，远端上钛夹1个，离断血管，同法处理肾静脉。

（7）将切除的肾置于标本袋内，扩大腋后线切口取出，妥善保管，及时送检。

（8）检查创面并彻底止血后，放置引流管，排出腔隙内CO_2，经腋后线套管针引出。

（9）退出各套管针，缝合各切口。

五、手术配合注意事项

（1）体位摆放时注意安全，保证患者各部位舒适，不受压，患侧上肢用弹性绷带固定在高托手架上。

（2）连接各导线时保证光缆线不打折，整齐摆放在手术台并加盖皮巾，防止锐器划破。

（3）术中使用双极钳产生大量的烟雾在腹腔，影响视野，要及时放出。

（4）术中及时准确地传递器械。

（5）中转开腹时要沉着冷静，认真清点器械和用物。

（6）手术开始时要把电刀脚踏板放在手术者便于操作的位置，术中单极、双极的使用要随时调节。

（李　辉　杨　颖）

第五节　腹腔镜前列腺癌根治术的护理

一、术前准备

（一）器械敷料

大器械包，剖腹包，手术衣包，泌外腔镜器械，腔镜镜头。

（二）一次性物品

大牛角针，板线（1号、4号、7号、11号），长吸引器管，吸引器袋，小抽纱2包，50mL注射器，负极板，Fr16脑室引流管，引流袋，（6cm×7cm）敷贴3片，（9cm×10cm）手术敷贴1片，止血纱布，一次性组织闭合夹（备用），超声刀（线），双极（线），电钩（线），组织闭合夹钳，钛夹钳，纱条。

（三）仪器

腹腔镜显示系统，超声刀主机，高频电刀主机。

二、麻醉方法

静脉复合全身麻醉。

三、手术体位

截石位。

四、手术步骤

（1）消毒铺单，连接各导线。

（2）气腹针经脐穿刺进入腹腔内，连接气腹机后低压充气。待整个腹壁隆起后，在脐部水平切开皮肤1cm，用10mm套管针置入。然后在30°观察镜的引导下进入随后的套管针，以防止损伤腹腔内肠管和腹壁下的血管，用2个5mm套管针分别在两侧髂前上棘内侧2cm处置入。用2个10mm套管针分别在1、2、3、4穿刺点的连线的中点和腹直肌外缘处置入。

（3）游离输精管和精囊腺，切开迪氏筋膜，扩大Retzios腔，切开盆侧筋膜和分离前列腺尖部，缝扎阴茎背深静脉丛，切断膀胱颈，处理前列腺的侧蒂，横断尿道，在膀胱颈的4个对角缝4针，使膀胱黏膜外翻。膀胱颈的直径应同横断的尿道基本相符，尿道膀胱吻合。

（4）将切除的前列腺置于标本袋内取出，妥善保管，及时送检。

（5）检查创面并彻底止血后，放置引流管，经腋后线套管针引出。

（6）退出各套管针，缝合各切口。

五、手术配合注意事项

（1）体位摆放时要注意患者安全，保证患者各部位舒适，不受压，防止术中医生用力压患者膝部。

（2）连接各导线时保证光缆线不打折，整齐摆放在手术台上并加盖皮巾，防止锐器划破。

（3）术中使用双极钳会在腹腔产生大量的烟雾，影响视野，要及时放出。

（4）术中及时准确地传递器械。

（5）手术开始时要把电刀脚踏板放在手术者便于操作的位置，术中单极、双极的使用要随时调节。

（李　辉　杨　颖）

第八章

骨肿瘤患者的护理

骨肿瘤指骨骼及其附属组织，如骨髓、骨膜、血管、神经等的原发性与继发性肿瘤。骨肿瘤病因尚不明确。原发性骨肿瘤根据其组织形态、细胞分化程度及细胞间物质的类型分为良性、恶性和交界性3类。继发性骨肿瘤是指其他器官、组织的癌细胞通过血液循环或淋巴系统转移到骨组织而发生的骨破坏性疾病。良性骨肿瘤易根治，预后好。恶性骨肿瘤发展迅速，预后不佳，病死率高。原发性骨肿瘤约占全身肿瘤的2%。在我国良性骨肿瘤多于恶性骨肿瘤，男性发病多于女性。

临床上常见的良性骨肿瘤有骨软骨瘤、软骨瘤、骨样骨瘤，常见的恶性骨肿瘤有骨肉瘤、软骨肉瘤、骨纤维肉瘤、尤因肉瘤、脊索瘤。最常见的良性和恶性骨肿瘤分别是骨软骨瘤和骨肉瘤。

第一节　骨软骨瘤患者的护理

骨软骨瘤是一种常见的、软骨源型的良性肿瘤，是位于骨表面的骨性突起物，顶面有软骨帽，中间有髓腔。多见于青少年，随机体发育而增大，骨骺线闭合后，其生长也停止。骨软骨瘤占良性骨肿瘤的40%以上，在良性骨肿瘤中发病率居第1位。骨软骨瘤有单发性和多发性两种，单发性约占90%。

一、临床表现

（一）肿块

通常肿瘤生长缓慢，没有症状，偶尔发现无痛性骨性肿块。

（二）疼痛

一般无明显疼痛和压痛。若肿瘤靠近血管、神经、肌腱、关节或肿瘤较大，可引起相应的压迫症状。

（三）功能障碍

肿瘤较小时不出现明显的症状和体征，肿瘤大者常因合并肢体短缩和弯曲畸形，影响关节功能。

二、治疗原则

对没有症状的骨软骨瘤，不一定需要做切除手术；对有明显症状者，则应考虑切除。在切除骨软骨瘤时，应将肿瘤基底部周围的正常骨组织及纤维包膜、软骨帽一并完整切除，否则容易复发。若骨软骨瘤迅速增大，并有疼痛，应考虑有恶变倾向，要尽早做彻底切除。

三、术前护理

（一）知识宣教

向患者解释疾病的基础知识，告知患者最终的诊断需要通过术后的病理检查结果确认。

（二）术前准备

向患者介绍术前检查的意义，取得患者配合。完善各项检查，如血常规、尿常规、生化检查、心电图、胸部X线检查等，以便医生全面评估患者病情。责任护士对患者进行宣教时，需告知患者接受血液生化检查前应禁食、禁水8h以上，接受心电图检查前需静坐20min以上。

（三）心理护理

给予患者安慰和心理支持，使患者情绪稳定，积极配合治疗，乐观地对待疾病，积极与患者家属进行沟通，做好患者的思想工作，使患者保持良好的心态。

四、术后护理

（一）疼痛护理

告知患者疼痛时尽可能减少走动，抬高患肢休息，并学会利用放松技巧，如听音乐、看书、打游戏等转移注意力，以减轻疼痛，如果上述方法均无效，遵医嘱合理采用三阶梯止痛法镇痛。

（二）伤口护理

术后医生会根据患者伤口情况给予换药。术后3d内尽可能抬高患肢，避免患肢肿胀，有利于减轻疼痛。避免伤口接触水，以免感染。

（三）心理护理

在为患者做治疗的同时，多与患者进行沟通，耐心倾听患者诉说。针对患者的年龄特点采取不同心理护理措施，对于青少年患者应尽可能为患者提供学习的时间和环境，鼓励其自学以减少对学习的影响。另外，可以安排年龄相仿的患者住在同一病室，鼓励他们共同学习、共同交流关于疾病治疗的心得体会，共同战胜疾病。

（胡秀芬　孙东梅）

第二节　骨肉瘤患者的护理

骨肉瘤是一种常见的恶性骨肿瘤，特点是肿瘤产生骨样基质。存在多种亚型和继发性骨肉瘤。好发于青少年，好发部位为股骨远端、胫骨近端和肱骨近端的干骺端。常形成梭形瘤体，可累及骨膜、骨皮质及髓腔，病灶切面呈鱼肉状，棕红或灰白色。

一、临床表现

（一）疼痛

疼痛为早期出现的症状。开始为隐痛，逐步发展为持续性剧痛，夜间严重。因疼痛症状有时会与儿童生长期的骨骼生长痛相混淆，故有时会延误诊治时机。

（二）肿胀

开始轻微，以后逐渐加重。

（三）局部温度升高

患处皮肤发亮，表面静脉怒张，皮温升高。

（四）其他

如果肿瘤体积较大并邻近关节，可影响关节功能。患者可因疾病导致焦虑、抑郁、睡眠不佳、精神萎靡、食欲减退、体重减轻、体温升高等。

二、辅助检查

（一）实验室检查

碱性磷酸酶（ALP）、红细胞沉降率（ESR）加快，贫血。

（二）X线检查

随着影像学的迅速发展，已有多种方法用于骨肉瘤的辅助诊断，但普通X线检查仍然是骨肉瘤的重要诊断手段。早期X线表现隐蔽，但均有变化。由于肿瘤产生的骨组织量的不同，X线表现也是多样的。肿瘤可穿破骨皮质侵入软组织，产生大小不等的肿块。骨膜反应可出现Codman三角或日光放射状改变。

（三）活组织检查

即病理学检查，可明确诊断，是明确诊断的金标准。

三、治疗原则

（一）手术治疗

1.截肢术

1980年以前，截肢术是骨肉瘤最主要的手术方法。近年来，随着术前、术后辅助化疗的联合应用，骨肉瘤患者生存率显著升高，同时随着医学模式的改变，患者也更多关注生存质量的提高，因此截肢术越来越少使用。

2.保肢手术

保肢术不仅使患者保留了肢体，还使多数患者获得了较好的关节活动功能，明显提高了患者的生活质量。

（二）化疗

自从1972年Jaffe应用大剂量甲氨蝶呤化疗治疗骨肉瘤以来，骨肉瘤患者的存活率不断提高，尤其使用新辅助化疗以来，5年生存率已达60%～80%。联合化疗，即由几种不同药物组合进行化疗，包括甲氨蝶呤、阿霉素、异环磷酰胺、长春新碱和顺铂等。新辅助化疗是指在术前应用化疗，结合术后化疗的化疗方案。过去的治疗方案为先行手术，再行化疗。新辅助化疗的实施有利于控制原发病灶，缩小肿瘤本身，为保肢手术创造条件，有利于术后观察肿瘤对化疗的敏感性，为术后进一步制订化疗方案做准备，有利于预防肿瘤的远处转移。

四、术前护理

（一）术前准备

（1）完善各项术前宣教，完善各项术前检查，配血，备皮。

（2）协助患者去除义齿、饰物、隐形眼镜等。采用两种身份识别的方法核对患者、药物、摄片等。

（3）准备好麻醉床、心电监护仪、吸氧装置等。

（二）心理护理

肿瘤患者多存在焦虑、恐惧的心理情绪，加之很多患者为青少年，家长也同样承受很大的心理负担，担心预后及生存率等。另外，手术及治疗费用较高，加重了患者及其家属的负面情绪。护士要针对患者的不同情况，做好疾病宣教，与患者及其家属进行沟通，安抚患者情绪，缓解其紧张不安的心理，从而增强战胜疾病的信心。

五、术后护理

（一）观察及评估

术后患者返回病室，护士需及时评估患者的意识状况、生命体征、引流管、伤口情况、患侧肢体的感觉及活动情况等。

（二）体位

根据麻醉要求选择体位。术后原则上取患肢抬高位。

（三）引流管的护理

1.伤口引流管的护理

妥善固定引流管，引流装置位置不要高于切口，倾倒引流液及更换引流装置时，需要严格遵循无菌操作原则，防止逆行性感染，保持引流通畅，避免折叠、扭曲。准确观察和记录引流液的量、颜色、性质。若短时间内从引流管引流出大量血性引流液（200mL/h），需要及时通知医生进行处理，当引流量小于50mL/d时，就可考虑拔除引流管。

2.导尿管的护理

妥善固定，保持引流通畅，避免导管扭曲、受压，正确记录导出尿液的量、颜色、性质，更换集尿袋时严格遵循无菌原则，避免感染。对开始进食的患者，鼓励其多饮水，预防泌尿系统感染，每日进行会阴冲洗。一般经过夹闭训练后，遵医嘱拔除导尿管，拔管后鼓励患者多饮水。

（四）疼痛的护理

术后出现切口疼痛是正常现象，疼痛导致的负性生理反应和情绪反应不利于患者的术后康复。因此，疼痛无须忍耐，可遵医嘱正确使用止痛药。一般术后3d内，遵医嘱予以静脉使用止痛药，然后根据患者的实际情况给予口服止痛药。患者在术后功能锻炼过程中若出现疼痛，为保证锻炼效果，可于锻炼开始前30min给予患者适量止痛药。使用止痛药时必须做到规律性用药，如果等到明显疼痛时再用药，常不能达到最佳止痛效果。

（五）预防下肢深静脉血栓

鼓励患者正确进行功能锻炼，督促患者多饮水，遵医嘱正确使用抗凝药物，如低分子肝素等，定期监测凝血功能。

（六）营养支持

恶性骨肿瘤消耗大，晚期常出现恶病质，因此应加强饮食管理，保证营养物质的摄入，增强患者抵抗力。给予高热量、高蛋白、高维生素饮食。如患者食欲差，化疗导致恶心、呕吐，可遵医嘱经静脉给予营养补充，如脂肪乳氨基酸葡萄糖注射液、人血白蛋白等，或口服肠内营养液，如肠内营养混悬液、肠内营养粉剂等。

（七）生活护理

患者生活自理能力不同程度下降，因此护理人员应满足患者的日常生活所需，做好基础护理。此外，肿瘤部位不能按摩和用力挤压，不能热敷和理疗，不能涂抹油剂和药膏，不能随便使用中药外敷。活动时要注意保护，以免造成病理性骨折。

（八）保证患者睡眠与休息

白天应鼓励患者安排适当的活动，如借助轮椅或助行器在室外活动一段时间。夜晚尽量保证一个安静、舒适的病室环境，各项护理操作尽量集中进行，开关门及走动、说话时要尽量轻。睡前鼓励患者喝一杯牛奶，睡前暗化病室，不要做容易使人兴奋的活动，放松心情，疼痛者给予止痛药，使患者能更好地休息。

（九）化疗过程中静脉通路的护理

随着医疗技术的发展，现在可使用经外周置入中心静脉导管（PICC）和植入式静脉输液港（PORT）取代外周静脉置管。这两种静脉通路可以避免反复静脉穿刺所致的机械性静脉炎或化疗药物外渗所致的化学性静脉炎与组织坏死，减轻患者痛苦且更安全。护士应在输液前评估穿刺部位及其周围皮肤情况，如有异常，应查明原因，必要时通知医生，待确认无碍时方可使用。否则，须重新建立其他静脉通路。输液过程中，护士应定时巡视，评估输液侧肢体及穿刺部位情况，若发生异常，立即停止输液，查明原因。输液结束后，用生理盐水和肝素盐水封管。PICC每周换药2次，PORT穿刺针保留7d。

（胡秀芬 吴 莹）

第九章

胸部肿瘤患者的护理

第一节　肺癌患者的护理

肺癌是支气管、肺的肿瘤，又称支气管肺癌，绝大多数起源于支气管黏膜上皮或腺体，是最常见的肺部原发性恶性肿瘤。常有区域性淋巴转移和血行播散。

一、心理社会支持

患者一般在肺癌未确诊前会有猜疑，在得知自己患肺癌后，会面临巨大的心身应激反应，部分患者精神濒于崩溃，充满恐惧或绝望。许多中、晚期肺癌治疗效果不理想，患者生活能力衰退，情绪可转向抑郁、绝望。家庭主要成员对疾病的认识、对患者的态度、家庭经济情况，也直接影响患者的不良心理反应。

二、围手术期护理

围手术期按照加速康复外科护理的理念落实护理措施，包括手术前、后护理，并发症的观察和预防，同时注重手术后的功能锻炼，以期改善和提高患者的生活质量。

（一）术前护理

术前常规护理基本上与一般术前护理相近，除了禁食6h、禁饮4h外，应指导患者腹式呼吸，有效咳嗽、咳痰，戒烟等。

（1）指导并劝告患者停止吸烟。因为吸烟会刺激支气管、肺，使支气管分泌物增加，阻碍纤毛的清洁功能，导致支气管上皮活动减少或丧失活力。

（2）教会患者有效的咳嗽、咳痰、呼吸功能锻炼、翻身、坐起及在床旁活动的方法，指导患者使用深呼吸训练器，并说明这些活动对促进肺扩张和预防肺部并发症的重要意义。

（3）指导患者练习腿部运动，防止下肢深静脉血栓形成。指导患者进行手术侧手臂和肩的运动练习，以便术后维持正常的关节全范围运动和正常姿势。告知患者术后24h内会经常被叫醒，做深呼吸、咳痰和改变体位，要有一定的心理准备，尽量利用短暂的时间进行休息。介绍胸腔引流设备及术后留置胸腔引流管的重要性和注意事项。

（二）术后护理

1.一般护理

生命体征、排尿、伤口局部的护理及疼痛等情况的观察与一般术后护理要求相似。

鼓励患者早期下床活动，麻醉复苏后即在床上做腿部屈伸和翻身活动，术后第1日下床适当活动，术后早期进食以促进胃肠功能恢复，术后早期拔尿管以降低尿路感染风险，术后采取硬膜外导管泵持续镇痛以减轻患者不适感，术后早期活动以预防下肢深静脉血栓形成，术后早期拔除引流管以降低手术切口感染风险。

2.术后合适的体位

肺切除术后麻醉未清醒时取平卧位，头偏向一侧，以免导致吸入性肺炎；清醒后如血压平稳，可采用半卧位（床头抬高30°～45°），这种体位有利于膈肌下降，促进肺扩张和胸腔积液的排出；肺叶切除的患者可取平卧或侧卧位，并可转向任一侧，但病情较重、呼吸功能较差者应尽量避免健侧卧位，以免压迫正常的肺，限制其通气；肺段或楔形切除术者应避免术侧卧位，尽量选择健侧卧位，以促进患侧肺组织扩张；全肺切除术者应避免过度侧卧，可采取1/4侧卧位（小幅度的侧卧），以避免纵隔移位和压迫健侧肺组织而导致呼吸、循环功能衰竭；有明显的血痰或支气管胸膜瘘管者，应取患侧卧位。尽量避免头低足高仰卧位，以防止横膈上升而妨碍通气。每1～2小时定时给患者翻身1次，加强皮肤护理，可预防压疮的发生，同时可避免肺不张或深静脉血栓的形成。协助患者坐起时，要从健侧扶患者手臂和头背部，并注意保护术后患者的体位和各种引流管。

3.术后呼吸道护理

（1）呼吸的观察。密切观察患者呼吸情况，包括呼吸频率、幅度和节律，胸廓运动是否对称，双肺呼吸音，有无气促、发绀等缺氧征象以及动脉血氧饱和度等。

（2）给氧和呼吸支持的护理。肺切除术后，按医嘱给予氧气吸入，一般给予鼻导管吸氧，流量2～4L/min，多数患者术后2～3d能适应肺容量的减少，缺氧症状改善后可间断吸氧。对呼吸功能不全、术后需用机械通气治疗、带气管插管者，有条件时可将这些患者安排在重症监护室。患者返回病房时，护士应密切观察导管的位置，防止气管导管的滑脱或移向一侧支气管，防止意外。

（3）协助并鼓励患者有效咳嗽、咳痰、深呼吸。咳嗽和深呼吸是简单而有效的呼吸治疗方法，有助于清除肺内分泌物，预防肺不张，促使肺扩张，改善肺部循环，有助于胸膜腔内液体的排出。术前应充分强调其重要性，详细评估患者咳嗽、咳痰的能力和有效性。术后每1～2h 1次，定时叩击患者的背部，叩击时患者取侧卧位，叩击者双手手指并拢，手背隆起，指关节微屈，从肺底由下向上、由外向内轻轻叩拍胸壁，促使肺叶、肺段处的分泌物松动流至支气管，边叩击边鼓励患者咳嗽。患者咳嗽时，固定胸部伤口，以减轻疼痛。术后最初几日，护士协助固定患者胸部，协助咳嗽和排痰，逐步过渡到教会患者或其家属固定胸部。实施时先协助患者坐起，支持其胸背部伤口，可采用以下方法。①护士站在患者健侧，伸开双手，双手从胸部前后紧托胸部伤口部位以固定，固定胸部时各指靠拢，压紧伤口但不限制胸部膨胀。可用指按压患者胸骨切迹上方气管以刺激患者咳嗽，同时嘱患者慢慢轻咳，再深吸一口气，然后用力将痰咳出。患者咳嗽时略施压力按压胸部，有助于患者将痰咳出。②护士站在手术侧，一手放在手术侧肩胛上并用力向下压，另一手置于伤口下支托胸部，嘱患者深呼吸数次后咳嗽。正确的固定方法不应按压胸骨及限制膈肌的正常活动。当患者咳嗽时，护士的头面部应在患者身后，以免被患者咳出的分泌物溅到。有效咳嗽的声音为音调低、深沉且在控制下进行。有些患者深呼吸时出现一时晕厥，这是由于深呼吸使胸膜腔内压力增加、阻止静脉血流回心脏、减少心排血量、血压降低，导致脑供血不足，以及过度换气时呼出大量二氧化碳而使血中二氧化碳突然减少，呼吸减慢，造成缺氧。一般数分钟后症状可自行缓解，护士要注意保护患者，防止其摔倒或撞伤。

（4）稀释痰液、清除呼吸道分泌物。术后呼吸道分泌物黏稠而不易咳出者，可通过超声雾化吸入或气源启动的高频射流雾化吸入，以达到稀释痰液、解痉、抗感染的目的。常用药物有糜蛋白酶、地塞米松、β_2受体兴奋剂、抗生素等。雾化吸入稀释痰液时应鼓励患者配合深呼吸，药液量不宜过多，一般雾化时间以10～20min为宜，避免患者过度劳累。

（5）机械吸痰。吸痰可帮助术后患者排出呼吸道分泌物并刺激咳嗽。护士需掌握肺部听诊，以评估患者有无吸痰的需要。应采用适时的吸痰技术和频率，即根据痰液情况决定吸痰的时机。应预防吸痰导致的低氧血症，可在吸痰前后提高吸氧浓度，充分给氧，每次吸痰时间不得超过15s，两次间隔应让患者休息1～2min。吸痰后护士要评估吸痰效果并记录痰量和性质。

4.胸腔闭式引流管的护理

肺切除后常规放置胸腔闭式引流管。胸腔闭式引流管护理是肺癌术后的重要部分，应保持有效的胸腔引流，即做到引流管的通畅、密闭和合理的固定等。术后的胸腔引流一般在手术室置管，通常放置两根引流管，分别从锁骨中线第2肋间和腋中线第6至第8肋间放入，前者引流管较细，主要以引流胸腔内气体为主；而后者引流管较粗，主要以引流胸腔内的液体和血液为主。

（1）引流装置的位置。胸腔闭式引流主要靠重力引流，水封瓶置于患者胸部水平下60～100cm，并放在专门的架子上，防止被踢倒或抬高。搬运患者时，先用两把止血钳双重夹住胸腔引流管。

（2）患者的体位。术后患者通常为半卧位，如果躺向置管一侧，应注意防止压迫胸腔引流管。

（3）引流管的长度与固定。引流管的长度以能将引流管固定在床沿且能使其垂直降到引流瓶为宜。过长时易扭曲，还会增大无效腔，影响通气；过短时患者翻身或坐起时易牵拉到引流管。

（4）维持引流系统的密闭。为避免空气进入胸膜腔，所有接头应连接紧密。目前多使用一次性的塑料引流瓶，不易打破，但需注意引流伤口周围用纱布包盖严密。

（5）密切观察引流管是否通畅，防止受压、扭曲、堵塞和滑脱。检查引流管是否通畅的方法是观察是否有气体排出和长管内水柱的波动。正常的水柱上下波动4～6cm，若波动停止，表明该系统被堵塞或肺已完全膨胀；如发现气胸或张力性气胸的早期症状，怀疑引流管被血块堵塞，应设法挤压引流管。当发现引流液较多时，可按需挤压引流管堵塞的局部，通过挤压引流管可使堵塞管道的血块移动，保持引流管通畅。挤压引流管的方法，可用一只手固定引流管，另一只手握紧引流管，朝引流瓶方向滑动。由于胸腔引流术会给患者带来痛苦，尤其是挤压时产生的负压，让患者感到异常疼痛，故不可将挤压引流管作为常规操作，应通过评估，当证实存在有血块堵塞时再进行挤压。

（6）密切观察引流液的色、质、量。术后第一个24h内引流液约500mL，为正常引流量。若引流量突然增多（每小时100～200mL）且为血性，应考虑出血的可能，应立即通知医师。若引流量过少，检查引流管是否通畅。

（7）胸腔引流管置管期间的各项操作应遵守无菌原则，预防感染。胸腔引流瓶中的液体应装蒸馏水或生理盐水。

（8）并发症的观察与预防。全肺切除术后的胸腔引流管一般呈钳闭状态，以保证术后患侧胸腔内有一定量的渗液，减轻纵隔移位。酌情放出适量的气体或引流液，以维持气管、纵隔位于中间位置。每次所放液体速度宜慢，液量每次不宜超过100mL，以避免快速放大量液体引起纵隔突然移位，甚至导致心搏骤停。应密切观察有无皮下气肿、气管移位等并发症。

（9）胸腔引流管拔管的注意事项。肺癌手术患者的胸腔引流管一般安置48h后，如查体及胸部X线检查证实肺已完全复张、8h内引流量少于50mL、无气体排出、患者无呼吸困难，可拔除胸腔引流管。拔管时患者应取半卧位或坐在床沿，鼓励患者咳嗽，挤压引流管后夹闭。嘱患者深吸一口气后屏住，患者屏气时拔管，拔管后立即用凡士林纱布覆盖伤口。拔管后，要观察患者有无呼吸困难、气胸和皮下气肿。检查引流口覆盖情况，是否继续渗液等。

5.疼痛护理

（1）术后给予自控式硬膜外镇痛持续止痛，并向患者详细介绍自控镇痛给药方法。

（2）观察硬膜外持续止痛管的位置及连接是否完好，嘱患者活动时动作宜缓慢，不宜过猛，防止硬膜外止痛管的滑脱。

（3）定时评估患者疼痛的部位、性质和程度，寻找疼痛原因。如腹带包扎时使胸管受压、上翘紧贴患者胸壁引起疼痛及胸液引流不畅引起胸痛，一般在去除上述诱因后，患者的疼痛得到缓解。

（4）协助患者咳嗽、咳痰时应用双手固定伤口以减轻疼痛。

（5）如疼痛严重影响患者的休息和活动，患者因疼痛影响有效咳嗽时，应给予不影响呼吸和咳嗽的止痛药或止痛贴剂。

6.术后的活动与锻炼

（1）鼓励患者早期下床活动，并制订合适的个体化活动方案。其目的是预防肺不张、改善呼吸循环功能、增进食欲、振奋精神。术后第1日，患者生命体征平稳，无禁忌证，应鼓励和协助患者下床或在床旁站立移步；若带有引流管，应妥善固定保护，并严密观察患者病情变化；在活动期间尤其是刚开始活动初期，若患者出现头晕、心悸、出冷汗、气促等症状，应立即停止活动。术后第2日，可扶患者围绕病床在室内走动3～5min，以后根据病情可逐步增加活动量。

（2）手臂与肩关节的运动。目的是预防手术侧胸壁肌肉粘连、肩关节强直以及失用性萎缩。先进行被动运动，逐步过渡到主动运动，即患者麻醉清醒后，可协助患者进行臂部、躯干和四肢的轻微活动。术后第1日开始进行左肩、臂的主动运动，如抬高肩膀，肩膀向前向后运动；抬举肘部，使肘部尽量靠近耳部，然后固定肩关节，将手臂伸直；将手臂高举到肩膀高度，将手肘弯成90°，然后旋转肩膀而将手臂向前、向后划弧线等。锻炼时患者可先卧位进行，然后可改为坐姿、站姿。可以在患者进行锻炼前，给予适当剂量的镇痛药，协助患者咳出痰液，以便患者能更好地配合，运动量以患者不感到疲乏和疼痛为宜，使患者逐步适应肺切除后余肺的呼吸容量。

三、化疗的护理

肺癌化疗护理的特点：化疗作为肺癌治疗的主要综合措施之一，应根据患者全身情况、静脉情况、所用药物的不良反应和所采用的化疗途径等给予个体化疗护理。肺癌的外周静脉途径化疗的总有效率为40%左右。介入化疗，如支气管动脉灌注化疗（bronchial artery infusion，BAI）、支气管动脉与肺动脉双重灌注（double arterial infusion，DAI）、化疗、经皮动脉导管药盒系统（port-catheter system，PSC）途径的近期总有效率在80%以上，故为许多有适应证肺癌的化疗手段之一。

（1）铂类药物是肺癌联合化疗的基础药物，如顺铂的催吐作用强，应充分做好水化，按医嘱给予对症支持治疗，注意监测24h尿量，观察有无耳鸣、头晕、听力下降等不良反应。

（2）肺癌化疗药物中应用紫杉醇类等抗代谢类药物者居多，该类药物血管毒性强，局部外渗易导致局部组织坏死。另外，该类药物可出现过敏反应，应详细询问过敏史，密切观察患者的脉搏、呼吸、血压的变化，严格掌握剂量和用药时间，尤其在开始用药的第1个小时内应每隔15min测量1次脉搏、呼吸、血压。对有可能出现过敏反应者，最初30min内应控制滴速，若出现明显的过敏反应需终止用药，配合抢救。化疗前常用的辅助药物如激素等解毒拮抗剂，应注意用药的剂量、时间应准确。

（3）肺癌患者化疗次数较多，应合理选择血管。化疗一般不宜选择下肢静脉，然而对出现上腔静脉阻塞综合征的患者应避免使用患侧上肢静脉进行注射，并宜选择下肢静脉化疗，因为如用上肢静脉注射化疗药物，其静脉血液回流入心脏受阻，药物在局部较长时间滞留而加重局部的刺激，此外，大量液体可加重上腔静脉阻塞综合征症状。

（4）肺癌化疗结合放疗应用，可能导致两者不良反应出现更早，不良反应的严重程度加剧，应密切观察，及时处理。

（5）对于老年肺癌患者，尤其是大于70岁者，化疗的争议较大。由于老年患者代谢慢、机体功能衰退、全身并发症多，化疗对机体的损伤大。根据患者的全身耐受情况，多主张单药化疗，应严密观察其不良反应，用最小的剂量达到最大的缓解率，以提高老年患者的生活质量。

四、放疗的护理

肺癌放疗前的宣教、放疗期间和放疗后的一般护理详见第四章第四节。以放射性肺炎为例介绍肺癌患者的放疗护理。

急性放射性肺炎是肺癌放疗中较多见且危害较大的并发症。肺癌患者正常肺组织接受常规放疗20Gy后即会产生永久性损伤，照射30～40Gy 3～4周后，所照射的肺即呈现急性渗出性炎症，但多不产生症状，若伴发感染，即出现急性放射性肺炎的表现；照射后6个月左右出现肺纤维化改变。

放射性肺炎的形成与受照射面积的关系最大，与剂量及分割也有关，面积、剂量越大，发生放射性肺炎的概率越高。放射性肺损伤发生的另一个重要因素是应用化疗，化疗可加重放疗造成的肺损伤，某些药物本身就会引起药物性肺炎及肺纤维化，更易引起肺损伤。

重症阻塞性肺气肿患者更易并发放射性肺炎。全身情况很差，伴有严重心、肝、肾功能不全者禁用放疗。

放射性肺炎的主要临床表现为咳嗽、咳大量黏液痰、气促、白细胞增多，可出现体温升高，严重者可出现呼吸困难，听诊可闻及干、湿啰音。胸部X线检查显示病变范围与照射野一致。应密切观察患者的体温变化，密切观察放疗期间和放疗后血常规中白细胞的情况，观察患者呼吸情况，有无咳嗽、咳痰加重。放疗中应每周检查血常规，如白细胞明显减少，要暂停放疗。嘱患者卧床休息，给予高热量、高蛋白、易消化饮食；高热者给予物理降温或药物降温；按医嘱给予抗炎、止咳、化痰、平喘等对症处理；一旦明确急性放射性肺炎诊断，应按医嘱及时给予大剂量肾上腺皮质激素治疗，维持数周后逐渐减量，直至停止使用激素；根据患者呼吸困难的严重程度，必要时给予氧疗。

放射性肺炎一旦发生，治疗的难度很大，故重在预防。对肺癌患者应精确设野，使正常肺组织受量减至最少，照射容积降至最低；合并应用化疗时应选择适当药物，并与放疗间隔适当时间，以利于正常肺组织恢复；有长期大量吸烟史及慢性肺部疾病者更应注意，以降低肺损伤的发生率，减轻损伤程度，减少放疗相关死亡。

五、生物靶向治疗的护理

皮疹、腹泻、厌食、口腔溃疡等为吉非替尼和厄洛替尼常见的不良反应，因而在服用这些药物时应密切观察患者头面部和躯干的皮肤是否异常，注意保持清洁，用温水轻轻清洗皮肤，勿搔抓，勿使用刺激性清洁剂，注意防日光暴晒。密切观察腹泻患者大便的次数、量和性状，注意保持患者肛周皮肤的清洁、完整。腹泻频繁者，必要时遵医嘱使用止泻药物并酌情减量治疗。

厄洛替尼最严重的不良反应为间质性肺炎，故用药期间应密切观察患者有无咳嗽、胸闷、气促、发绀、发热等症状。嘱患者注意休息，适当活动，加强营养，防止受凉感冒，必要时按医嘱给药和氧疗。

六、营养和液体平衡的护理

提供高热量、高蛋白、丰富维生素、易消化吸收、多样化、营养丰富的食物，鼓励患者进食。一般蛋白质100～150g/d，总热量5 000～6 000kcal/d。对伴有营养不良者，经肠内或肠外途径补充营养，以改善患者的营养状况。

放疗或化疗期间引起患者食欲下降、恶心、呕吐者应注重配制其喜爱的食物，以适口、清淡为原则，少量多餐。注意调整食物的色、香、味，提高患者的食欲。必要时给予静脉高营养。

肺癌术后严格掌握输液的量和速度，防止左心衰竭、水肿的发生。全肺切除术后应适当控制钠盐的摄入量，24h补液量控制在2 000mL以内为宜，以维持液体平衡。同时应注意营养的补充，一般患者意识恢复后且未出现恶心现象，拔除气管插管4～6h后，如无禁忌证即可开始饮水，逐步过渡到进食流质、半流质，直至普食。术后饮食护理除应遵循提供营养丰富的食物外，还应以维持水、电解质平衡，改善负氮平衡，提高机体抵抗力，促进伤口愈合为原则。

（胡秀芬　边　婧）

第二节　食管癌患者的护理

食管癌是一种常见的消化道肿瘤，其发病率和病死率各地差异很大。食管癌以亚洲、非洲、拉丁美洲的某些地区如印度、日本、巴西、智利等地的发病率较高，而欧洲、北美和大洋洲地区发病率较低。

一、手术前护理

（一）心理疏导

食管癌患者多以吞咽困难的主诉入院，往往对进行性加重的进食困难、体重下降焦虑不安，迫切希望早日手术。食管癌手术范围较大，术后并发症较多，所以患者常表现出紧张、焦虑、恐惧等情绪，护士应加强与患者及其家属的沟通，耐心地实施心理疏导，强调治愈的希望，使其积极配合治疗与护理。

（二）营养及水、电解质的补充和纠正

大多数患者因长期吞咽困难而有低蛋白血症和水、电解质失衡，术前应评估患者营养状况，指导患者进食高热量、高蛋白质、含丰富维生素的流质或半流质饮食。若有高度梗阻，进食困难者，可行静脉营养治疗，纠正水、电解质失衡，必要时输血，并纠正低蛋白血症。

（三）口腔卫生

口腔是食管的门户，口腔的细菌可随食物和唾液进入食管，在梗阻或狭窄部位停留、繁殖，造成局部感染，影响术后吻合口愈合。口腔内细菌还能被吸入气管，引起呼吸道感染。因此，术前应积极治疗口腔慢性疾患，嘱患者早、晚刷牙，餐后漱口，保持口腔的清洁卫生。

（四）呼吸道准备

1.治疗与预防呼吸道感染

食管癌患者多为老年男性患者，常有长期吸烟史，往往伴有慢性支气管炎、肺气肿，肺功能较差。术前应劝其严格戒烟至少1周，加强排痰，并予异丙托溴铵1mg、异丙托溴铵1mg＋布地奈德（普米克令舒）2mg；或异丙托溴铵1mg＋氨溴索（沐舒坦）15mg进行雾化吸入，每日2～3次，必要时静脉使用抗生素控制感染。

2.术前呼吸训练指导

手术后患者常因伤口疼痛、虚弱无力而不愿深呼吸或咳嗽排痰，易导致呼吸道分泌物潴留和呼吸功能不全。因此，术前应训练患者有效咳嗽和深呼吸的技巧，使其加深体验，以利于术后主动排痰，达到预防术后肺炎、肺不张的目的。

3.深呼吸功能锻炼器的使用

（1）目的。帮助患者进行正确的深呼吸训练，改变不良的呼吸方式；充分扩张小气管和肺泡；增强肺功能，提高肺的顺应性；减少肺部并发症。

（2）使用方法。①在患者入院时即开始使用，从术前至术后，坚持练习2个月以上，并做好练习记录。②时间：每日6次以上，1次至少有10个完整的呼吸，1次的时间控制在1h内。③锻炼方法：连接呼吸管与训练器，设定目标容量（根据患者情况，从小到

大），正常呼气后，含住咬嘴，然后吸气；吸气目标：缓慢吸气，保持训练器的气速刻度在最佳的水平（训练器标有good、better、best，best为最佳），充分吸气，使吸气量达到最大（吸气开始，白色活塞升起，白色活塞到达的最高刻度为吸气总量）。④用以上方法正确吸气后，实际容量达到1 500mL以上，证明肺功能恢复良好。⑤手术后训练时，可能有胸痛，属正常现象。⑥锻炼期间，根据患者情况逐步提高目标容量，以达到训练目的。

（3）特点。吸入式深呼吸训练，与国际的治疗方式接轨。手术前训练不仅可以提高手术中患者的耐受性，还能提高手术成功率。手术后训练可以减少由于术后肺叶未能完全扩张而出现的肺部并发症，如肺不张、肺部感染等；有量化的指标，可以正确评估患者的肺功能，增强患者术后训练的积极性。

（五）皮肤准备

术晨应予以备皮。上起唇下，下至耻骨联合，两侧至腋后线，包括会阴，并清洁脐孔。

（六）胃肠道准备

（1）术前饮食。术前1周起予半流质饮食，术前1d改流质，术前一晚灌肠后禁食、禁水。结肠代食管手术患者，术前1d进食无渣流质，术前一晚全肠道灌洗后禁食、禁水。

（2）术前放置胃管或胃塑管。根据患者病情和手术方式，遵医嘱术晨置胃管或胃塑管，通过梗阻部位时不能强行进入，以免戳穿食管。可置于梗阻部位上端，待手术中直视下再置于胃中。胃管用于引流胃液和血液，胃塑管在术中置于十二指肠处，用于术后灌流质饮食。置胃管的患者，医师会在术中对患者进行空肠造瘘术，空肠造瘘管与胃塑管一样用于灌注流质饮食。

二、手术后护理

（一）生命体征监测

食管癌根治性手术较为复杂、手术创面大，并且开胸手术对呼吸系统和循环系统影响较大，因此，术后常规给予心电监护至少1日，观察并记录患者生命体征，每隔15～30min观察并记录1次，平稳后可调整为每1～2h/次。密切观察患者的意识、面色、呼吸、血压、脉搏、血氧饱和度和体温，及时发现病情变化。

（二）呼吸道护理

1.食管癌术后并发症发生的原因

食管癌术后易发生呼吸困难、缺氧，并发肺不张、肺炎，甚至呼吸衰竭，主要与以下因素有关。

（1）患者原有慢性支气管炎、肺气肿病史，肺功能低下。

（2）开胸手术破坏了胸廓的完整性，肋间肌和膈肌的切开使患者肺的通气泵严重受损。

（3）手术中对肺较长时间的挤压、牵拉，造成肺挫伤。

（4）食管、胃胸部吻合术后，胃拉入胸腔，使肺受压，肺扩张受限。

（5）患者术后切口疼痛、虚弱，使咳痰无力，尤其是颈、胸、腹3个切口患者更为明显。

2.护理措施

（1）给予湿化吸氧3～6L/min，以维持有效的呼吸功能。

（2）密切观察患者的血氧饱和度及呼吸状态、频率和节律，观察患者有无气急、发绀等缺氧征兆。

（3）术后患者麻醉未清醒时采取低半卧位（床头摇高30°），麻醉清醒且生命体征平稳后即可改半卧位，有利于肺通气及胸腔积液的排出。术后3d内可协助患者定时翻身、活动肢体，并扶患者坐起，叩背，鼓励患者深呼吸、咳嗽、咳痰。

（4）如患者因疼痛惧怕咳嗽，可遵医嘱适当给予止痛剂。护理人员在患者咳嗽时，可按住患者术侧胸部，以减轻患者疼痛。

（5）对于痰多、咳痰无力的患者，出现呼吸浅快、发绀、呼吸音减弱或两肺痰鸣音等痰阻现象时，可行纤维支气管镜吸痰，必要时给予气管插管或气管切开吸痰。

（6）术后常规雾化吸入，每日2～3次，并加入祛痰剂和支气管扩张剂，稀释痰液和预防感染。

（7）保持胃管引流通畅和有效负压，因胸腔胃膨胀可压迫肺、影响肺复张、加重呼吸困难，并可能影响吻合口的愈合。

（三）胸腔闭式引流的护理

食管癌术后常规放置胸腔闭式引流管接水封瓶和胸腔引流管接负压吸引球。胸腔闭式引流管接水封瓶从患侧腋中线第6～8肋间穿入，放置在患侧胸腔顶部，有侧孔，术后引流出患侧胸腔内的积气和积液。胸腔引流管接负压吸引球也是从患侧腋中线第6～8肋间穿入，放置于纵隔吻合口附近，用于引流。同时，因吻合口瘘的高发期为术后5～7d，胸腔闭式引流管接水封瓶于术后2～3d就拔除，而胸腔引流管接负压吸引球一般放置时间较长，至患者出院前再拔除，也可通过观察该引流管引流液的色、质、量以判断患者是否出现吻合口瘘；并且，一旦患者出现吻合口瘘，可以通过该管路进行胸腔冲洗。

胸腔闭式引流管接水封瓶遵循密闭、无菌、通畅、妥善固定及观察记录5个原则，并注意以下几点。

（1）保持胸管引流通畅，观察引流管水柱波动，正常水柱波动为4～6cm，记录引流液的色、质、量。

（2）若术后3h内胸腔闭式引流量＞100mL/h，呈鲜红色并有血凝块，患者出现烦躁不安、血压下降、脉搏增快、尿少等血容量不足的表现，应考虑有活动性出血，需立即通知医师，必要时开胸止血。

（3）若胸腔引流液中有食物残渣或引流液由血性变成黄绿色浑浊液体，提示有食管吻合口瘘的发生。

（4）若引流液量突然增多，由清亮渐转浑浊，则提示有乳糜胸，应采取相应措施，明确诊断，及时处理。

（5）拔胸管指征：术后2～3d，胸腔闭式引流管引流出的血性液逐渐变淡或转为淡黄色，量逐渐减少，24h量小于200mL，胸部X线检查显示肺膨胀良好，无气体排出，患者无呼吸困难，可拔除胸管。拔管后引流管伤口处用凡士林纱布外加纱布覆盖伤口，并注意观察患者有无胸闷、呼吸困难、切口漏气、渗液、出血和皮下气肿。如引流口渗液较多，应及时更换敷料。

（四）疼痛护理

（1）术后常规给予硬膜外止痛泵持续止痛，并向患者详细介绍自控镇痛给药方法。

（2）观察硬膜外持续止痛管的位置及连接是否完好，嘱患者活动时动作宜缓慢，不宜过猛，防止硬膜外止痛管的滑脱。

（3）定时评估患者疼痛的部位、性质和程度，寻找疼痛原因。如腹带包扎时使胸管受压、上翘紧贴患者胸壁引起疼痛及胸液引流不畅引起胸痛，在去除上述诱因后，患者疼痛一般可以得到缓解。

（4）协助患者咳嗽、咳痰时应用双手压住以固定伤口，减轻疼痛。

（5）如疼痛严重影响患者的休息和活动，患者因疼痛影响有效咳嗽，应给予止痛药或止痛贴剂。在给药后镇痛效果最佳时，安排咳嗽、排痰、深呼吸运动及进行治疗和护理操作，使患者感觉舒适并取得其良好配合。

（五）饮食护理

（1）食管癌术毕患者吻合口处于充血水肿期，胃肠蠕动尚未恢复正常，因此，术后常规禁食、禁水2～3日，并给予持续有效的胃肠减压。禁食期间应加强口腔护理，每日2～4次。禁食期间注意静脉补充营养。

（2）营养管的护理。①妥善固定，注意观察营养管处刻度变化，防止导管移位、脱出。②保持喂养管的通畅，每次输注前后均用温开水30mL冲洗管道。③保持胃造口及空肠造口处敷料的清洁干燥，换药时注意缝线有无松动、皮肤有无感染及有无渗液等不良情况。

（3）术后2～3日，可通过胃塑管或空肠造瘘管滴注流质，按医嘱给予肠内营养。①营养液的温度为38～40℃，滴注方式可为持续滴注和间歇滴注。持续滴注可根据医嘱调整速度，开始时量宜少，速度宜慢，60～80mL/h，以后根据患者情况，可逐渐增加滴入的量和速度；间歇滴注每次200～250mL，每日5～6次。②观察患者滴注营养液后的反应，如有恶心、腹胀、腹泻，应减慢滴速或停止滴注。③营养液建议为要素饮食，如肠内营养混悬液、肠内营养乳剂、肠内营养粉剂等，不可直接加热，以免蛋白质凝固变性；若为家属自行配置的流质，应尽量保持新鲜，并注意荤素搭配，保证适量钠盐和维生素，先用纱布过滤后再使用。④滴注前检查营养液是否变质，连续滴注时每次用量的悬挂时间不超过8h，开封的营养液应放入冰箱，时间不超过24h。⑤喂食袋每次使用后清洗，一次性使用肠内营养输注器应每日更换。⑥患者的护理：滴入时以坐位为佳，完毕后再坐位30min或起身活动20min。胃内输注时，对于年老体弱、卧床的患者应取头高20°～30°卧位，以减少误吸和反流的发生率。保持口腔卫生。观察患者的进食情况，根据医嘱准确记录出、入液量，检查液体和电解质的平衡状况。

（4）术后第5～7日，患者如无特殊不适、无吻合口瘘并发症，可根据医嘱口服流质。口服流质1～2d后，如无不适，可改为口服半流质，并逐步过渡到软食，要注意少食多餐，防止进食过多、过快，抬头吃、低头咽、食不言，体位为坐位。指导患者勿进食生、冷、硬食物，以免导致晚期吻合口瘘。

（5）食管胃吻合术后的患者，可能有胸闷、进食后呼吸困难，告知患者是由于胃已拉入胸腔，肺受压暂不能适应所致。建议患者少食多餐，1个月后此症状多可缓解。

（6）食管癌切除术后，可发生胃液反流至食管，患者可有反酸、呕吐等症状，平卧时加重，严重者出现误吸。因此，嘱患者饭后2h内不要平卧，睡眠时把枕头垫高，可防止胃液反流。

（六）胃肠减压的护理

（1）向患者讲明留置胃管的目的和重要性，防止患者自行将胃管拔出。

（2）持续胃肠减压，保持胃管通畅，每日生理盐水20mL冲洗胃管2次，以防止胃管阻塞。妥善固定胃管，防止滑出。

（3）严密观察引流液的量、性状、颜色并准确记录。术后12h内可从胃管内吸出少量血性液或咖啡色液，以后引流液颜色逐渐变淡。

（4）若胃管内引流出大量鲜血或血性液体，患者出现烦躁、血压下降、脉搏增快、尿量减少等症状，应考虑有吻合口出血的可能，应立即通知医师并配合处理。

（5）胃管滑出后应严密观察病情，不应再盲目插入，以免戳穿吻合口，造成吻合口瘘。

（七）结肠代食管（食管重建）术后护理

（1）保持置入结肠袢内减压管的通畅。

（2）如从减压管内吸出大量血性液体或患者呕吐大量咖啡色液体，伴全身中毒症状，应考虑吻合口的结肠袢坏死，要立即通知医师并配合抢救。

（3）注意观察患者腹部体征，如有异常，及时通知医师。

（4）结肠代食管的患者，因结肠液逆流进入口腔，患者常嗅到粪便的气味，须向患者解释原因，并指导其加强口腔卫生，一般此种情况于半年后能逐步缓解。

（八）活动与功能锻炼

1.活动

鼓励患者早期离床活动，其目的是预防肺不张、改善循环及呼吸功能、增进食欲、预防下肢静脉血栓。术后第1日，生命体征平稳，无禁忌证，患者即可下床活动，并进行有效咳嗽。若带有引流管，应妥善固定保护，并严密观察患者病情变化，若出现心动过速、头晕、气短、心悸或出汗等症状，应立即停止活动。如患者活动后无不适，鼓励患者术后第2日开始每日下床4次以上，每次下床活动4~5min。

2.功能锻炼

术后功能锻炼可预防肺不张、术侧胸壁肌肉粘连、肩关节强直及失用性萎缩。患者麻醉清醒后，即可在护士帮助下进行臀部、躯干和四肢的轻度活动，每次4h。手术后第1日开始肩、臂的主动运动，如术侧手臂上举，肩关节向前、向后旋转活动，使肩关节活动范围恢复至术前水平，并预防肩下垂。运动量以不引起疲倦和疼痛为度。

三、食管癌患者放疗的护理

（一）放疗前护理

（1）心理护理：讲解治疗中可能出现的不良反应及注意事项，让患者及其家属配合医务人员，完成治疗方案。

（2）改善患者的一般情况及治疗各种合并症，如糖尿病、结核、冠心病等。

（二）放疗中护理

1.放疗引起食管黏膜反应及护理

食管癌的放疗可发生放射性食管黏膜反应，患者可因放疗出现吞咽困难、进食困难、胸骨后疼痛及烧灼感，严重者可出现食管穿孔、出血，护理中应注意以下方面。

（1）注意保持口腔清洁，防止继发感染。

（2）给予细、碎、软食物，避免进食粗糙、刺激性食物，戒烟、酒，避免糯米等黏性食物，食物宜清淡、微温，以半流质和流质为主。少量多餐，细嚼慢咽，吞咽动作应缓慢、轻柔，每次吞下的食物量应少，避免大口快速吞咽对食管造成较大冲击。食管下段肿瘤患者照射前不要饱餐。

（3）每次进食后可饮温开水冲洗食管，以减轻炎症与水肿。

（4）对严重咽下困难、进食后呕吐者，应及时补液。

（5）放疗开始后2～3周，密切观察患者有无进食疼痛、胸骨后疼痛或烧灼感等放射性食管炎的症状。如食管黏膜反应严重，可根据医嘱进餐前口服食管合剂（5%葡萄糖注射液＋2%利多卡因＋地塞米松），进食后采用康复新喷剂或小口吞咽康复新以减轻疼痛，必要时静脉补充高营养液。评估患者疼痛的性质，有无咳嗽、呛咳，观察体温、脉搏、血压等有无变化，以便及时发现食管穿孔、出血的症状。

（6）放疗3周后，可采用半卧位，以防止胃液反流，减轻胸骨后疼痛。

2.放疗引起肺部反应及护理

食管癌放疗可引起放射性气管炎和放射性肺损伤，临床表现为低热、咳嗽、胸闷，严重者出现高热、胸痛、呼吸困难，肺部听诊有干、湿啰音。

（1）应根据医嘱给予止咳或镇咳剂、雾化吸入、吸氧等处理。发热者给予发热护理。

（2）嘱患者多卧床休息，既要注意保暖，又要保持空气流通和清新。

（3）进行腹式呼吸锻炼，缓解呼吸困难。

（4）确诊为放射性肺炎者，须停止放疗，遵医嘱使用肾上腺皮质激素和扩张气管的药物，有继发感染时必须使用抗生素，慢性肺纤维化无特殊疗法，予以对症处理。

3.放疗引起心血管系统反应及护理

食管癌放疗可发生心脏损伤，最常见的是心包积液；急性期表现：发热、胸闷、心包摩擦音等；慢性期表现：缩窄性心包炎，如呼吸困难、干咳、颈静脉高压、肝大等。护理：嘱患者卧床休息，保持安静，注意保暖，预防感冒，少量多餐，避免过饱。保持大便通畅，避免过度用力。观察病情变化，根据医嘱给予对症支持治疗，如皮质激素治疗、心包穿刺等。

（胡秀芬　边　婧）

第三节　纵隔肿瘤患者的护理

纵隔自第1肋骨到横膈，前界为胸骨，后界为脊柱胸段有椎体，四周以纵隔胸膜环绕。主要包括心脏、大血管、食管、气管及其主支。以胸腺及纵隔淋巴组织为主。胸腺瘤为常见的纵隔肿瘤。

一、心理护理

应用气管插管、呼吸机辅助呼吸者因为插管出现不适感，手术切口存在疼痛感等症状，出现紧张、恐惧、烦躁不安等不良心理状态。护理人员应积极与患者交流沟通，实施相应的心理支持，且鼓励患者家属一起参与护理过程，应用亲切的眼神、温和的语言、熟练的操作技术，缓解患者的不良心理情绪。使患者了解眼神、表情、肢体等非语言表达方法，以便能够通过此方法说明自己的不适感及要求，还可制作相关卡片以方便交流沟通。根据患者病情状况，使其了解治疗情况，防止患者出现紧张、恐惧等不良情绪，也可以让患者通过听音乐等方式放松神经，避免不良情绪的发生。

二、术前指导

给予宣传教育，使患者了解疾病相关知识。患者应注意保暖，避免术前出现感冒症状，吸烟者在手术前2周需戒烟，患者在术前学会深呼吸，正确咳嗽、咳痰，练习床上大小便。此外，患者应明确了解所需检查项目、内容及注意事项，且应了解术后需留置的胸腔闭式引流管的相关知识及注意事项等。患者应配合医师完成相关检查项目，包括血常规、肝肾功能、心电图等，如有必要，应进行CT或磁共振等检查。

三、术前休息及饮食

患者无论进行手术还是化疗，均应有充足的睡眠，通常成年人每日睡眠时间约为8h，而且饮食需有充足的蛋白质摄取量，多食用富含维生素、易消化食物（水果、蔬菜等），尽量少摄入油煎食物，合理调整饮食。

四、术中护理

护士需及时了解并明确手术操作者需要的解剖位置，并保证及时、准确地传递手术器械，能够与术者进行默契的配合。在对肿瘤解剖过程中侵犯到上腔静脉时，需立即应用上腔静脉人工血管置换手术器械，采取合理人工血管及其缝合线，应用肝素盐水对局部进行冲洗。巡回护士在手术过程中需仔细观察患者病情变化，且观察各监测指标，以便及时发现问题并予以相关配合处理，随时准备急需物品，掌握整个手术进程，以便能够立即补充手术台上应用物品。肿瘤基底较宽时，会侵犯大血管，导致瘤体在解剖时产生大出血，此时需立即配合急救，应备好大量库存血和凝血成分，通过加压进行输液、输血，同时予以加温处理，以便患者保持正常体温。

五、呼吸道护理

合理的呼吸道护理能够避免患者出现并发症，对于胸腺瘤患者可以避免发生重症肌无力。采用充分给氧，维持到患者完全清醒。当患者可以进行自主呼吸且呼吸平稳、肌力能够得到理想恢复时，可拔除气管插管；在发生呼吸肌无力症状时，需及时监测血氧饱和度与血气分析，并予以分析处理，如有必要，可应用呼吸机进行辅助呼吸，并将呼吸道内分泌物进行彻底性清除，以使气道保持通畅性。在患者生命体征保持平稳后，可应用半卧位，指导患者正确排痰及深呼吸，应用雾化吸入，每日3次。

六、引流管护理

合理固定引流管，避免发生滑脱，且应注意引流液的色、质、量，一般引流液为淡黄色，在创口周围出现大量渗出液时，需立即更换敷料。观察是否存在活动性出血症状。定时由引流管近心端往远心端进行挤压，以免引流管发生堵塞，确保引流通畅。在引流量＜10mL/d且液体变为清澈时，可以考虑拔管。

七、术后预防

为了避免肿瘤复发，巩固治疗效果，确保患者恢复健康，定期复查非常必要，因而肿瘤患者在完成治疗后需定期实施复查。根据医嘱，患者应定期到医院实施相关身体检查，若发现问题，需立即进行治疗，避免肿瘤出现复发或转移现象。携带治疗前、后患者肿瘤诊断检测报告，将其与复查检测结果进行对比，以便采取适宜的治疗方案。通过有效复查后，即使未检测到转移或复发征象，也需坚持到医院定期复查。

（胡秀芬　常雪媛）

参考文献

[1]李丹，高乐，郑文静.常见肿瘤临床护理[M].长春：吉林科学技术出版社,2023.

[2]陈文凤，李君，匡雪春.肿瘤患者营养护理[M].北京：化学工业出版社,2023.

[3]王蓓，彭飞，张晓菊，等.疼痛护理管理[M].上海：上海科学技术出版社,2023.

[4]肖越勇，王忠敏.纳米刀肿瘤消融治疗学[M].北京：人民卫生出版社,2023.

[5]聂梅兰，肖佩，张瑞品，等.儿科疾病诊治理论与治疗方案[M].北京/西安：世界图书出版公司,2023.

[6]王芳，白志仙，赵蓉主.肿瘤患者放疗护理指导手册[M].昆明：云南科技出版社,2022.

[7]杨方英，吴婉英，胡斌春.肿瘤护理专科实践[M].北京：人民卫生出版社,2022.

[8]陈怡文.肿瘤患者居家护理手册[M].上海：世界图书出版上海有限公司,2022.

[9]周瑾，蔡姣芝.肿瘤中医护理适宜技术[M].北京：人民卫生出版社,2022.

[10]纪欢欢，孟萌，侯涛.神经外科疾病护理常规[M].北京：化学工业出版社,2022.

[11]杨文琴.肿瘤肠造口实用技术[M].太原：山西科学技术出版社,2022.

[12]蔡姣芝，缪景霞，姚志琪.肿瘤内科护理学思维导图[M].广州：广东科学技术出版社,2022.

[13]胡三莲，高远.临床专科护理技术丛书·实用骨科护理[M].上海：上海科学技术出版社,2022.

[14]夏春芳，周昔红，姚敏.肿瘤临床护理手册[M].长沙：湖南科学技术出版社,2021.

[15]蔡姣芝.肿瘤内科护理[M].广州：广东科学技术出版社,2021.

[16]周玉美.常见肿瘤护理技术[M].北京：科学技术文献出版社,2021.

[17]罗天女，吴攀，旷文勇.儿童血液肿瘤护理百问百答[M].北京：学苑出版社,2021.

[18]谌永毅，李旭英，许湘华.肿瘤患者延续护理理论与实践[M].北京：学苑出版社,2021.

[19]位玲霞，张磊，刘淑伟，等.肿瘤疾病诊疗护理与防控[M].成都：四川科学技术出版社,2021.

[20]江庆华，杨青作.肿瘤护理应知应会手册[M].成都：电子科学技术大学出版社,2021.

[21]朱德东，韦勇宁.肝脏肿瘤微创治疗[M].北京：科学技术文献出版社,2021.

[22]吴江.实用肿瘤放疗护理学[M].昆明：云南科技出版社,2021.